westermann

Sabine Faupel

Abrechnungswesen für die Medizinische Fachangestellte

AF903768

Band 1: Grundlagen und Formulare

Lehr- und Arbeitsheft

8. Auflage

Bestellnummer 93061

Die in diesem Produkt gemachten Angaben zu Unternehmen (Namen, Internet- und E-Mail-Adressen, Handelsregistereintragungen, Bankverbindungen, Steuer-, Telefon- und Faxnummern und alle weiteren Angaben) sind i. d. R. fiktiv, d. h., sie stehen in keinem Zusammenhang mit einem real existierenden Unternehmen in der dargestellten oder einer ähnlichen Form. Dies gilt auch für alle Kunden, Lieferanten und sonstigen Geschäftspartner der Unternehmen wie z. B. Kreditinstitute, Versicherungsunternehmen und andere Dienstleistungsunternehmen. Ausschließlich zum Zwecke der Authentizität werden die Namen real existierender Unternehmen und z. B. im Fall von Kreditinstituten auch deren IBANs und BICs verwendet.

Zusatzmaterialien zu Abrechnungswesen Medizinische Fachangestellte, Band 1

Für Lehrerinnen und Lehrer

BiBox westermann **inkl. E-Book**

BiBox Einzellizenz für Lehrer/-innen (Dauerlizenz)
BiBox Klassenlizenz Premium für Lehrer/-innen und bis zu 35 Schüler/-innen (1 Schuljahr)
BiBox Kollegiumslizenz für Lehrer/-innen (Dauerlizenz)
BiBox Kollegiumslizenz für Lehrer/-innen (1 Schuljahr)

Für Schülerinnen und Schüler

BiBox westermann **inkl. E-Book**

BiBox Einzellizenz für Schüler/-innen (1 Schuljahr)
BiBox Klassensatz PrintPlus (1 Schuljahr)

Druck und Bindung: Westermann Druck GmbH, Georg-Westermann-Allee 66, 38104 Braunschweig

ISBN 978-3-427-**93061**-7

Inhaltsverzeichnis, Lehr- und Arbeitsbuch MFA

Praxisinformation

Praxisinformation

Praxis
Dr. med. Michael Stein
Facharzt für Allgemeinmedizin
Bonifatiusplatz 1
34560 Fritzlar

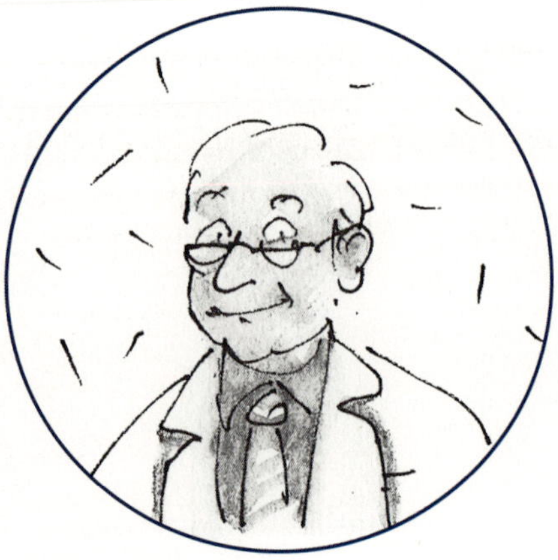

Dr. Michael Stein

Die wenigen Inhalte dieses Arbeitsbuches, die nicht im Lernfeld 2 unterrichtet werden, enthalten zum einen im Inhaltsverzeichnis einen Hinweis auf das entsprechende Lernfeld und sind farbig unterlegt. Zum anderen bieten Ihnen die Angaben bei den entsprechenden Kapiteln eine zusätzliche Orientierung. Die aktuelle Version der vertragsärztlichen Vordrucke (Vordruckmustersammlung) kann über die Kassenärztliche Bundesvereinigung im Internet unter URL: www.kbv.de/html/formulare.php [17.06.2023] heruntergeladen werden.

Sprechzeiten:
Montag bis Freitag von 08:00 Uhr bis 12:30 Uhr
Dienstag und Donnerstag von 15:00 bis 18:00 Uhr
BSNR: 068012300
LANR: 123456710

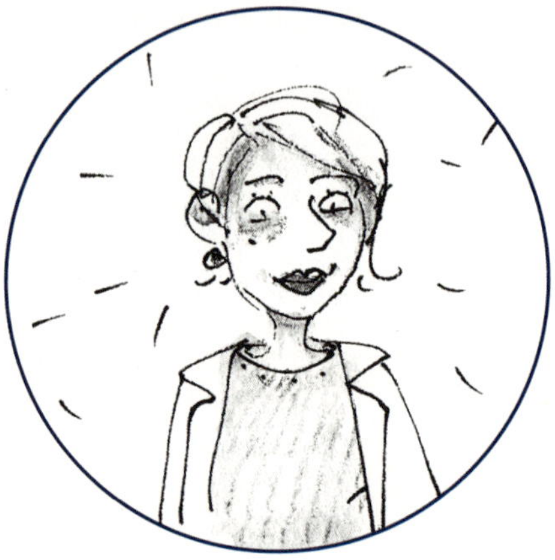

Medizinische Fachangestellte Luise

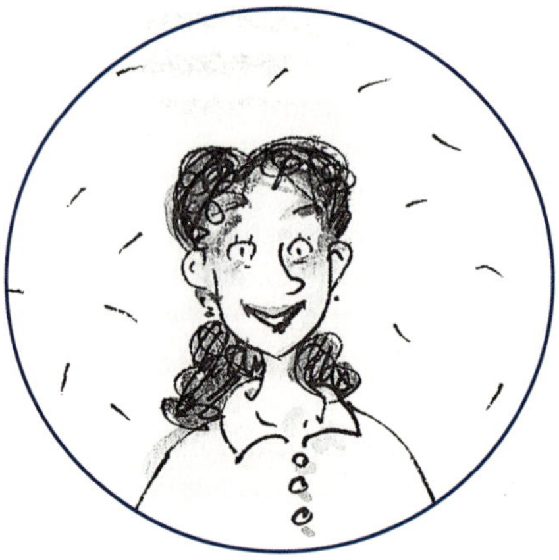

Auszubildende Hanna

Wenn Sie für die Praxis Dr. Stein Vordrucke ausstellen, müssen Sie diese folgendermaßen vorbereiten:

- Wenn in der Aufgabenstellung nichts anderes angegeben ist, verwenden Sie immer das aktuelle Tagesdatum.
- Wenn Sie den Vertragsarzt-Stempel nicht über die EDV auf die Formulare drucken, dann schreiben Sie in das betreffende Feld nur „VA-STEMPEL“ zur Information, dass dort der Vertragsarzt-Stempel aufgebracht werden muss.
- Wenn auf dem Vordruck die Unterschrift des Versicherten und/oder von Dr. Stein notwendig ist, kennzeichnen Sie dieses Feld durch ein Kreuz. Dadurch zeigen Sie, dass Sie wissen, dass dort eine Unterschrift erforderlich ist.
- Den Versichertenstatus können Sie aus der Aufgabenstellung ableiten.
- Das Feld „Kostenträgerkennung“ des Personalienfeldes ergänzen Sie bitte durch eigene Angaben oder lassen dieses frei.
- Wenn Sie für einen Patienten oder eine Patientin mehrere Vordrucke ausfüllen müssen, füllen Sie nur auf dem ersten Vordruck das Personalienfeld vollständig aus. Auf allen weiteren Vordrucken reicht es, wenn Sie vom ersten Personalienfeld abweichende Einträge vornehmen.
- Von der Norm abweichende Angaben sind in der Aufgabenstellung angegeben, z.B. Vorlage eines Befreiungsausweises oder „Substitution ausgeschlossen“. Fehlen diese Angaben, gehen Sie vom Normalfall aus.

1 Vertragsärztliche Versorgung

1.1 Kostenträger der Krankenversicherung

Zu unterscheiden sind folgende Kostenträger der Krankenversicherung:

- Primärkassen
- Ersatzkassen
- private Krankenversicherungen
- sonstige Kostenträger

(Primärkassen und Ersatzkassen →) **gesetzliche Krankenkassen (= Träger der GKV)**

Primärkassen	Ersatzkassen
Allgemeine Ortskrankenkassen – **AOK**	Barmer **BEK**
Innungskrankenkassen – **IKK**	Deutsche Angestellten-Krankenkasse **DAK-Gesundheit**
Betriebskrankenkassen – **BKK**	Techniker Krankenkasse **TK**
Knappschaft	Kaufmännische Krankenkasse **KKH**
Sozialversicherung für Landwirtschaft, Forsten und Gartenbau (**SVLFG**)	Hanseatische Krankenkasse **HEK**
	Handelskrankenkasse **hkk**

1.1.1 Gesetzliche Krankenkassen

Die gesetzliche Krankenversicherung (Primär -und Ersatzkassen) ist der älteste Zweig unserer heutigen Sozialversicherung und wurde bereits im Jahr 1883 in Deutschland durch Reichskanzler Otto von Bismarck mit dem Krankenversicherungsgesetz für Arbeiter eingeführt.
Die Versicherungspflicht bestand zunächst nur für Arbeiter, sie wurden „primär" (zuerst) durch allgemeine Ortskrankenkassen (AOK), Betriebskrankenkassen (BKK), Innungskrankenkassen (IKK), landwirtschaftliche Krankenkassen (heute SVLFG) und die Knappschaft versichert und hatten damit erstmalig einen Rechtsanspruch auf Versicherungsleistungen.
Mit der Reichsversicherungsordnung (RVO) im Jahre 1911 wurde zusätzlich eine Krankenversicherungspflicht für Angestellten durch die Ersatzkassen eingeführt. Sie ist immer noch ein besonderer Bestandteil im Sozialgesetzbuch V. Zu den Ersatzkassen zählen die Techniker Krankenkasse (TK), die BARMER, DAK-Gesundheit, die Kaufmännische Krankenkasse (KKH), die Handelskrankenkasse (hkk) und die Hanseatische Krankenkasse (HEK).

Derzeit ist die Mehrheit der Bevölkerung in einer der 96 gesetzlichen Krankenkassen (Stand 2023) pflicht, freiwillig -oder familienversichert. Zu den pflichtversicherten Mitgliedern zählen u. a. Arbeiter/Arbeiterinnen und Angestellte, deren monatlicher Bruttoverdienst unter der Versicherungspflichtgrenze liegt (Stand 2024 = 5.775,00 Euro), Rentner und Rentnerinnen, die bereits während ihrer Berufstätigkeit krankenversicherungspflichtig waren, Arbeitslose, wenn sie Arbeitslosengeld beziehen bzw. Unterhaltsgeld bei nach dem Dritten Buch Sozialgesetzbuch (SGB III) erhalten oder Menschen mit Behinderungen, die in behindertengerechten Einrichtungen beschäftigt sind.
Seit 1996 besteht für die Versicherten der gesetzlichen Krankenversicherung Kassenwahlfreiheit. Versicherte einer gesetzlichen Krankenkasse können mit einer Frist von zwei Monaten zum Monatsende das bestehende Versicherungsverhältnis kündigen und sich in einer anderen gesetzlichen Krankenkasse ihrer Wahl versichern. Die Kündigungsfrist berechnet sich ab dem Monat, in dem die Kündigung erklärt wird. Liegt also z.B. der Krankenkasse eine Kündigung am 15.03. vor, endet die Mitgliedschaft am 31.05. Voraussetzung für eine rechtmäßige Kündigung der gesetzlichen Krankenkasse ist eine Mitgliedschaft von mindestens 12 Kalendermonaten. Sofern diese Voraussetzungen für die Kündigung vorliegen, ist die Krankenkasse verpflichtet, innerhalb von 14 Tagen nach Erhalt der Kündigung diese zu bestätigen.
Neben diesem Kündigungsrecht besteht noch die Möglichkeit, vom Sonderkündigungsrecht (§ 175 SGB V) Gebrauch zu machen. Ein Sonderkündigungsrecht besteht, wenn die Krankenkasse erstmals Zusatzbeiträge (s.u.) erhebt oder die Zusatzbeiträge erhöht. Bei der Sonderkündigung entfällt die Voraussetzung, dass man mindestens 12 Kalendermonate bei dieser Krankenkasse versichert sein muss. Von dem Sonderkündigungsrecht kann man innerhalb einer bestimmten Frist Gebrauch machen. Die Frist beginnt in dem Moment, in dem man von seiner Krankenkasse über die erstmalige Zahlung eines Zusatzbeitrages oder über die Erhöhung des Zusatzbeitrages informiert wird, und endet mit dem Datum der Fälligkeit dieser Zahlung. Der Wechsel zur neuen Krankenkasse kann allerdings erst zum übernächsten Monat erfolgen. Die Zahlung des Zusatzbeitrages entfällt aber für den verbleibenden Versicherungszeitraum.
Ob sich Versicherte für eine Primär- oder Ersatzkasse entscheiden, spielt seit der Kassenwahlfreiheit nur noch eine untergeordnete Rolle, da sie zwischen (fast) allen gesetzlichen Krankenkassen frei wählen können und alle gesetzlichen Krankenkassen ihren Aufgaben nach § 1 SGB V (Erhalt, Verbesserung und Wiederherstellung der Gesundheit) nachkommen müssen. Weil sich aber die Höhe des Zusatzbeitragssatzes und das Angebot von Bonusleistungen oder Wahltarifen unterscheiden kann, lohnt sich ein genauer Blick.
Auch für den Arzt oder die Ärztin ist es nicht mehr relevant, ob ein Patient oder eine Patientin bei einer Primär -oder Ersatzkasse versichert ist. Durch die bereits 1978 stattgefundene Zusammenlegung der beiden Gebührenordnungen BMÄ (Pri-

märkassen) und E-GO (Ersatzkassen) in einen einheitlichen Bewertungsmassstab (EBM), bildet dieser heute die Grundlage für die Abrechnung der Vertragsärzte mit der Kassenärztlichen Vereinigung (KV) und den gesetzlichen Krankenkassen am Ende des Quartals.

Seit Einführung des Gesundheitsfonds im Jahr 2009 gilt sowohl in der gesetzlichen Krankenkasse (GKV) als auch in der gesetzlichen Renten-, Arbeitslosen- und Pflegeversicherung ein einheitlicher Beitragssatz, der gesetzlich festgeschrieben ist. Zurzeit (Stand 2023) liegt der allgemeine Beitragssatz bei 14,6 % des sozialversicherungspflichtigen Bruttoeinkommens bis zur Beitragsbemessungsgrenze. Der Arbeitnehmer trägt davon 7,3 % (plus Zusatzbeiträge) und der Arbeitgeber 7,3 %.[1] Die Beiträge werden an den Gesundheitsfonds beim Bundesversicherungsamt (BVA) weitergeleitet. Zusätzlich zu diesen Beiträgen zahlt der Staat einen Zuschuss aus Steuergeldern in den Gesundheitsfonds ein. Die Krankenkasse erhält für jeden Versicherten einen Pauschalbetrag aus dem Gesundheitsfonds. Die Höhe des Betrages ist abhängig vom Versorgungsbedarf des Versicherten. Das heißt, für einen Versicherten, der aufgrund seines Alters und/oder Krankheitszustandes einen höheren Versorgungsbedarf hat als ein junger und gesunder Versicherter, erhält die Krankenkasse einen höheren Pauschalbetrag aus dem Gesundheitsfonds (morbiditätsorientierter Risikostrukturausgleich – Morbi-RSA).

Von diesen Beiträgen zahlen die Krankenkassen die Leistungen, die dem dritten Kapitel des SGB V (Leistungen der Krankenversicherung) entsprechen und von Krankenhäusern, Vertragsärzten und sonstigen Leistungserbringern erbracht wurden.

Haben die Krankenkassen nach Zahlung der oben genannten Leistungen noch Geld übrig, können sie ihren Mitgliedern Zusatzleistungen oder Prämien anbieten.

Realistischer ist allerdings, dass das Geld aus dem Gesundheitsfonds für die Bezahlung der gesetzlich vorgeschriebenen Leistungen nicht ausreichen wird. In diesem Fall wird die Krankenkasse von ihren Mitgliedern Zusatzbeiträge einfordern, die sich am durchschnittlichen Zusatzbeitragssatz des Bundesgesundheitsministerium orientieren, der jährlich neu festgelegt wird, für die einzelnen Krankenkassen aber nicht verbindlich ist. 2023 lag er bei 1,6 %, 2024 soll er bei 1,7% liegen. Einige Krankenkassen orientieren sich daran und erheben einen zusätzlichen Beitragssatz von 1,6 % von ihren Mitgliedern, es gibt aber auch Krankenkassen, die einen geringeren oder höheren Beitragssatz erheben. In diesem Fall sind die Krankenkassen allerdings verpflichtet, ihren Mitgliedern den festgelegten durchschnittlichen, prozentualen Zusatzbeitragssatz mitzuteilen. Erhebt eine Krankenkasse für 2023 z. B. einen Zusatzbeitragssatz von mehr als 1,6 %, muss sie ihre Versicherten darauf hinweisen, die dann im Rahmen des Sonderkündigungsrechts in eine ggf. günstigere Krankenkasse wechseln können

Leistungen der gesetzlichen Krankenversicherung

Das Solidaritätsprinzip und das Sachleistungsprinzip stellen zwei Grundprinzipen der gesetzlichen Krankenversicherung dar.

Solidaritätsprinzip bedeutet, das alle gesetzlich Versicherten einen Anspruch auf eine medizinische Behandlung haben. Die Pflichtleistungen sind von allen gesetzlichen Krankenkassen zu gewährleisten, unabhängig von der Höhe der Beitragszahlungen der Mitglieder. Wer mehr verdient, zahlt höhere Beiträge. Für mitversicherte Familienangehörige (Ehepartner, Kinder) werden keine Beiträge erhoben. So stützt der Stärkere den Schwächeren. Man spricht deshalb vom Solidaritätsprinzip (s. drittes Kapitel SGB V).

Sachleistungsprinzip besagt, dass die Versicherten die benötigten medizinischen Pflichtleistungen nicht an den Arzt oder andere Leistungserbringer bezahlen müssen, sondern die Ärzte oder andere Leistungserbringer direkt mit den Kassenärztlichen Vereinigungen und den jeweiligen gesetzlichen Krankenkassen abrechnen. In allem gilt aber das Wirtschaftlichkeitsgebot, d.h., laut § 12 SGB V müssen die Pflichtleistungen der gesetzlichen Krankenkassen ausreichend, zweckmäßig und wirtschaftlich sein; sie dürfen das Maß des Notwendigen nicht überschreiten. Das bedeutet wiederum, das Leistungen, die nicht notwendig oder unwirtschaftlich sind, von Versicherten nicht beansprucht werden können, von den Leistungserbringern nicht durchgeführt und von den Krankenkassen nicht bewilligt werden dürfen.

Leistungen, die über das Wirtschaftlichkeitsgebot hinausgehen und auch nicht zum Katalog der freiwilligen Leistungen der Krankenkassen gehören, sind sogenannte Individuellen Gesundheitsleistungen (IGeL) und müssen vom Patienten privat bezahlt werden.

Beispiele für Pflichtleistungen der gesetzlichen Krankenkassen:

Geldleistungen (Krankengeld und Mutterschaftsgeld), Präventive Leistungen (Gesundheitsuntersuchung, Krebsvorsorge, Impfungen), Sachleistungen (Medikament, Rollator, Windelhosen), kurative Leistungen (ärztliche Behandlung bei Diagnostik und Therapie).

1 *Für Versicherte, die keinen Anspruch auf Krankengeld haben, liegt der (ermäßigte) Beitragssatz zurzeit (Stand 2023) bei 14,0 % (Arbeitgeber: 7 % und Arbeitnehmer: 7 %). Der Anspruch auf Krankengeld ist in § 44 SGB V geregelt. Die Krankenkassen haben außerdem die Möglichkeit, bei ihren freiwillig Versicherten den Anspruch auf Krankengeld auszuschließen oder aber später beginnen zu lassen.*

2 *Der GKV-Spitzenverband gibt eine Krankenkassenliste heraus, in der die erhobenen Zusatzbeiträge der verschiedenen Krankenkassen aufgelistet sind (URL: https://www.gkv-spitzenverband.de/service/krankenkassenliste/krankenkassen.jsp [13.10.2023]).*

► Aufgaben

1. Welche Voraussetzungen müssen erfüllt sein, damit ein Versicherter oder eine Versicherte der GKV die Mitgliedschaft in seiner Krankenkasse kündigen kann?

2. Ein Versicherter der GKV kündigt am 04.09. die Mitgliedschaft bei seiner Krankenkasse. Ab wann ist der Versicherte bei der neuen Krankenkasse versichert? Geben Sie bitte ein Datum an.

3. Wann kann ein Versicherter der GKV von seinem Sonderkündigungsrecht Gebrauch machen?

4. Wodurch unterscheidet sich die Sonderkündigung von der ordentlichen Kündigung?

5. Aus welchen beiden Kassenarten setzt sich die gesetzliche Krankenversicherung zusammen?

6. Ergänzen Sie das Schaubild zur Finanzierung der GKV.

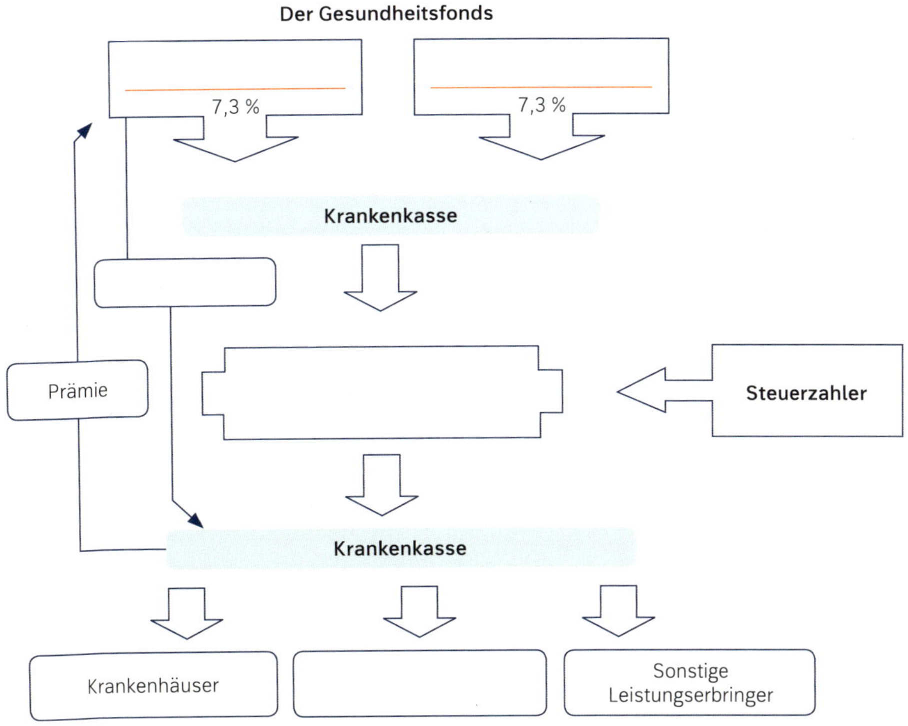

7. Die GKV folgt dem Solidaritätsprinzip. Erklären Sie, was darunter zu verstehen ist.

8. Nennen Sie zwei Geldleistungen der gesetzlichen Krankenkassen.

1.1.2 Private Krankenversicherungen

Die privaten Krankenversicherungen übernehmen Behandlungskosten von Personen, die nicht gesetzlich krankenversicherungspflichtig sind. In den privaten Krankenversicherungen können sich u. a. Selbstständige, aber auch Arbeitnehmende mit einem Bruttogehalt über der Versicherungspflichtgrenze (5775 Euro brutto im Monat, Stand 2024) versichern. Es ist nicht möglich, Kinder beitragsfrei mitzuversichern. Träger der Privatversicherungen sind Unternehmen, die einen Gewinn erzielen wollen. Die Beitragshöhe richtet sich deshalb, anders als bei den gesetzlichen Krankenversicherungen, nicht nach dem Einkommen des Versicherten, sondern nach dem Versicherungsrisiko (z. B. Vorerkrankungen, Alter und Geschlecht) des Versicherten sowie dem gewünschten Leistungsumfang (z. B. Chefarztbehandlung). Nahezu alle privaten Krankenversicherungen bieten Wahltarife an. Diese unterscheiden sich jedoch im Leistungsumfang. Je mehr Leistungen in der privaten Krankenversicherung enthalten sind, desto höher ist der Beitrag. Man spricht deshalb von einem Äquivalenzprinzip, d. h. einem Gleichgewicht zwischen Leistung und Gegenleistung. Die privaten Krankenkassen haben zudem, im Gegensatz zu den Trägern der gesetzlichen Krankenversicherung das Recht, die Versicherung einer Person gegen Krankheit abzulehnen oder erhöhte Beiträge zu verlangen, wenn ihnen das Risiko zu groß erscheint.

Privatpatienten schließen mit dem Arzt oder der Ärztin einen Behandlungsvertrag (im Sinne eines Dienstvertrags gemäß § 611 BGB) ab, der mündlich oder schriftlich erfolgen kann. Zwischen dem Arzt/der Ärztin und dem Patienten/der Patientin wird dadurch u. a. die entgeltliche Durchführung einer medizinischen Behandlung vereinbart, die den Arzt oder die Ärztin berechtigt, direkt nach der Behandlung eine Privatrechnung auf Grundlage der GOÄ (Gebührenordnung für Ärzte) auszustellen. Laut GOÄ ist eine Rechnung sofort nach Erhalt zu zahlen. Das erfolgt jedoch in den seltensten Fällen. Viele Patienten und Patientinnen reichen die Rechnungen zunächst bei ihrer privaten Krankenversicherung ein, bevor sie eine Zahlung vornehmen.

▶ Aufgaben

1. Die private Krankenversicherung folgt dem Äquivalenzprinzip. Erklären Sie, was darunter zu verstehen ist.

2. Unterscheiden Sie die private Krankenversicherung (PKV) hinsichtlich der Berechnung der Beitragshöhe und der Abrechnung von der GKV.

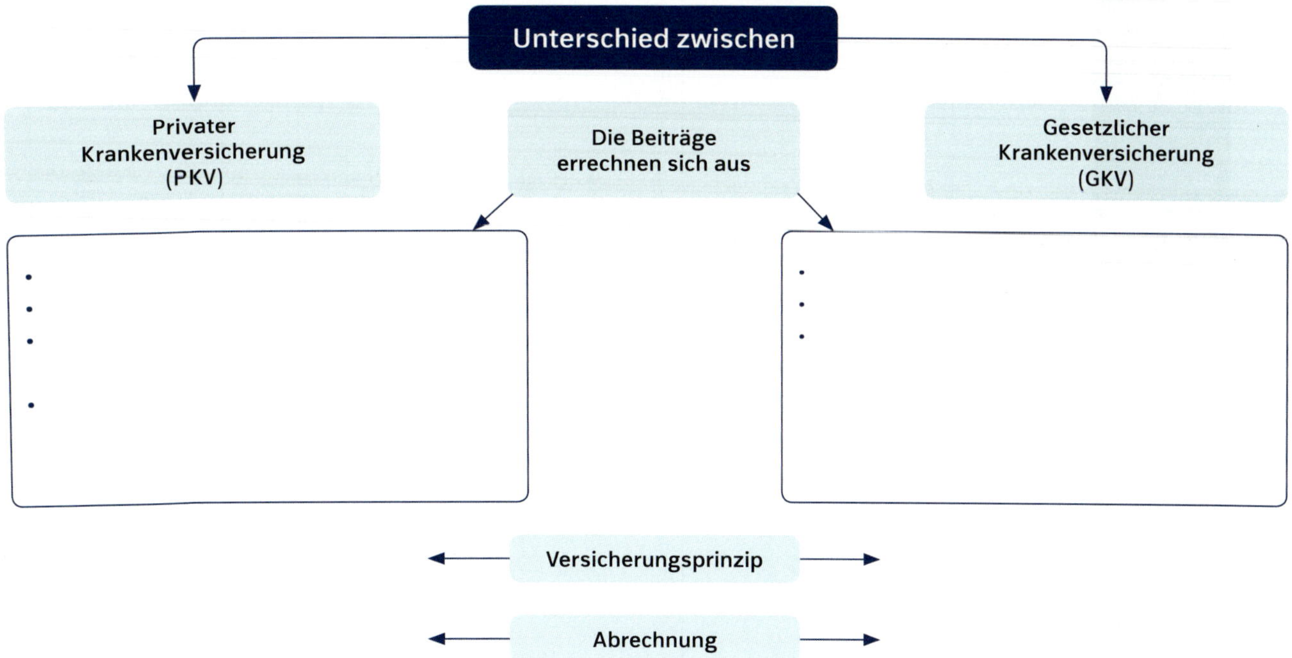

1.1.3 Sonstige Kostenträger

Bei den „Sonstigen Kostenträgern“ handelt es sich um Institutionen und Verwaltungsstrukturen, die medizinische Leistungen für eine bestimmte Gruppe von Personen, wie z. B. Bundeswehr, Bundespolizei oder Postbeamte, übernehmen. Dabei existieren in allen Fällen gesonderte Verträge. Die Abrechnung erfolgt entweder nach dem EBM über die jeweilige KV, durch eine GOÄ-Rechnung an die Patienten oder direkt mit dem Kostenträger, z. B nach UV-GOÄ. Die Anspruchsberechtigung erfolgt, je nach Kostenträger, unterschiedlich.

Manche Patienten oder Patientinnen weisen sich mit einer Krankenversichertenkarte aus, manche durch einen Überweisungs- oder Berechtigungsschein. Wird eine Arzneimittelverordnung (Muster 16) zu Lasten eines Sonstigen Kostenträgers ausgestellt, ist auf dem Rezept das Feld „Sonstige“ anzukreuzen.

Die Tabelle gibt eine erste Übersicht (nicht abschließend). Eine vertiefende Auseinandersetzung erfolgt ab Kapitel 1.1.4.

Übersicht über die sonstigen Kostenträger

Berechtigter Personenkreis	Sozialhilfeempfänger und Asylbewerber	BVG, BEG, BVFG, KOV	Bundesbahnbeamte der Beitragsklassen I, II, III	Postbeamte der Gruppe A	Bundesvollzugsbeamte Bundespolizei	Bundeswehrsoldaten	Sozialversicherungsabkommen (SVA)	Jugendliche, die eine Beschäftigung aufnehmen wollen
Gesetzliche Grundlagen	SGB XII	Bundesversorgungsgesetz (BVG)	Krankenversorgung Bundesbahnbeamte (Vertrag mit der KVB)	Postbeamtenkrankenkasse. Vertrag mit KBV	Bundesinnenministerium Vertrag mit KBV	Bundeswehr, Vertrag mit der KBV	Sozialversicherungsabkommen (SVA)	Jugendarbeitsschutzgesetz (JArbSchG)
Leistungen	Alle Leistungen der GKV	1.bei Beschädigten (MdE < 50 %) nur für anerkanntes Versorgungsleiden, 2.bei Schwerbeschädigten (MdE >50%) alle Leistungen	ähnlich wie Privatpatienten. Erniedrigter Steigerungssatz	ähnlich wie GKV	Leistungen, die durch den bundespolizeiärztlichen Dienst nicht selbst erbracht werden können	Leistungen, die durch den Truppenärztlichen Dienst nicht selbst erbracht werden können	Ärztlich notwendige Behandlung, ggf. Leistungseinschränkung (z. B nationaler Anspruchsnachweis)	Erstuntersuchung, Nachuntersuchung, ggf. weitere Nachuntersuchungen
Behandlungsausweis	eGK, Krankenschein von Sozialamt	eGK, roter Behandlungsschein, KOV-Behandlungsschein, Behandlungsausweis Entschädigungsbehörde	eigene Mitgliedskarte, keine Kassenformulare	Versichertenkarte der Postbeamtenkrankenkasse (PBeakk)	spezieller Überweisungsschein vom Polizeiarzt	Spezieller Überweisungsschein vom Truppenarzt, im Notfall ohne Überweisungsschein	Europäische Krankenversicherungskarte, nationaler Anspruchsausweis, Gesundheitskarte SVA. Ohne Nachweis nach GOÄ abrechnen	Berechtigungsschein
Abrechnung	KV	KV	Rechnung an Patienten	KV	KV	KV	KV	Rechnung GOÄ Ziffer 32, in Hessen nach EBM 91951 bzw. 91952 über KV
Zuzahlung	Ja	BVG und BEG nein, BVFG ja	Nein	Ja	Ja	Nein	Ja	-
Gebührenordnung	EBM	EBM	GOÄ	EBM	EBM	EBM	EBM ggf. GOÄ	GOÄ, in einigen Bundesländern über die jeweiligen KV-Ziffern
Kostenträger	Städte, Landesbehörden	Versorgungsamt	KBV	PBeakk	Bund	Bund	ausländische Krankenkasse	Gewerbeaufsichtsamt, Regierungspräsidium

1.1.4 Soldaten der Bundeswehr und Polizeivollzugsbeamte der Bundespolizei (PVB)

Fallbeispiel

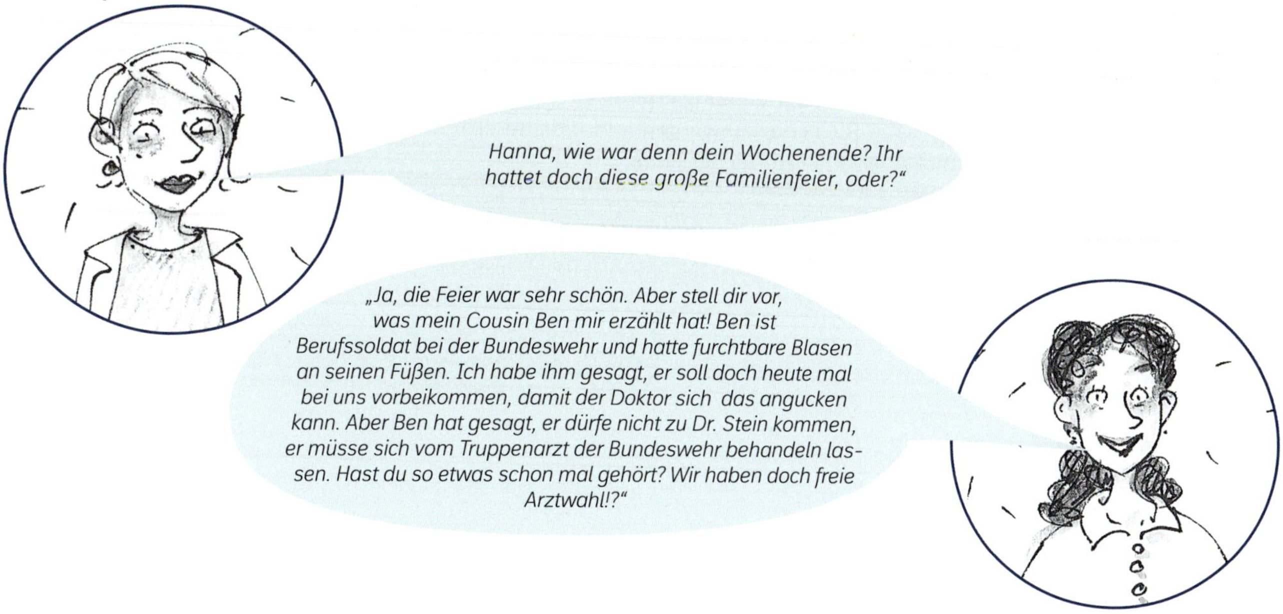

► Aufgaben

1. Was vermuten Sie: Hat Ben als Bundeswehrsoldat freie Arztwahl?

Vertragliche Grundlagen

Die Einschränkung der freien Arztwahl betrifft neben den Bundeswehrsoldaten auch die Polizeivollzugsbeamten der Bundespolizei (PVB) mit einem eigenen polizeiärztlichen Dienst. Während die Polizeivollzugsbeamten, deren Behörden über keinen eigenen polizeiärztlichen Dienst verfügen, von jedem Vertragsarzt behandelt werden können, dürfen Beamte und Beamtinnen mit eigenem polizeiärztlichen Dienst nur mit einer Überweisung für ärztliche Behandlung durch den Polizeiarzt von einem Vertragsarzt behandelt werden. Dies gilt auch für Bundeswehrsoldaten, deren ärztliche Versorgung durch den Truppenarzt vorgenommen wird. Die ärztliche Versorgung beider Personengruppen durch Vertragsärzte beschränkt sich deshalb auf ärztliche Leistungen, die durch die Bundespolizei bzw. die Bundeswehr nicht selbst übernommen werden können und für die eine Überweisung vorliegt. Eine Überweisung durch den Polizeiarzt ist ab Ausstellungsdatum bis Ende des Folgequartals gültig, die Gültigkeit einer Überweisung des Truppenarztes der Bundeswehr ist dagegen auf das laufende Quartal beschränkt und muss namentlich an den behandelnden Vertragsarzt erfolgen. Bei beiden Personengruppen kann die Gültigkeitsdauer der Überweisung durch einen Vermerk auf dem Überweisungsschein durch den ausstellenden Arzt eingeschränkt werden. Selbstverständlich ist der behandelnde Vertragsarzt an den Überweisungsauftrag gebunden, eine eigenmächtige Ausweitung der Diagnostik oder Behandlung ist nicht zulässig. Erscheint es dem Vertragsarzt sinnvoll, seine Diagnostik oder Behandlung zu erweitern, muss er dies dem überweisenden Arzt vorher formlos mitteilen und eine Vorabgenehmigung einholen. Der Truppenarzt bzw. Arzt der Bundespolizei kann dann eine neue Überweisung mit entsprechendem Auftrag ausstellen. Auch eine Einweisung zur stationären Krankenhausbehandlung ist nur durch einen Arzt oder eine Ärztin der Bundeswehr bzw. der Bundespolizei zulässig.

Die Verordnung von Arznei-, Verband-, Heil- und Hilfsmitteln erfolgt grundsätzlich nur über den Arzt oder die Ärztin der Bundespolizei bzw. der Bundeswehr. Nur im Notfall darf ein Arzneiverordnungsblatt (Muster 16) ausgestellt werden. Das Rezept wird mit dem Vermerk „Notfall" gekennzeichnet und die Felder „Gebührenpflichtig" (Bundespolizei), „Gebührenfrei" (Bundeswehr) und „Sonstige" markiert.

Benötigen der PVB der Bundespolizei oder der Bundeswehrsoldat Materialien des Sprechstundenbedarfs, so werden diese dem Sprechstundenbestand der vertragsärztlichen Versorgung entnommen. Die Abrechnung der ärztlichen Behandlung erfolgt in beiden Fällen mit der Quartalsabrechnung über die zuständige KV und auf Grundlage des EBM, die Diagnosen sind nach ICD-10-GM zu verschlüsseln. Die Behandlungsscheine verbleiben zur Aufbewahrung für ein Jahr in der Praxis.

2. Erklären Sie Hanna, unter welcher Voraussetzung sich Ben von Dr. Stein hätte behandeln lassen können.

3. Herr Neubauer, ein Polizeivollzugsbeamter der Bundespolizei, wird in der Praxis auf Grundlage eines Überweisungsscheines behandelt. Im Anschluss an die Behandlung erbittet er von Ihnen die Ausstellung eines Überweisungsscheines zu einem Orthopäden. Er habe Rückenbeschwerden und möchte sich untersuchen lassen. Was sagen Sie dem Patienten? Formulieren Sie Ihre Antwort in wörtlicher Rede.

4. Auf einer privaten Feier treffen Sie Herrn Matteo Wicher. Herr Wicher ist seit zwei Monaten bei der Bundeswehr und war vorher bei Dr. Stein in Behandlung. Er erzählt Ihnen, dass er seit einer Woche wieder Probleme mit seiner Wirbelsäule habe. Dr. Stein habe ihm damals Krankengymnastik verordnet, die ihm sehr geholfen habe. Er fragt Sie, ob es möglich sei, eine neue Verordnung zu bekommen. Was sagen Sie Herrn Wicher? Formulieren Sie Ihre Antwort in wörtlicher Rede.

5. Dr. Stein hält die Verordnung eines blutdrucksenkenden Arzneimittels bei einem Bundeswehrsoldaten für notwendig. Hanna setzt sich an den PC und beginnt, dieses vorzubereiten. Was sagen Sie Hanna?

6. Erklären Sie, wie die ärztlichen Leistungen bei Bundeswehrsoldaten und PVB abgerechnet werden, indem Sie angeben, welche Gebührenordnung zugrunde gelegt wird und über welche Institution zu welchem Zeitpunkt abgerechnet wird.

7. Sie rechnen in Ihrer Ausbildungspraxis über EDV ab. Erklären Sie, was Sie zur Quartalsabrechnung mit den Überweisungsscheinen der Bundeswehrsoldaten und PVB machen müssen.

8. Wie müssen Sie die Diagnosen auf dem Abrechnungsschein bzw. der Arbeitsunfähigkeitsbescheinigung notieren?

Notfallbehandlungen

Ausgenommen von dieser Vorgabe sind selbstverständlich Notfälle.

Sollte für einen Bundeswehrsoldaten oder PVB aufgrund der Schwere seiner Erkrankung ein Überweisungsschein nicht vorzeitig ausgestellt werden können, ist er verpflichtet, diesen innerhalb von vier Wochen nachzureichen. Wenn der Überweisungsschein nicht innerhalb dieser Frist vorgelegt wird, kann das behandelnde ärztliche Fachpersonal eine Privatliquidation ausstellen.

Bei Notfallbehandlungen muss sich der Arzt oder die Ärztin auf die ärztlichen Maßnahmen der Akutversorgung beschränken.

Ist im Rahmen einer Behandlung die sofortige Überweisung zu einem anderen Arzt oder einer anderen Ärztin notwendig, stellt der behandelnde Arzt einen Überweisungsschein (Muster 6) aus. Über Muster 6 rechnet dann der zugezogene Arzt seine Behandlung mit der Quartalsabrechnung über die KV ab.

Bei Bundeswehrsoldaten muss das überweisende ärztliche Fachpersonal neben dem Namen und Vornamen der zu behandelnden Person zusätzlich noch den Dienstgrad, die Personenkennziffer, den Truppenteil und den Standort des Soldaten/der Soldatin auf der Überweisung vermerken. Bei den PVB ist neben dem Namen, Vornamen und Geburtsdatum zusätzlich die Behörde bzw. Dienststelle des Polizeivollzugsbeamten aufzuführen.

Ist die sofortige Versorgung mit Arznei- oder Verbandmitteln erforderlich, wird ein Arzneiverordnungsblatt (Muster 16) unter Angabe der o.g. Daten ausgestellt. Wichtig ist der Vermerk „Notfall“ auf dem Arzneiverordnungsblatt. Fehlt dieser Vermerk, muss der verordnende Arzt auf Verlangen die Kosten erstatten. Bei dem PVB der Bundespolizei muss – im Gegensatz zum Bundeswehrsoldaten – das Feld „Gebührenpflichtig“ angekreuzt werden. Da Bundeswehrsoldaten und PVB der Bundespolizei zu den sonstigen Kostenträgern zählen, muss natürlich das Feld „Sonstige“ angekreuzt werden.

Benötigen diese Personen eine Bescheinigung über die Art und Schwere ihrer Erkrankung, die z.B. eine Reiseunfähigkeit bewirkt, sodass sie ihren Dienst nicht antreten können, wird bei PVB eine Arbeitsunfähigkeitsbescheinigung ausgestellt. Der Bundeswehrsoldat ist im Regelfall in Besitz eines Vordrucks der Bundeswehr, auf dem dann die Art und Schwere der Erkrankung bzw. die Reiseunfähigkeit bescheinigt werden. Kann der Bundeswehrsoldat diesen Vordruck nicht vorlegen, wird auch für ihn eine Arbeitsunfähigkeitsbescheinigung ausgestellt. Die Diagnose ist nach ICD-10-GM zu verschlüsseln. Hervorzuheben ist, dass es sich hier nicht um eine Dienstunfähigkeitsbescheinigung handelt, sondern nur um eine Bescheinigung der Art und Schwere der Erkrankung.

9. Der Bundeswehrsoldat Paul Holler kommt mit einer akuten Erkrankung in die Praxis von Dr. Stein. Einen Überweisungsschein der Bundeswehr kann er nicht vorlegen. Worauf müssen Sie den Patienten im Rahmen der Notfallbehandlung hinweisen?

10. Dr. Stein hält bei dem Patienten die sofortige Einnahme eines Antibiotikums für erforderlich und bittet Sie, die Verordnung vorzubereiten. Welchen Vordruck verwenden Sie, welche Angaben zu den persönlichen Daten des Patienten müssen Sie machen und wie müssen Sie die Verordnung in jedem Fall kennzeichnen?

11. Worauf müsste der Patient Paul Holler hingewiesen werden, wenn er zusätzlich zur Akutversorgung noch um eine ärztliche Behandlung aufgrund seiner LWS-Beschwerden bitten würde?

1.1.5 Polizeibeamte im Polizeivollzugsdienst

Obwohl die Polizeibeamten im Polizeivollzugsdienst bundesweit Anspruch auf freie Heilfürsorge oder Beihilfe haben, kann es regional zum Teil zu unterschiedliche Regelungen kommen.
In Nordrhein-Westfalen und Niedersachsen unterscheidet sich z. B. die ärztliche Versorgung der Verkehrs- und Bereitschaftspolizei nicht von der vertragsärztlichen Versorgung. Die Arztwahl ist frei, die Vordrucke der vertragsärztlichen Versorgung werden verwendet und der Umfang der ärztlichen Versorgung entspricht den vertragsärztlichen Leistungen. Die Abrechnung erfolgt – auf der Grundlage der E-GO – quartalsweise über die zuständige KV. Die Polizeibeamten weisen ihren Anspruch auf Kostenübernahme über einen Behandlungsausweis nach. Die Versichertenkarte ist nicht flächendeckend eingeführt.
Für die Polizeibeamten im Polizeivollzugsdienst in Bayern gelten allerdings vergleichbare Einschränkungen wie bei den PVB der Bundespolizei. Hessische Polizeibeamte im Polizeivollzugsdienst, die bei der FAMK versichert sind, unterliegen dem hessischen Beihilferecht und können seit dem 01. Oktober 2023 nicht mehr über die Kassenärztliche Vereinigung abgerechnet werden.
Aufgrund dieser regionalen Unterschiede muss auf die vertraglichen Bestimmungen verwiesen werden.

1.1.6 Weitere „Sonstige Kostenträger"

Sozialhilfeempfänger
Sozialhilfeempfänger weisen sich entweder über die eGK oder einen Krankenschein des örtlichen Sozialamts aus und können dieselben Leistungen wie Patienten oder Patientinnen der gesetzlichen Krankenkassen in Anspruch nehmen. Die Abrechnung der Leistungen erfolgt nach dem EBM über die jeweilige KV. Bei Ausstellung einer Arzneiverordnung (Muster 16) ist darauf zu achten, dass die Felder „Sonstige" und „Gebührenpflichtig" angekreuzt werden.

Bahnbeamte der Klasse I bis III
In der Krankenversorgung Bahn (KVB) sind die unteren Besoldungsgruppen der Bahnbeamten versichert. Sie weisen sich mit einer Mitgliedskarte aus, auf der die Beitragsklasse angegeben ist und treten als Privatpatienten auf. Bei der Abrechnung gelten erniedrigte Steigerungssätze, nämlich 2,2 für ärztliche Leistungen, 1,8 für technische und 1,15 für Laborleistungen. Die Leistungen dürfen nicht gesteigert werden.

der Gruppe A
Postbeamte der Gruppe A (und mitversicherte Angehörige) weisen sich in der Praxis mit einer Versichertenkarte der Postbeamtenkrankenkasse A (PBeaKK) aus. Der Leistungsanspruch ist ähnlich wie bei Patienten und Patientinnen der gesetzlichen Krankenkassen, bei Ausstellung einer Arzneiverordnung (Muster 16) ist darauf zu achten, dass die Felder „Sonstige" und „Gebührenpflichtig" angekreuzt werden. Die Abrechnung der Leistungen erfolgt nach dem EBM über die jeweilige KV, der Sprechstundenbedarf ist aus dem Bestand für die privatärztliche Versorgung zu entnehmen

Postbeamte der Gruppe B
Postbeamte der Gruppe B treten in der Praxis als Privatpatienten auf und erhalten eine Privatrechnung. Auch hier sind besondere Steigerungssätze zu beachten. 1,9 für ärztliche Leistungen, 1,5 für technische und 1,15 für Laborleistungen

Patienten aus den EU-Staaten und dem europäischen Wirtschaftsraum (EWR)
Bei Patienten und Patientinnen, die im Ausland versichert sind, greifen im EU- und EWR-Gebiet zwischenstaatliche Abkommen, die die medizinische Versorgung regeln. Die Patienten legen beim Arzt eine Europäische Versichertenkarte (EHIC) oder eine provisorische Ersatzbescheinigung (PEB) vor. Damit können sie eine deutsche Krankenkasse für die Abrechnung wählen, die von der Praxis mit der Kopie der EHIC und einer Patientenerklärung umgehend darüber informiert wird. Der Leistungsumfang beschränkt sich auf akute Erkrankungen bzw. eine fortlaufende Versorgung chronisch erkrankter Patienten. Die Abrechnung erfolgt nach dem EBM über die KV.
Leistungen, die zum Katalog der gesetzlichen Krankenkassen gehören, finden auch bei den Sozialhilfeempfängern und Asylbewerbern Anwendung. Es ist allerdings darauf zu achten, ob der Leistungsbereich, z. B. bei Asylbewerbern, durch den Kostenträger eingeschränkt ist. Kostenträger für diese Leistungen bei Anspruchsberechtigten, die nicht bei einer gesetzlichen Krankenkasse krankenversichert sind, sind die Städte, Kreise und Gemeinden.
Neben der Unterscheidung zwischen Sozialhilfeempfängern und Asylbewerbern gibt es weitere regionale Abweichungen. Zum Teil werden die ärztlichen Leistungen der Anspruchsberechtigten nach dem Bundessozialhilfegesetz über die private Gebührenordnung GOÄ (einfacher Satz) direkt mit dem Kostenträger abgerechnet. Einige Kostenträger geben für ihre Sozialhilfeempfänger eigene Überweisungsscheine, Arzneiverordnungsblätter und Verordnungen über Krankenhausbehandlung aus. Andere Kostenträger erstatten die ärztlichen Leistungen nach BMÄ, die quartalsweise über die zuständige KV abgerechnet werden.
Unabhängig davon, welche Gebührenordnung die Abrechnungsgrundlage bietet, müssen die Patienten und Patientinnen durch einen Behandlungsausweis ihres Kostenträgers die Anspruchsberechtigung nachweisen.
Dieser Behandlungsausweis wird von den Kostenträgern quartalsweise an den Anspruchsberechtigten ausgegeben. Unter Berücksichtigung der medizinischen Notwendigkeit sollte die Vorlage des Behandlungsausweises streng gehandhabt werden, da die Kostenträger nur in seltenen Ausnahmefällen einen zweiten Kranken-Behandlungsschein im Quartal ausstellen.

Überweisungen dürfen für diese Versicherten nur innerhalb des Zuständigkeitsbereichs des jeweiligen Sozialamtes erfolgen. Aufgrund der regionalen Unterschiede soll hier ebenfalls auf die vertraglichen Bestimmungen verwiesen werden, da allgemeingültige Regelungen nicht vorliegen.

1.1.7 Prüfungswissen: Sonstige Kostenträger

	Punkte
Aufgabe 1: (3 Punkte) Nennen Sie drei andere Kostenträger, die zu den „sonstigen Kostenträgern" gezählt werden.	
Aufgabe 2: (2 Punkte) Wie weisen Patienten oder Patientinnen der Postbeamtenkrankenkasse A (PBeaKK) ihren Behandlungsanspruch nach?	
Aufgabe 3: (2 Punkte) Womit weisen Anspruchsberechtigte nach BSHG (Sozialhilfeempfänger) einen Anspruch auf Kostenübernahme der ärztlichen Leistungen nach?	
Aufgabe 4: (2 Punkte) Was versteht man unter dem Begriff „Sonstige Kostenträger"?	
Aufgabe 5: (3 Punkte) Über welche Institution erfolgt die Abrechnung der ärztlichen Leistungen von Bundeswehrsoldaten und welche Gebührenordnung bildet die Abrechnungsgrundlage?	
Aufgabe 6: (4 Punkte) Ein Polizeibeamter der Bundespolizei (PVB) ruft in Ihrer Ausbildungspraxis an und bittet um einen Termin innerhalb der nächsten zwei Wochen. Worauf sollten Sie den Patienten hinweisen?	
Summe	

Übertrag	
Aufgabe 7: (4 Punkte) Eine Polizeibeamtin der Bundespolizei (PVB) erscheint während des organisierten Notfalldienstes an einem Sonntag in der zuständigen Praxis. Einen Überweisungsschein kann sie nicht vorlegen, da es sich um eine notfallmäßige Behandlung handelt. Wie ist in diesem Fall vorzugehen?	
Aufgabe 8: (4 Punkte) Im Rahmen einer Überweisung wird ein Bundeswehrangehöriger in einer kardiologischen Praxis behandelt. Der Patient soll aufgrund seiner Erkrankung ein blutdrucksenkendes Medikament verordnet bekommen. Wie ist in diesem Fall zu verfahren?	
Aufgabe 9: (1 Punkte) Ein Polizeivollzugsbeamter der Bundespolizei benötigt Materialien des Sprechstundenbedarfs. Welche Vorgehensweise ist korrekt? ☐ Der Patient erhält eine Einzelverordnung, da weder der Sprechstundenbedarf der vertragsärztlichen Versorgung noch der Bedarf der Privatpatienten benutzt werden darf. ☐ Der Patient erhält das Material aus dem Sprechstundenbedarf der vertragsärztlichen Versorgung. ☐ Der Patient erhält das Material aus dem Sprechstundenbedarf der Privatpatienten. Das Material wird dann mit der Abrechnung in Rechnung gestellt. ☐ Keine der Vorgehensweisen ist korrekt, da Polizeivollzugsbeamte niemals Material des Sprechstundenbedarfs bekommen dürfen.	
Gesamtsumme	

1.2 Gesetzliche und vertragliche Bestimmungen

1.2.1 Umfang der vertragsärztlichen Versorgung

Fallbeispiel

Die Auszubildende zur Medizinischen Fachangestellten, Hanna, arbeitet seit einigen Tagen in der allgemeinmedizinischen Praxis von Dr. med. M. Stein. Heute soll sie ihrer erfahrenen Kollegin Luise an der Anmeldung helfen.

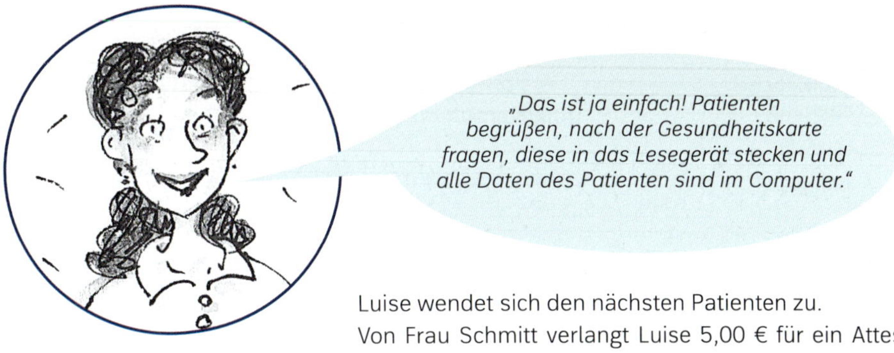

Luise wendet sich den nächsten Patienten zu.
Von Frau Schmitt verlangt Luise 5,00 € für ein Attest, obwohl die Patientin ihre Gesundheitskarte abgegeben hat. Herrn Koch, der heute einen Kontrolltermin hat, schickt sie ins Wartezimmer, ohne vorher die Gesundheitskarte zu fordern.
Dann kommt Herr Reichmann in die Praxis. Er hat eine blutende Wunde an der rechten Hand, die notdürftig verbunden ist. Er erzählt, dass er sich eben die Hand an der neuen Schneidemaschine in der Tischlerei, in der er arbeitet, aufgeschnitten habe.
Hanna bringt Herrn Reichmann sofort in das Behandlungszimmer, wo er von Dr. Stein versorgt wird.

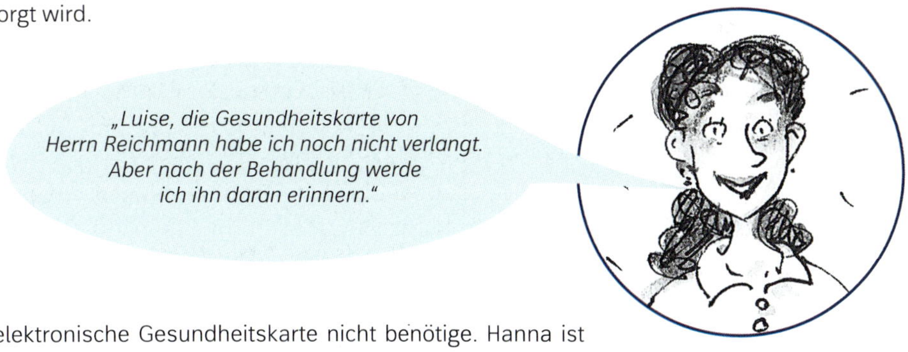

Luise erklärt Hanna, dass sie die elektronische Gesundheitskarte nicht benötige. Hanna ist verunsichert. Sollte ihre erfahrene Kollegin etwa einen Fehler gemacht haben?

Unter **vertragsärztlicher Versorgung** ist der Leistungsanspruch gesetzlich Krankenversicherter auf ärztliche, zahnärztliche und psychotherapeutische Behandlung zu verstehen. Diese erfolgt mittels Behandlung durch approbierte und zugelassene (bzw. ermächtigte) Ärzte, Zahnärzte und Psychotherapeuten. Zu den Leistungen zählen u. a die ärztliche Heilbehandlung, ärztliche Betreuung bei Schwangerschaft, Mutterschaft, ärztliche Maßnahmen zur Früherkennung von Krankheiten sowie zur Empfängnisregelung und zum Schwangerschaftsabbruch, soweit die Leistungspflicht nicht durch gesetzliche Regelungen ausgeschlossen ist, die Verordnung von Arznei-, Verband-, Heil- und Hilfsmitteln, Krankentransporten, Krankenhausbehandlungen und die Beurteilung der Arbeitsunfähigkeit. Die oben genannten Leistungen sind im dritten Kapitel des Sozialgesetzbuches V (SGB V), der gesetzlichen Grundlage der GKV, festgeschrieben.
Als **vertragsärztliche Leistungen** bezeichnet man alle ärztlichen Behandlungen, Maßnahmen und Verordnungen, die von der gesetzlichen Krankenversicherung übernommen werden. Leistungen, für die die gesetzlichen Krankenversicherungen nicht leistungspflichtig sind, können nur als Privatleistung erbracht werden. Dies gilt u. a. für für Reiseimpfberatungen, ärztliche Untersuchungen vor Aufnahme in Privatversicherungen (z. B. Lebensversicherungen) sowie Eignungs- und Tauglichkeitsuntersuchungen (z. B. zur Sporttauglichkeit). **Individuelle Gesundheitsleistungen** (IGeL), d.h. vom Patienten gewünschte sowie ärztlich vertretbare und empfohlene individuelle Gesundheitsleistungen, sind ebenfalls, auf Grundlage der GOÄ, vom Patienten oder der Patientin zu bezahlen.
Auch Leistungen, für die ein Träger der gesetzlichen Unfall- und/oder Rentenversicherung zuständig ist, gehören nicht zur vertragsärztlichen Versorgung (z.B. allgemeines Heilverfahren im Rahmen eines Arbeitsunfalls, Gutachten zulasten eines Rentenversicherungsträgers.).

► Aufgaben

1. Unterscheiden Sie zwischen vertragsärztlichen Leistungen, Privatleistungen und Leistungen der gesetzlichen Unfall- und Rentenversicherung, indem Sie für jeden Bereich Beispiele im Schaubild zur ärztlichen Leistung notieren. Definieren Sie dann mit eigenen Worten den Begriff der „vertragsärztlichen Leistung“.

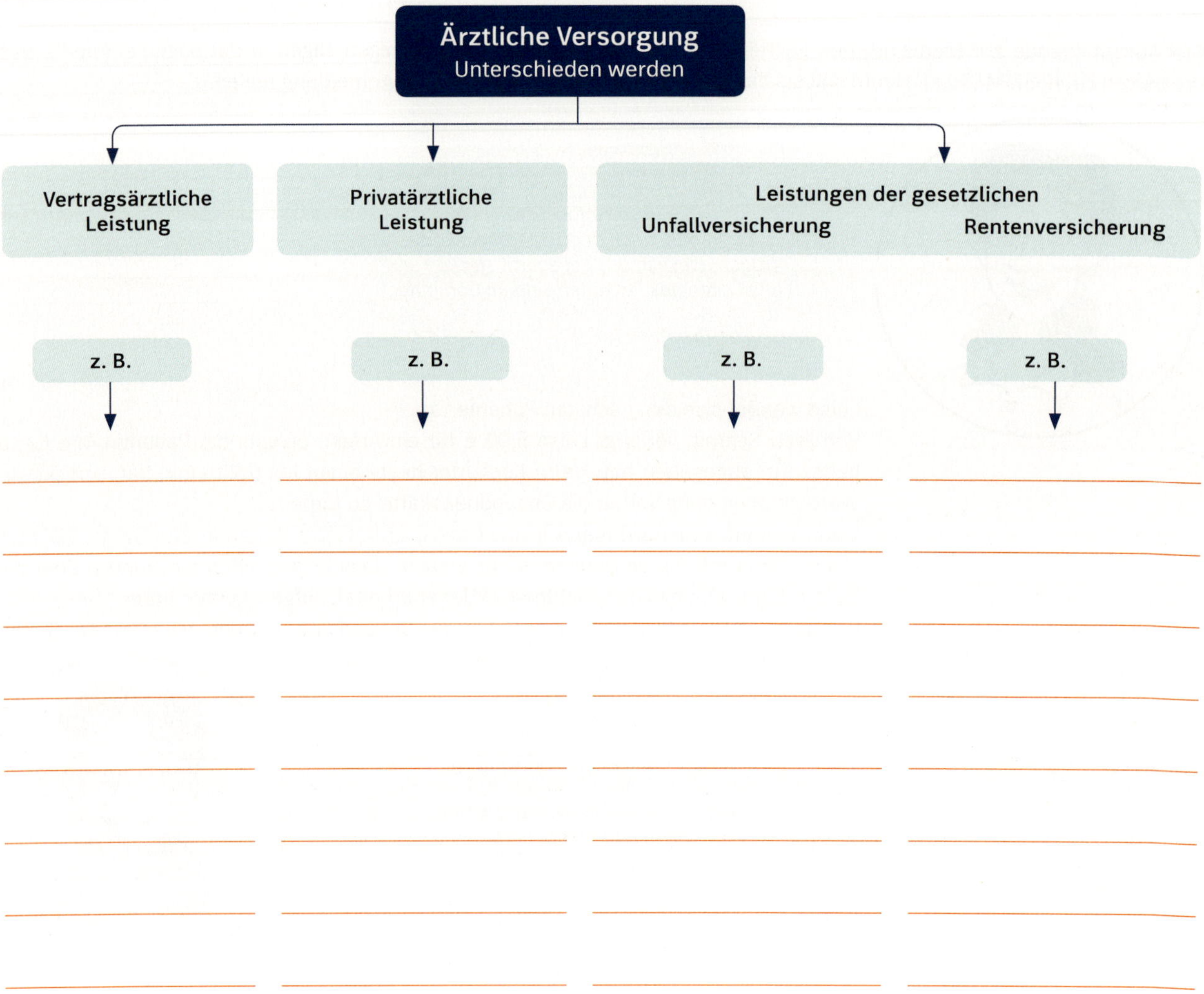

Definition „vertragsärztliche Leistung“:

____

____

____

2. Erklären Sie der Auszubildenden Hanna, warum sich ihre Kollegin Luise in allen drei Fällen korrekt verhalten hat.

____

____

____

____

1.2.2 Beteiligte der vertragsärztlichen Versorgung

Fallbeispiel

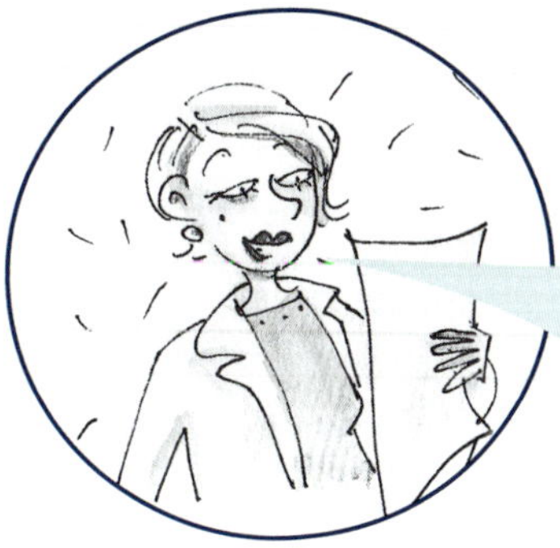
„Hier ist eine Liste
mit Patientennamen. Die Patienten
und Patientinnen müssen wir alle
anrufen, um sie an die Vorlage
der eGK zu erinnern!"

Da die Liste erstaunlich lang ist, fragt sich Hanna, ob es wirklich nötig sei, alle Patienten und Patientinnen anzumahnen. Bevor sie Luise fragen kann, wozu die Vorlage der eGK so unbedingt nötig sei, muss die Kollegin ans Telefon.

Anspruchsberechtigte der vertragsärztlichen Versorgung
Versicherte weisen durch Vorlage der elektronische Gesundheitskarte (eGK) oder eines anderen gültigen Behandlungsausweises nach, dass sie Anspruch auf vertragsärztliche Versorgung haben. Die Versicherten sind verpflichtet, die eGK bei jeder Inanspruchnahme eines Vertragsarztes mit sich zu führen (vgl. § 13 (1) BMV-Ä). Versicherte, die sich nicht mit einer eGK oder einem anderen gültigen Behandlungsausweis ausweisen, sind wie Privatpatienten zu behandeln. Der Vertragsarzt darf allerdings von einem Versicherten oder einer Versicherten eine Bezahlung der erbrachten (vertragsärztlichen) Leistungen nur dann fordern, wenn die eGK bzw. ein anderer gültiger Behandlungsausweis bei der ersten Inanspruchnahme nicht vorliegt und auch nicht innerhalb einer Frist von zehn Tagen nachgereicht wird. Die Vergütung wäre zurückzuzahlen, wenn der Versicherte oder der Versicherten dem Vertragsarzt bis zum Ende des Kalendervierteljahres (Quartals) eine gültige eGK bzw. einen gültigen Behandlungsausweis vorlegt. Seit dem 01.01.2015 gilt ausnahmslos die elektronische Gesundheitskarte (eGK).
Leistungen, die nicht zum Leistungskatalog der vertragsärztlichen Versorgung zählen (IGeL), müssen selbstverständlich auch vom Kassenpatienten bzw. Versicherten anderer Kostenträger privat bezahlt werden. Voraussetzung für die private Vergütung ist, dass die Versicherten vorher auf die Übernahme der Kosten hingewiesen wurden und sie ihre Zustimmung schriftlich erklärt haben. Selbstverständlich hat eine Berechnung von individuellen Gesundheitsleistungen (IGeL) auf der Grundlage der GOÄ zu erfolgen.

► Aufgaben

1. Erklären Sie Hanna, warum es notwendig ist, dass die Patienten und Patientinnen ihre eGK vorlegen.

2. Welche Möglichkeiten haben Sie, wenn ein Patient oder eine Patientin seiner Verpflichtung, die eGK innerhalb von zehn Tagen vorzulegen, nicht nachkommt?

3. Kennen Sie Praxen, die von diesem Recht Gebrauch machen? Nennen Sie mögliche Gründe, warum Praxen auf dieses Recht verzichten.

4. Nennen Sie andere Möglichkeiten, die Zahl der arbeitsintensiven Mahnungen im Vorfeld zu vermeiden.

5. Erklären Sie, warum auch manchmal Kassenpatienten, die, obwohl sie ihre eGK vorgelegt haben, ärztliche Maßnahmen privat bezahlen müssen.

6. Worauf sollten Sie achten, wenn Kassenpatienten „Individuelle Gesundheitsleistungen" in Anspruch nehmen?

7. Die Patientin Hermine Hell, geb. am 12.04.1980, war am 02.08. in Ihrer Praxis in Behandlung. Bis heute (01.09.) hat sie ihre eGK nicht vorgelegt. Schreiben Sie in wörtlicher Rede ein Telefonat mit der Patientin, in dem Sie die Vorlage der elektronischen Gesundheitskarte anmahnen. Beachten Sie dabei die Grundsätze für den richtigen Umgang mit dem Telefon und die Schweigepflicht. Mögliche Antworten der Patientin ergänzen Sie bitte.
Eine Frauenstimme meldet sich:
„Hell!"

„...

Teilnahme an der vertragsärztlichen Versorgung (vgl. §§ 4, 5 BMV-Ä)

Der größte Umfang der vertragsärztlichen Versorgung wird von den zugelassenen Ärzten und Ärztinnen (Vertragsärzten) erbracht. Der Vertragsarzt ist ein Arzt, der nach Eintragung in das Arztregister bei einer Kassenärztlichen Vereinigung (KV) und durch Beschluss des Zulassungsausschusses zur vertragsärztlichen Versorgung zugelassen wurde. Mit der Zulassung, die an bestimmte Voraussetzungen gebunden ist, darf der Vertragsarzt die vertragsärztlichen Leistungen der Versicherten der gesetzlichen Krankenversicherung (GKV) über die zuständige KV abrechnen. Der Vertragsarzt kann sowohl in der hausärztlichen als auch in der fachärztlichen Versorgung tätig sein. Eine Sonderstellung nimmt hier der Belegarzt ein. Der Belegarzt ist ein Vertragsarzt, der berechtigt ist, seine Patienten und Patientinnen (Belegpatienten) auch im Krankenhaus stationär zu behandeln. Er erhält dafür keine Vergütung vom Krankenhaus, sondern rechnet selbst über die zuständige KV ab. Der Belegarzt hat demnach neben seiner vertragsärztlichen Praxis eine bestimmte Anzahl von (Beleg-)Betten in einem Krankenhaus angemietet und ist somit sowohl ambulant als auch stationär selbstständig tätig.

Im Gegensatz zum Vertragsarzt darf der Privatarzt oder die Privatärztin, der nach der Approbation in seiner eigenen Praxis freiberuflich tätig ist, ausschließlich Privatpatienten behandeln. Er/Sie ist nicht berechtigt, Kassenpatienten über die KV abzurechnen.

Kann eine vertragsärztliche Versorgung z. B. in einer bestimmten Region nicht allein durch die vorhandenen Vertragsärzte sichergestellt werden, darf der zuständige Zulassungsausschuss der KV geeignete Ärzte oder Ärztinnen zur Erbringung genau definierter Leistungen ermächtigen.

Diese ermächtigten Ärzte nehmen in begrenztem Umfang an der vertragsärztlichen Versorgung teil, d.h., sie sind berechtigt, ausschließlich bestimmte Leistungen bei Versicherten der GKV über die zuständige KV abzurechnen. Ermächtigte Ärzte dürfen von GKV-Patienten nur mit einer Überweisung (Muster 6) aufgesucht werden.

► Aufgaben

1. Erklären Sie die Begriffe „Vertragsarzt“, „Belegarzt“, „ermächtigter Arzt“ sowie „Privatarzt“ und tragen Sie Ihre Erklärungen in die Tabelle ein.

2. Erklären Sie die Begriffe „Approbation“, „Promotion“ und „Dissertation“ und notieren Sie Ihre Ergebnisse in der Tabelle. Für diese Aufgabe müssen Sie Ihr Vorwissen aktivieren oder entsprechende Literatur verwenden.

Grundbegriffe in der vertragsärztlichen Versorgung

Begriff	Erklärung
Vertragsarzt 1	
Belegarzt	
ermächtigter Arzt/ ermächtigte Ärztin	
Privatarzt	
Approbation	
Promotion	
Dissertation	

3. Erklären Sie, warum jeder Vertragsarzt auch ein Privatarzt, aber nicht jeder Privatarzt auch ein Vertragsarzt ist.

Arztnummernsystematik

Jeder Arzt, der an der vertragsärztlichen Versorgung teilnimmt, hat seit dem 01.07.2008 eine lebenslange Arztnummer (LANR) und eine Betriebsstättennummer (BSNR). Da Vertragsärzte nicht nur in ihrer eigenen Praxis selbstständig tätig sein können, sondern zusätzlich z. B. als angestellte Ärzte oder Ärztinnen in einer Berufsausübungsgemeinschaft (BAG) oder in einem Medizinischen Versorgungszentrum (MVZ) praktizieren können, wird über diese beiden Arztnummern sichergestellt, dass jederzeit nachvollziehbar ist, wer wo welche Leistungen erbracht und/oder abgerechnet hat.

Beide Arztnummern sind jeweils 9-stellig. Die LANR erhält der Vertragsarzt – wie der Name sagt – lebenslang. Die ersten sieben der insgesamt neun Stellen der LANR gelten „lebenslang“ für die gesamte vertragsärztliche Tätigkeit. Sie sind KV-übergreifend, unabhängig vom Status, der Zugehörigkeit zu Berufsausübungsgemeinschaften und dem Tätigkeitsort. Die achte und neunte Stelle der LANR geben das Fachgebiet des Arztes oder der Ärztin an. Diese Angabe ändert sich, wenn der Arzt oder die Ärztin den Tätigkeitsschwerpunkt wechselt. Mithilfe der LANR kann rekonstruiert werden, welcher Arzt die Verordnung ausgestellt bzw. die Leistung erbracht hat.

Die BSNR identifiziert nicht einen einzelnen Arzt, sondern den Ort der ärztlichen Tätigkeit, z. B. die Vertragsarztpraxis oder das MVZ. Die BSNR, bzw. die Nebenbetriebsstättennummer(NBSNR) verschlüsselt über die ersten Ziffern die zuständige KV, in deren Zuständigkeitsbereich die Praxis bzw. das MVZ tätig ist. Die Folgeziffern identifizieren das Fachgebiet und die letzten Ziffern stehen für den Tätigkeitsort, d. h. die Praxis bzw. das MVZ. Jede Betriebsstätte, Nebenbetriebsstätte sowie jedes MVZ erhalten eine eigene Betriebsstättennummer. Sie ist für die Abrechnung von Leistungen notwendig.

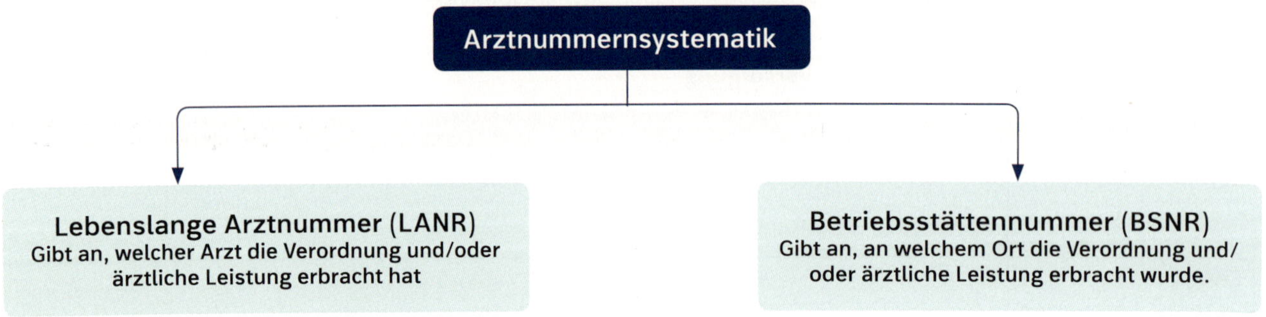

1.2.3 Die Verträge und Gebührenordnungen in der Praxis

Im Bereich der vertragsärztlichen Versorgung stehen sich Patient/Patientin, Arzt/Ärztin und Krankenkasse mit unterschiedlichen Interessen gegenüber. Auf der einen Seite wird wirtschaftliches (sparsames) Arbeiten gefordert, auf der anderen Seite eine optimale ärztliche Versorgung unter Ausschöpfung aller medizinisch-technischen Möglichkeiten. Um die unterschiedlichen Interessen aufeinander abzustimmen, existieren bestimmte Verträge. Diese regeln zum einen die ärztliche Versorgung durch den zugelassenen Arzt. Weiterhin beschreiben sie Rechte und Pflichten von Arzt, Patient, Krankenkasse und Kassenärztlicher Vereinigung. Ein wichtiger Vertrag ist der Bundesmantelvertrag Ärzte (BMV-Ä). Der BMV-Ä wird zwischen der Kassenärztlichen Bundesvereinigung (KBV) und den GKV-Spitzenverbänden ausgehandelt. Nur für die Bundesknappschaft besteht ein eigener Vertrag. Der BMV-Ä beinhaltet u. a. die Vordruckvereinbarungen, hier ist z. B. festgeschrieben, wie die Vordrucke ausgefüllt werden müssen und welche Leistungen zur vertragsärztlichen Versorgung gehören (Inhalt und Umfang der vertragsärztlichen Versorgung). Dieser auf Bundesebene abgeschlossene Vertrag wird durch Gesamtverträge auf Landesebene ergänzt. Die Wahrung der vertragsärztlichen Rechte gegenüber den Krankenkassen erfolgt hauptsächlich durch Abschluss der Gesamtverträge und hier insbesondere durch die Vereinbarung einer Gesamtvergütung für die vertragsärztliche Versorgung. Die Gesamtverträge zwischen der KV und den Landesverbänden der Krankenkassen regeln also in der Hauptsache das Vergütungssystem und die Vergütungshöhe.

Die Abrechnungsgrundlage für ambulante Leistungen, die innerhalb der gesetzlichen Krankenversicherung erbracht werden, ist der Einheitliche Bewertungsmaßstab (EBM). Zusätzlich zu den Gebührenordnungspositionen (GOP) des EBM dürfen in den verschiedenen Bundesländern auch KV-interne Gebührenordnungspositionen abgerechnet werden. Sie sind meist als Katalog auf der Homepage der KV des jeweiligen Bundeslandes zu finden (z. B. Hessenspezifische Gebührenordnungspositionen) und beinhalten u. a. die in den Bundesländern gültigen Sonderverträge wie Disease-Management-Programme (DMP), Schutzimpfungen oder Praxisbesonderheiten bei Arznei- und Heilmittelverordnungen.

Patienten und Patientinnen, die bei einer privaten Krankenversicherung versichert sind, werden nach der Gebührenordnung für Ärzte (GOÄ) abgerechnet.

Bei Schul-, Arbeits -und Wegeunfällen oder bei Behandlungen im Rahmen einer Berufskrankheit gilt ein anderes eigenständiges Gebührenverzeichnis, die Gebührenordnung für Ärzte für die gesetzliche Unfallversicherung (UV-GOÄ)

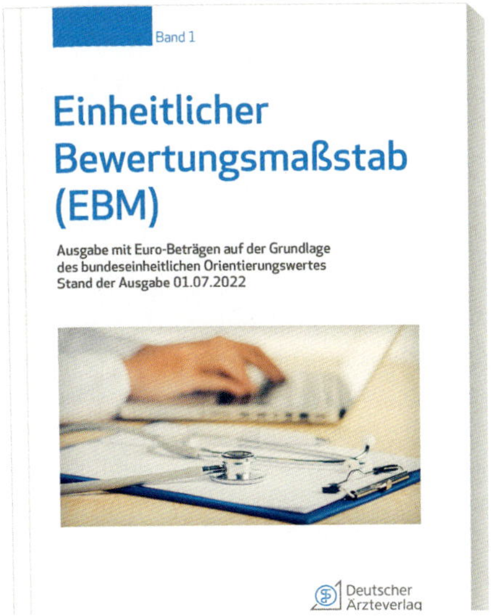

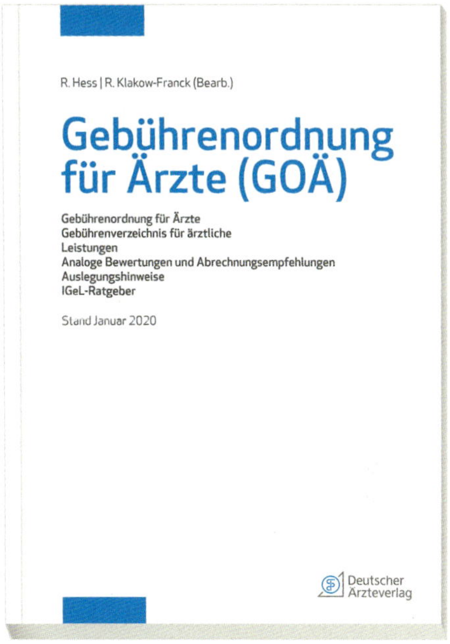

1.3 Versicherte, Beiträge und Abrechnungswege

1.3.1 Aufbau und Gliederung der Kassenärztlichen Vereinigung

Die Kassenärztliche Bundesvereinigung (KBV) mit Sitz in Berlin hat den Status einer Körperschaft des öffentlichen Rechts, wobei nicht die einzelnen Vertragsärzte ihre Mitglieder sind, sondern die 17 Kassenärztlichen Vereinigungen der Länder (§ 77 Abs. 4 SGB V). Die Rechtsaufsicht über die KBV führt der Bundesminister für Gesundheit.

Die Vertragsärzte eines jeden Bundeslandes bilden die Kassenärztliche Vereinigung (KV), um die ihnen vom Staat durch das SGB V übertragenen Aufgaben zu erfüllen. Jeder rechtswirksam zugelassene Arzt (Vertragsarzt) ist daher ordentliches (Pflicht)- Mitglied der für seinen Vertragsarztsitz (Ort der Niederlassung als Arzt/Ärztin) zuständigen KV. Die Mitgliedschaft eines Vertragsarztes in seiner KV wird einerseits begründet durch die Eintragung ins Arztregister der für seinen Wohnort zuständigen KV (vgl. Zulassungsverordnung für Vertragsärzte) und andererseits durch den Beschluss des Zulassungsausschusses über die Zulassung als Vertragsarzt für den vom Arzt oder Ärztin beantragten Vertragsarztsitz. Außerordentliches Mitglied wird der Arzt oder die Ärztin bereits mit der Eintragung in das Arztregister (s. o.). Diese Mitgliedschaft begründet jedoch nicht das Recht und die Pflicht zur Teilnahme an der vertragsärztlichen Versorgung.

Der Aufgabenbereich der KBV umfasst insbesondere die Vertretung der Belange der Vertragsärzte bei Gesetzgebungsverfahren gegenüber der Bundesregierung und die Abschlüsse der Verträge mit den Kostenträgern. Die wichtigsten Verträge sind hier der Bundesmantelvertrag Ärzte (§ 82 SGB V), Verträge mit der Bundesknappschaft (§ 82 SGB V), Verträge mit sonstigen Kostenträgern, z. B. der Postbeamtenkrankenkasse und der Bundeswehr, sowie die Vereinbarung des Einheitlichen Bewertungsmaßstabes (EBM) und dessen Umsetzung in Vertragsgebührenordnungen (§ 82 und § 87 SGB V).

Die Aufgaben der Länder-KVen lassen sich in drei Bereiche gliedern: den Gewährleistungsauftrag, den Sicherstellungsauftrag und die Interessenvertretung. Zum Gewährleistungsauftrag gehören die Überprüfung der Rechtmäßigkeit und Richtigkeit der Abrechnung der Ärzte oder Ärztinnen, die Gewährleistung einer wirtschaftlichen Behandlungs- und Verordnungsweise und die Erteilung der Erlaubnis zur Erbringung und Abrechnung von Leistungen, für die ein besonderer Qualifikationsnachweis vorzulegen ist, z. B. für Röntgen-, Sonografie- oder Zytologieleistungen. Zur Erfüllung der Pflichten können die KVen die Vertragsärzte unter Anwendung von Disziplinarmaßnahmen, z. B. Verwarnung, Geldbuße, Entzug der Vertragsarzt-Zulassung, anhalten. Der Sicherstellungsauftrag umfasst u. a. die Sicherstellung einer ausreichenden Versorgung der Patienten einschließlich des ärztlichen Notdienstes und die Zulassung von Vertragsärzten. Zur Interessenvertretung zählt u. a. die Ver tretung gegenüber den Krankenkassen, d. h., die KVen sollen die Interessen der Vertragsärzte gegenüber den Krankenkassen oder gegenüber Gesetzgebungen wahrnehmen.

► Aufgaben

1. Wie heißt die Bundesministerin bzw. der Bundesminister für Gesundheit und welcher Partei gehört sie/er an?

____

Unterstreichen Sie die Antworten zu den Aufgaben 2 bis 5 im Text.

2. Wo hat die KBV ihren Sitz?

3. Wer ist ordentliches Mitglied in der KV?

4. Welche Aufgaben hat die KBV?

5. Welche Aufgaben haben die Länder-KVn?

6. Ergänzen Sie das Schaubild zur Gliederung der KV. Notieren Sie die für Ihre Ausbildungspraxis zuständige KV auf Landesebene und die Bezirksstelle im entsprechenden Kästchen.

Gliederung der Kassenärztlichen Vereinigung

Kassenärztliche Bundesvereinigung
KBV

Kassenärztliche Vereinigungen auf Landesebene
zuständige KV: ______________________________

Bezirks-, Verwaltungs- und Abrechnungsstellen
zuständige Bezirksstelle: ______________________________

1.3.2 Beziehungen in der vertragsärztlichen Versorgung

► Aufgaben

1. Füllen Sie das Schaubild zu den Beziehungen in der vertragsärztlichen Versorgung aus.

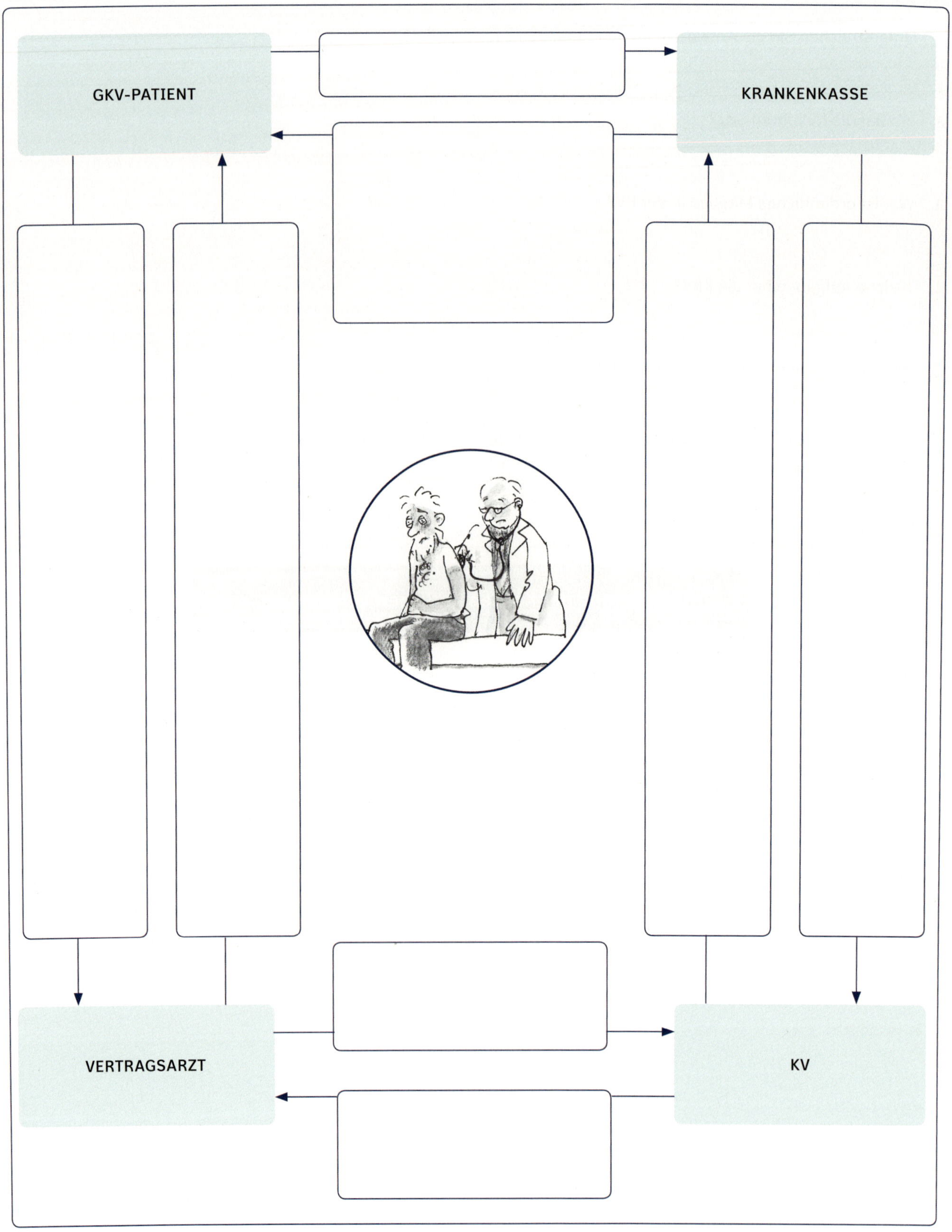

1.4 Prüfungswissen: Vertragsärztliche Versorgung

	Punkte
Aufgabe 1: (2 Punkte) Erklären Sie, was „Approbation“ bedeutet. Approbation:	
Aufgabe 2: (2 Punkte) Erklären Sie, was „Promotion“ bedeutet. Promotion:	
Aufgabe 3: (6 Punkte) Erklären Sie stichwortartig die Begriffe. Vertragsarzt = Privatarzt = Belegarzt =	
Aufgabe 4: (2 Punkte) Welche KV ist auf Landesebene und welche auf Bezirksstellenebene für Ihre Ausbildungspraxis zuständig?	
Aufgabe 5: (3 Punkte) Welche Beziehungen bestehen zwischen dem Vertragsarzt und der KV in Bezug auf die Abrechnung?	
Aufgabe 6: (2 Punkte) Wer ist ordentliches Mitglied der Kassenärztlichen Vereinigung (des Bundeslandes)?	
Aufgabe 7: (2 Punkte) Formulieren Sie die Abkürzung aus. KBV:	
Aufgabe 8: (4 Punkte) Nennen Sie zwei Aufgaben der KV, die unter den Gewährleistungsauftrag fallen. – –	
Aufgabe 9: (1 Punkt) Die Rechtsgrundlage der GKV ist das ... ☐ Sozialgesetzbuch, 3. Buch (SGB III) ☐ Sozialgesetzbuch, 5. Buch (SGB V) ☐ Sozialgesetzbuch, 6. Buch (SGB VI) ☐ Sozialgesetzbuch, 7. Buch (SGB VII) ☐ Sozialgesetzbuch, 11. Buch (SGB XI)	
Summe	

	Übertrag	
Aufgabe 10: Formulieren Sie die genannte Abkürzungen aus: BMV-Ä:	(2 Punkte)	
Aufgabe 11: Nennen Sie zwei wesentliche Inhalte des BMV-Ä – –	(2 Punkte)	
Aufgabe 12: Welche beiden Personengruppen sind als Familienversicherte in der GKV versichert?	(2 Punkte)	
Aufgabe 13: Wie belegt ein Patient oder eine Patientin der GKV den Anspruch auf vertragsärztliche Behandlung?	(2 Punkte)	
Aufgabe 14: Nennen Sie drei Personengruppen, die in der GKV pflichtversichert sind. – – –	(3 Punkte)	
Aufgabe 15: Nennen Sie eine Personengruppe, die sich freiwillig in der GKV versichern lassen kann.	(2 Punkte)	
Aufgabe 16: Welche Verträge bilden die Rechtsgrundlage für die Arbeit des Vertragsarztes? ☐ Arbeitsverträge ☐ Bundesmantelvertrag ☐ Gesamtverträge ☐ Kassenverträge ☐ Manteltarifverträge ☐ Tarifverträge	(2 Punkte)	
Aufgabe 17: Nennen Sie die Gebührenordnung für gesetzlich Versicherte, Privatpatienten oder für Patienten, die Leistungen im Rahmen eines Arbeitsunfalls in Anspruch nehmen.	(6 Punkte)	
Aufgabe 18: Nennen Sie zwei vertragsärztliche Leistungen.	(2 Punkte)	
	Summe	

	Übertrag	
Aufgabe 19: Welche Aussagen sind richtig? Patienten/Patientinnen der GKV, die ihre eGK nicht vorlegen können, ... ☐ sind Privatpatienten. ☐ sind verpflichtet, die eGK innerhalb von zehn Tagen nachzureichen. ☐ dürfen nicht behandelt werden. ☐ werden ohne Vorlage der eGK über die genannte Krankenkasse abgerechnet. ☐ müssen einen bestimmten Geldbetrag als Vorleistung hinterlegen.	(2 Punkte)	
Aufgabe 20: Nennen Sie drei sonstige Kostenträger.	(3 Punkte)	
Aufgabe 21: Die DAK-Gesundheit ist eine ... ☐ Allgemeine Ortskrankenkasse ☐ Ersatzkrankenkasse ☐ Betriebskrankenkasse ☐ Innungskrankenkasse	(1 Punkte)	
Aufgabe 22: Welche Aussage ist richtig? ☐ IGeL sind Leistungen, die nicht zum Leistungskatalog der vertragsärztlichen Versorgung gehören. ☐ IGeL sind Leistungen, die zum Leistungskatalog der vertragsärztlichen Versorgung gehören. ☐ IGeL sind Leistungen, die ausschließlich über die gesetzliche Unfallversicherung abgerechnet werden müssen. ☐ Keine der o.g. Antworten ist richtig.	(1 Punkte)	
Aufgabe 23: Erklären Sie, was man bei der privaten Krankenversicherung unter dem „Äquivalenzprinzip" versteht.	(5 Punkte)	
Aufgabe 24: Für Familienmitglieder der GKV muss monatlich ein Betrag von ... gezahlt werden. ☐ 00,00 € monatlich für alle Familienangehörigen ☐ 00,00 € monatlich nur für Kinder ☐ 50,00 € monatlich für jeden Familienangehörigen ☐ 50,00 € monatlich nur für Kinder	(1 Punkte)	
Aufgabe 25: Was versteht man in der GKV unter Sachleistungsprinzip? ☐ Die Ärzte/Die Ärztinnen rechnen direkt mit den Patienten ab. ☐ Die Ärzte/Die Ärztinnen rechnen mit der zuständigen KV ab. ☐ Das Sachleistungsprinzip gilt nur für Versicherte oberhalb der Beitragsbemessungsgrenze. ☐ Das Sachleistungsprinzip findet nur bei Individuellen Gesundheitsleistungen Anwendung. ☐ Das Sachleistungsprinzip gilt nur für Versicherte unterhalb der Beitragsbemessungsgrenze.	(1 Punkte)	
	Gesamtsumme	

2 Vordruckvereinbarungen und Vordrucke

2.1 Allgemeine Bestimmungen der Vordruckvereinbarungen

Fallbeispiel

Frau Katharina Paar betritt die Praxis. Sie war in diesem Quartal schon einmal in Behandlung bei Dr. Stein, hat aber bei ihrem letzten Besuch vergessen, sich eine Überweisung für ihre jährliche Schilddrüsenuntersuchung ausstellen zu lassen. Luise notiert das Anliegen der Patientin und bittet sie, sich noch einen Moment ins Wartezimmer zu setzen. Hanna bereitet die Überweisung vor und legt sie mit der Karteikarte der Patientin zur Unterschrift an die Anmeldung. Zehn Minuten später kommt Dr. Stein an die Anmeldung und unterschreibt die Überweisung. Nachdem Frau Paar die Praxis verlassen hat, fragt sich Hanna, ob es nicht zeitsparender wäre, wenn ein Teil der Überweisungsscheine schon blanko von Dr. Stein unterschrieben wäre, dann bräuchten die Patienten nicht warten und wären weniger verärgert. Da Luise gerade mit einem Patienten telefoniert, kann Hanna ihren Verbesserungsvorschlag nicht anbringen.

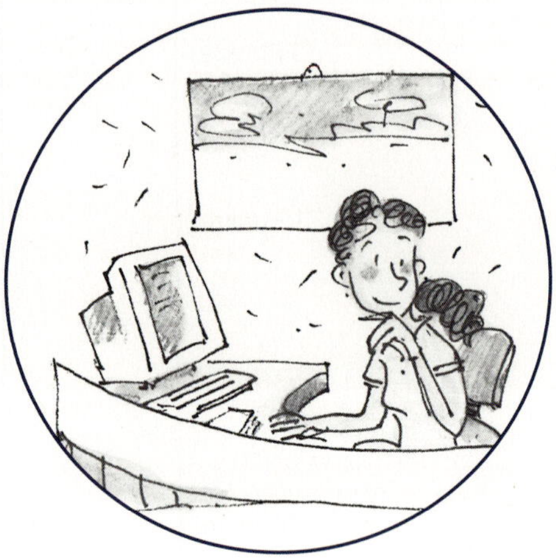

Hannas Blick schweift über die Formulare und ihr ist etwas mulmig, da es so unendlich viele verschiedene Vordrucke gibt. Ob sie diese jemals alle richtig ausfüllen kann?

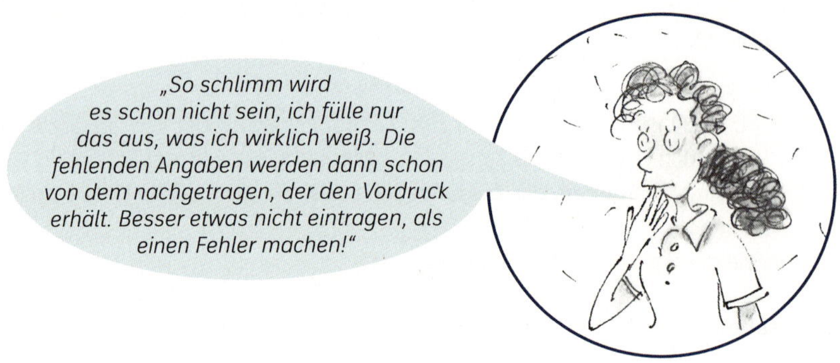

Hanna wird von Dr. Stein aus ihren Gedanken gerissen. Herr Anton Bauer, ein Privatpatient, benötigt eine Überweisung zum Radiologen. Hanna nimmt einen Überweisungsvordruck (Muster 6) und beginnt, diesen auszufüllen ...

► Aufgaben

1. **Nehmen Sie Stellung zu Hannas Verhalten. Nennen Sie die Fehler, die Hanna in diesem Beispiel unterlaufen sind.**

2. **Lesen Sie den Informationstext zum Bezug der Praxisformulare und beantworten Sie: Über wen und wie werden im Regelfall die Praxisformulare bezogen? Welche Ausnahmen sind zu beachten? Wer trägt die Herstellungskosten für die Praxisformulare? Notieren Sie Ihre Antworten im folgenden Schaubild.**

Bezug der Praxisformulare

Fast alle benötigten Praxisformulare können bei der jeweiligen Kassenärztlichen Vereinigung (KV) entweder online bestellt werden oder sind über einen dafür autorisierten Verlag (in Hessen Fa. Rieco) zu beziehen. Einige Vordrucke müssen von den Praxen allerdings selbstständig bei bestimmten Fachverlagen bezogen werden. Zu diesen Vordrucken zählt das Arzneiverordnungsblatt (Muster 16), das in Hessen über die SPS Germany GmbH (ehemals Swiss Post Solutions GmbH) erhältlich ist. Die Kosten für das Arzneiverordnungsblatt – wie auch die Kosten der anderen Praxisformulare – tragen die gesetzlichen Krankenkassen. Die Kosten für den Aufdruck des Stempels auf das Rezept sind vom Arzt zu tragen. Auch das Betäubungsmittelrezept (BtM-Rezept) kann nicht über die KV bezogen werden, sondern muss vom Vertragsarzt schriftlich beim Bundesinstitut für Arzneimittel und Medizinprodukte, Bundesopiumstelle, in Bonn bestellt werden. Hier gelten besondere Vorschriften, da über das BtM-Rezept Arzneimittel bezogen werden, die ein hohes Abhängigkeits- und Missbrauchspotenzial haben.

Vordruckvereinbarungen und Vordrucke
Allgemeine Bestimmungen der Vordruckvereinbarungen

↓

Praxisformulare
= Formulare, die der Vertragsarzt in der Praxis vorrätig hat

Bezugsquelle	**Bestellweg**	**Ausnahmen**

Die Herstellungskosten der Praxisformulare bzw. das Sicherheitspapier der **Blankoformularbedruckung**

____

____

Informationstext: Blankoformularbedruckung
Ein Teil der Formulare kann auch über das Blankoformularverfahren hergestellt werden. Hierbei werden die Formulare in der Praxis mit einem Laserdrucker auf Sicherheitspapier gedruckt und müssen nicht mehr einzeln bestellt werden. Das Sicherheitspapier wird über die zuständige Bezirksstelle der Kassenärztlichen Vereinigung bezogen, die Kosten für das Sicherheitspapier übernimmt die gesetzliche Krankenversicherung. Die Praxisverwaltungssoftware überträgt das vorgegebene Formularlayout mit dem entsprechenden variablen Formularinhalt auf das Papier (DIN A4 und DIN A5) und verringert dadurch den Verwaltungsaufwand in der Praxis erheblich, vor allem bei der Einführung neuer oder geänderter Vordrucke. In diesem Fall werden die Informationen zu Änderungen an den Formularen von der Kassenärztlichen Bundesvereinigung (KBV) an die Software-Unternehmen weitergegeben, damit diese die Änderungen in der Praxissoftware im Rahmen eines Updates vornehmen können. Die Teilnahme an dieser Form der Vordruck-Verwendung ist freiwillig, allerdings an die Verwendung einer von der KBV zertifizierten Software gebunden. Einzelheiten zur Verwendung der Blankoformularbedruckung sind in der „Vordruck-Vereinbarung Blankoformularbedruckung" geregelt.

Neben der herkömmlichen Bedruckung und der Blankoformularbedruckung gibt es bei einigen Vordrucken auch die Möglichkeit der digitalen Nutzung. Man spricht von digitalen Vordrucken, wenn der Prozess der Formularverarbeitung, also das Erstellen, das Ausfüllen, das Unterschreiben und die Weiterverarbeitung des Formulars ohne gedrucktes Papier auskommt. Für die Versendung und den Empfang digitaler Vordrucke wird ein Kommunikationsdienst (KIM) benötigt, mit dem die Inhalte verschlüsselt und geschützt übermittelt werden können.
Aktuell ist die digitale Nutzung bei der Elektronischen Arbeitsunfähigkeitsbescheinigung (eAU), dem elektronischen Rezept (eRezept), der Laborüberweisung (Muster 10), dem Anforderungsschein bei einer Laborgemeinschaft (Muster 10A), der Überweisung zum radiologischen Telekonsil (Muster 6) und bei der Übermittlung von Daten im Rahmen der Krebsfrüherkennung Zervixkarzinom an die Zytologiepraxis (Muster 39) möglich.

3. Erklären Sie Hanna, warum sie die Vordrucke bzw. das Sicherheitspapier der vertragsärztlichen Versorgung nicht für Privatpatienten oder -patientinnen verwenden darf.

Auszug aus den Erläuterungen zur Vordruckvereinbarung[1]

1. Die Vordrucke für die vertragsärztliche Versorgung gelten inhaltlich und auch in der Gestaltung einheitlich im gesamten Bundesgebiet. Der Vertragsarzt darf nur solche Vordrucke verwenden, die ihm von seiner Kassenärztlichen Vereinigung oder von sonst autorisierten Stellen zur Verfügung gestellt worden sind.
2. Ganz besonders wird darauf hingewiesen, dass alle Vordrucke erst nach ihrer Ausfüllung – nicht blanko – unterschrieben werden dürfen.
3. Die Weitergabe von Vordrucken an Nichtvertragsärzte und andere Personen sowie die Verwendung in der Privatpraxis sind unstatthaft.
4. Die zur Durchführung der vertragsärztlichen Versorgung erforderlichen Vordrucke sind so sorgfältig aufzubewahren, dass eine missbräuchliche Verwendung ausgeschlossen ist. Der Vertragsarzt haftet für schuldhafte Verletzung seiner Sorgfaltspflicht.
5. Die Vordrucke sind vollständig, sorgfältig und leserlich auszufüllen, vom Vertragsarzt mit dem Vertragsarztstempel zu versehen und persönlich zu unterzeichnen. Die persönliche Unterschrift des abrechnenden Arztes auf den Abrechnungsscheinen kann entfallen, wenn an ihrer Stelle eine [...] Sammelerklärung abgegeben wird. Bei der Ausstellung der Vordrucke kann auf die Verwendung des Vertragsarztstempels verzichtet werden, wenn dessen Inhalt [...] bereits eingedruckt ist. Bei der Abrechnung vertragsärztlicher Leistungen kann auf den [...] Vordrucken, wenn die Erstellung [...] mittels EDV erfolgt, der Inhalt des Vertragsarztstempels [...] eingedruckt werden. [...] Auch bei Ausfüllung der Vordrucke mittels EDV hat die Beschriftung zeilen- und spaltengerecht zu erfolgen, wobei geringfügige Abweichungen hinsichtlich der Zeilengenauigkeit toleriert werden.
6. Wird die elektronische Gesundheitskarte vorgelegt, überträgt der Arzt die Daten maschinell auf die Vordrucke für die vertragsärztliche Versorgung unter Verwendung eines Kartenterminals sowie in Verbindung mit seiner Praxis-EDV. Bei Hausbesuchen füllt der Arzt das Personalienfeld manuell aus, wenn ihm keine entsprechend vorbereiteten Vordrucke vorliegen.
7. [...]
8. Bei Arbeitsunfällen, Berufskrankheiten und Schülerunfällen können nur die Muster 1 (Arbeitsunfähigkeitsbescheinigung), 4 (Verordnung einer Krankenbeförderung) und 16 (Arzneiverordnungsblatt) verwendet werden. Das Ankreuzfeld „Unfall/Unfallfolgen" ist nicht bei Arbeitsunfällen, Berufskrankheiten usw. zu verwenden, sondern nur bei sonstigen Unfällen (z. B. Haus-, Sport-, Verkehrsunfällen).
9. Die Vordrucke sind jeweils unten rechts nummeriert, wobei zusätzlich der Monat und das Jahr ihrer Einführung bzw. ihrer letzten Änderung angegeben sind.
10. Auskünfte, Bescheinigungen, Zeugnisse, Berichte und Gutachten auf besonderes Verlangen der Krankenkassen bzw. des Medizinischen Dienstes sind – sofern keine gesonderten Regelungen bestehen – nur nach den Leistungspositionen des Abschnittes II. 1.6 EBM berechnungsfähig, die auf den vereinbarten Vordrucken angegeben sind. Kurze Bescheinigungen und Auskünfte auf vereinbarten Vordrucken ohne entsprechenden Aufdruck sind ohne besonderes Honorar, ggf. gegen Erstattung von Auslagen, auszustellen.
11. Für die Beantwortung von Kassenanfragen (Muster 50, 51, 52, 53) ist dem Arzt von der Krankenkasse grundsätzlich ein Freiumschlag beizulegen. Der Versand dieser Anfragen und der Rückantwort kann auch unter Wahrung der datenschutzrechtlichen Bestimmungen mittels Telefax erfolgen. In diesem Falle entfällt die Verpflichtung der Krankenkasse, einen Freiumschlag beizufügen.

1 *Kassenärztliche Bundesvereinigung (Hrsg.): Erläuterungen zur Vereinbarung über Vordrucke für die vertragsärztliche Versorgung. Stand: Juli 2023, S. 5–6 URL: www.kbv.de/media/sp/02_Erlaeuterungen.pdf [14.10.2023]*

4. Lesen Sie den Auszug aus den Erläuterungen zur Vordruckvereinbarung und erstellen Sie für Hanna eine Checkliste zum korrekten Umgang mit den Vordrucken und ordnen Sie dabei die Vorgaben den Kategorien in der Tabelle auf den nächsten Seiten zu.

5. Nennen Sie Vordrucke, die besonders sorgfältig aufzubewahren sind, da ihre missbräuchliche Verwendung besonders folgenschwer sein würde.

Füllen Sie die Checkliste für den korrekten Umgang mit den Vordrucken der vertragsärztlichen Versorgung aus.

Anwendungsbereich
Die Vordrucke ...
- gelten
- müssen

Die Vordrucke dürfen **nicht** ...
- an
- für

Nur wenige Vordrucke dürfen ...
- bei

Aufbewahrung
Die Vordrucke sind ...
-

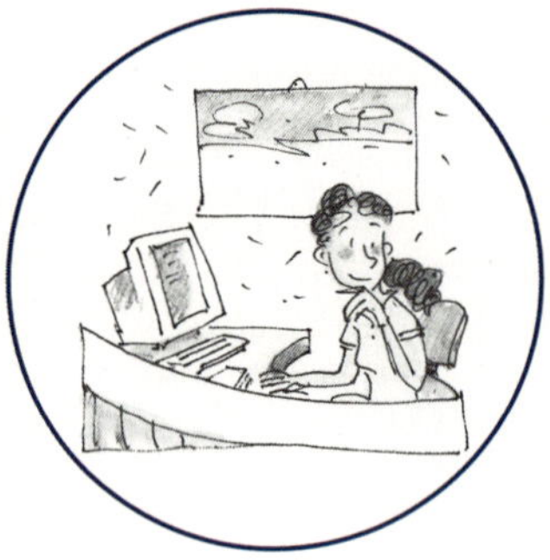

Ausfüllanleitung
Die Vordrucke sind ...
- erst
- vollständig,
- mit dem

1. dieser kann
2. vorher
3. über

Wird die elektronische Gesundheitskarte vorgelegt, werden die Daten ...
- über

Besonderheiten
Die Vordrucke ...
- sind

Die Vordrucke enthalten Angaben ...
- zum
- zur

2.2 Telematikinfrastruktur (TI) und elektronische Gesundheitskarte

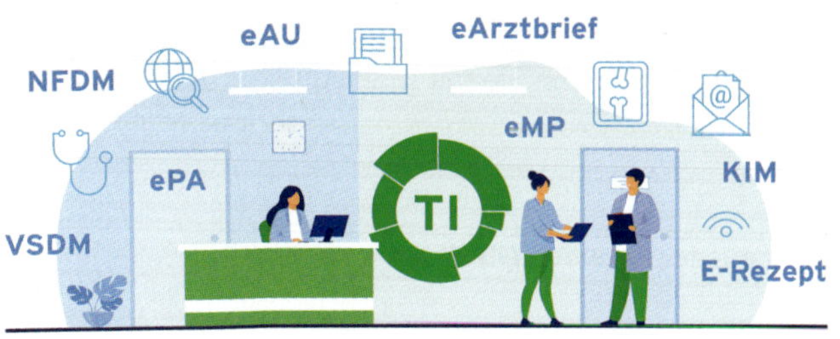

Damit Ärzte/Ärztinnen, Psychotherapeuten, Zahnärzte/Zahnärztinnen, Krankenhäuser, Apotheken, Krankenkassen und Patienten/Patientinnen schneller miteinander kommunizieren können, wichtige medizinische Informationen leichter verfügbar und digitale Anwendungen wie z. B. die elektronische Arbeitsunfähigkeitsbescheinigung (eAU) möglich sind; benötigt es ein digitales Kommunikationsnetz; die Telematikinfrastruktur (TI).

Die technischen Voraussetzungen

Für die Anbindung an die TI werden folgende zertifizierte Komponenten benötigt:
- einen Konnektor, über den die Praxis an die TI angebunden wird
- einen Praxisausweis (SMC-B) zur Registrierung und Anmeldung
- mindestens ein Kartenterminal zum Einlesen der SMC-B, eGK (elektronische Gesundheitskarte), eHBA (elektronischer Heilberuf Ausweis)
- einen VPN-Zugangsdienst zur TI
- ein Software-Update des Praxisverwaltungssystems (PVS)

Um medizinische Dokumente wie beispielsweise e-Arztbriefe, E-Mails oder die eAU elektronisch und sicher über die TI zu versenden, benötigt es zusätzlich noch den Kommunikationsdienst KIM (Kommunikation im Medizinwesen). Dieser verschlüsselt sensible Patientendaten Ende zu Ende, d. h., vor dem Versand wird jede Nachricht automatisch mit einer Transportsignatur versehen, der Empfänger entschlüsselt nach einer Prüfung der Transportsignatur die Daten mit seinem privaten Schlüssel.

Elektronische Gesundheitskarte (eGK)

Die eGK dient als Nachweis, um Leistungen der gesetzlichen Krankenkassen in Anspruch nehmen zu können. Auf der Vorderseite der eGK befindet sich ein Mikroprozessorchip, auf ihm sind folgende Stammdaten gespeichert, die für die Verwaltungsarbeiten erforderlich sind und beim Einlesen der eGK in der Arztpraxis geprüft werden:
- Name und Vorname
- Geburtsdatum
- Geschlecht
- Anschrift
- Krankenversichertennummer
- Beginn und Ablauf des Versicherungsschutzes
- Versichertenstatus

Diese Prüfung nennt man Versichertenstammdatenmanagement (**VSDM**), das verpflichtend bei jedem ersten Einlesen der Karte im Quartal bei GKV-Patienten durchgeführt werden muss. Dabei werden die Daten auf der eGK online mit den Daten abgeglichen, die bei der Krankenkasse des Versicherten hinterlegt sind. Stimmen die Angaben nicht überein, werden veraltete Daten auf der Karte überschrieben und automatisch in die Praxissoftware übernommen.

Die Rückseite der eGK wird als „Europäische Krankenversicherungskarte" (**EHIC**) verwendet und macht eine medizinische Behandlung in allen EU-Mitgliedstaaten sowie in Island, Liechtenstein, Norwegen und der Schweiz möglich.

Zusätzlich zu den Stammdaten verfügt die eGK über einige weitere Funktionen, die Patienten und Patientinnen auf freiwilliger Basis nutzen können:
- Notfalldatenmanagement (NFDM)
- elektronischer Medikationsplan (eMP)
- elektronische Patientenakte (ePA)

Grundsätzlich ist jeder Patient und jede Patientin verpflichtet, die eGK vor Beginn der Behandlung vorzulegen bzw. innerhalb von zehn Tagen nachzureichen. Nach Ablauf dieser Frist darf die Praxis eine Privatrechnung an den Patienten ausstellen. Wird die eGK allerdings bis zum Ende des jeweiligen Quartals die Karte nachgereicht, wird die Privatrechnung zurückgenommen.

Fallbeispiel

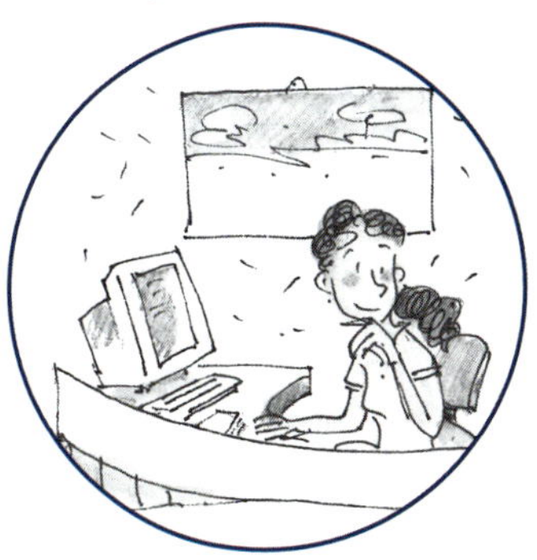

Die Auszubildende Hanna sitzt an der Anmeldung. Es ist ein hektischer Vormittag, das Telefon klingelt auch schon wieder. Herr Neubauer, ein neuer Patient, der in wenigen Minuten einen Termin bei Dr. Stein hat, betritt die Praxis.
Nachdem Hanna das Telefonat erledigt hat, wendet sie sich Herrn Neubauer zu und bittet um seine elektronische Gesundheitskarte.
Hanna liest die Karte mit dem Lesegerät ein und druckt einen Anamnesebogen für den Patienten aus.
Hanna bittet Herrn Neubauer, den Anamnesebogen im Wartezimmer auszufüllen. Als der Patient das Formular in Empfang nimmt, stellt er fest, dass seine Adresse nicht richtig angegeben ist. Er weist Hanna auf ihren Fehler hin ...

► Aufgaben

1. Erklären Sie, warum Hanna von Herrn Neubauer die eGK verlangt, und ergänzen Sie mit Ihrer Antwort den folgenden Satz zu den Ausführungen der Versichertenkarte.

   Die eGK, die mit einem und Mikroprozessorchip und NFC-Technik ausgestattet ist, gilt in der gesamten Bundesrepublik Deutschland und z. T. im Ausland als

   ____

2. Was hätte Hanna beim Einlesen der eGK von Herrn Neubauer beachten müssen?

   ____

Aufbau und Inhalt der elektronischen Gesundheitskarte

Elektronische Gesundheitskarte (eGK)

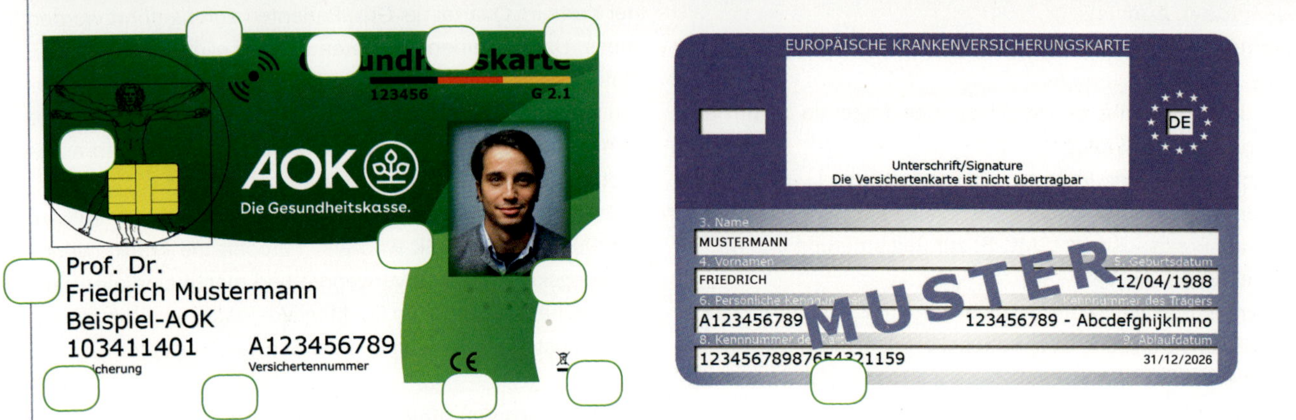

Die eGK enthält folgende Angaben ...	
1.	Foto des Versicherten (Ausnahmen gibt es für Kinder und Jugendliche bis zum 15. Lebensjahr und für Versicherte, die bei der Erstellung des Lichtbildes nicht mitwirken können, wie zum Beispiel immobile pflegebedürftige Patienten)
2.	Name des Versicherten
3.	Mikroprozessorchip
4.	Kartenfolgenummer
5.	Kartengeneration (hier Generation 2)
6.	Sechsstellige CAN für kontaktlose Übertragung von Daten
7.	Name und Logo der Krankenkasse
8.	Institutionskennzeichen (IK) der Krankenkasse
9.	lebenslange Versichertennummer
10.	Kennnummer der Karte
11.	Kontaktloszeichen
12.	CE-Zeichen
13.	Entsorgungshinweis Die eGK unterliegt durch den Mikroprozessor dem Elektrogerätegesetz und muss dem Elektroschrott zugeführt werden.

3. Ordnen Sie die Nummern der Inhalte der Gesundheitskarte den entsprechenden Kreisenzu.

4. Markieren Sie die nicht sichtbaren, ausschließlich im Speicherchip enthaltenen Inhalte der Versichertenkarten.

Alle Daten sind auf dem Speicherchip enthalten und können in der Arztpraxis mittels eines ______________________ ______________________ gelesen und mittels eines Druckers auf Formulare übertragen werden.

Aus ______________________ können Eintragungen und Änderungen der Karten nur von ______________________ vorgenommen werden.

Der Ausdruck der LANR und BSNR und des Tagesdatums wird nicht durch die elektronische Gesundheitskarte bewirkt, sondern durch den Drucker der Arztpraxis oder den Praxiscomputer hinzugefügt.
Gültigkeit erlangt die Karte durch die Unterschrift des Versicherten auf der Rückseite, bei Versicherten unter 15 Jahren unterschreibt der gesetzliche Vertreter.
Neben der **Ausweisfunktion,** d.h. dem Nachweis der Berechtigung zur Inanspruchnahme von Leistungen der vertragsärztlichen Versorgung (auch z.T. im Ausland), dient die Versichertenkarte der **Datenübertragung.** Die Versicherungsdaten können mithilfe des Lesegerätes und des Druckers auf die Vordrucke übertragen werden. Durch das Einlesen der Karte mithilfe des Lesegerätes werden die Versicherungsdaten auch auf den Computer übertragen. Über diesen Vorgang wird zusätzlich eine maschinelle Bearbeitung der Vordrucke (s. Maschinenlesbarkeit) erreicht. Damit dient die Versichertenkarte nicht nur der Datenübertragung, sondern auch der **wirtschaftlichen Verwaltung** von Versichertendaten. Auch eRezepte sollen ab 2024 auf der elektronischen Gesundheitskarte (eGK) gespeichert und in den Apotheken eingelöst werden können. Die Daten, die auf der eGK gespeichert sind, dürfen nur von den zuständigen Krankenkassen geändert werden. Die Arztpraxis kann falsche Daten nur in ihrem Computer korrigieren, nicht aber auf der eGK. Die Patienten und Patientinnen sollten darauf hingewiesen werden, die Änderung zeitnah von ihrer Krankenkasse durchführen zu lassen.
Auf der Vorderseite befindet sich ein Bild des Versicherten, sodass ein Missbrauch durch andere verhindert wird. Bei Versicherten, die das 15. Lebensjahr noch nicht vollendet haben oder bei denen ein Bild nicht erstellt werden kann, befindet sich kein Bild auf der Gesundheitskarte. Der Arzt oder die Ärztin ist verpflichtet, anhand der Versichertendaten auf der eGK (Lichtbild, Name, Vorname, Geburtsdatum und Unterschrift) die Identität des Versicherten zu prüfen. Wird in diesem Rahmen eine missbräuchliche Verwendung festgestellt, ist der Arzt/die Ärztin verpflichtet, die zuständige Krankenkasse zu informieren. Er/Sie ist weiterhin in einem solchen Fall berechtigt, die eGK einzuziehen.
Die elektronische Gesundheitskarte ist so ausgestattet, dass sich ärztliche Verordnungen, Befunde, Diagnosen und Therapieempfehlungen sowie Impfungen und Unverträglichkeiten unter Berücksichtigung der Datenschutzbestimmungen speichern und abrufen lassen. Durch die Onlineprüfung beim Versichertenstammdatenmanagement (VSDM) wird geprüft, ob die eGK noch gültig ist. Meldet die Praxissoftware, dass die Karte ungültig ist, wird sie automatisch gesperrt. Deshalb ist der Versicherte verpflichtet, bei jedem Arztbesuch seine Gesundheitskarte vorzulegen.
Der Versichertenstatus gibt an, ob der Versicherte als Mitglied (1), Familienmitglied (3) oder Rentner (5) versichert ist. Neben der ersten Ziffer (1, 3 oder 5) werden als zweite und dritte Ziffer besondere Patientengruppen gekennzeichnet, z.B. mit der Nummer 04 Versicherte nach dem Bundessozialhilfegesetz (BSHG). Als vierte und fünfte Ziffer kann eine DMP-Kennzeichnung vorgenommen werden. Bei Teilnahme am Disease-Management-Programm kann in Abhängigkeit zur Erkrankung eine entsprechende Nummer dokumentiert werden, z.B. die Nummer 05 für DMP-Asthma bronchiale.

Musterbeispiel für die Bedruckung des Personalienfeldes

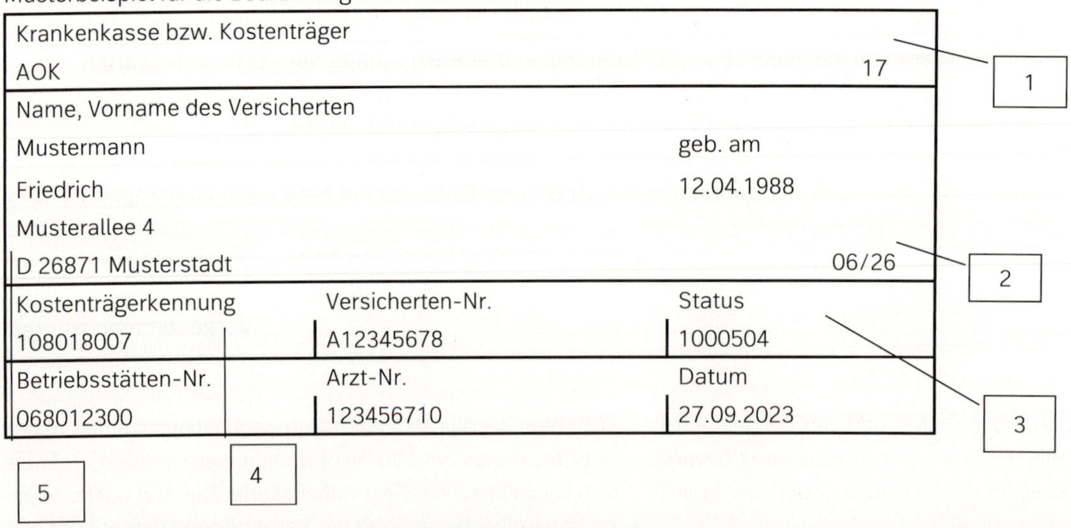

Nr.	Erklärung	
1	WOP-Kennzeichen, dient der Zuordnung zum KV-Bereich des Versicherten nach dem Wohnortprinzip, die Angabe „17“ kennzeichnet Niedersachsen.	
2	Gültigkeitsdatum der eGK	
3	Erste	Ziffer: Versichertenart (obligat) Mitglied (01) , Familienmitglied (03), Rentner (05)
	Zweite und dritte	Ziffer: besondere Personengruppe (optional) BSHG (04), BVG (06), SVA (07/08), AsylbLG (09)
	Vierte und fünfte	Ziffer: DMP-Kennzeichen (optional) kein DMP (00) Diabetes mellitus Typ 2 (01), Brustkrebs (02), KHK (03), Diabetes mellitus Typ 1 (04), Asthma bronchiale (05), COPD (06), Rheuma (10), Osteoporose (11)
	Sechste und siebte	Ziffer: (00) keine Angabe, Behandlung im Rahmen der ambulanten spezialfachärztlichen Versorgung (ASV-Fall) (01), Entlassmanagement-Fall (04), Terminservicestellen-Fall (07).
4	Kennzeichnung des Kostenträgers	
5	Länderkennzeichnung (optional)	

► Aufgaben

Zurück zu Hanna

1. Die Adresse des Patienten ist falsch dokumentiert worden. Hat Hanna einen Fehler gemacht? Begründen Sie Ihre Antwort.

2. Welche Konsequenzen hat diese falsche Angabe?

3. Was wird Hanna dem Patienten sagen? Notieren Sie Hannas Antwort in wörtlicher Rede.

4. Worauf muss Hanna achten, wenn sie von Patienten die eGK in Empfang nimmt? Begründen Sie Ihre Antwort.

5. Die eGK dient nicht nur als Behandlungsausweis, sondern ermöglicht auch eine wirtschaftliche Verwaltung. Erklären Sie, was darunter zu verstehen ist.

2.3 Ersatzverfahren zur Erstellung von Vordrucken

Fallbeispiel

Der langjährige Patient Alfons Bauer erscheint am Quartalsbeginn zur Untersuchung in der Praxis. Seine elektronische Gesundheitskarte hat er vergessen.

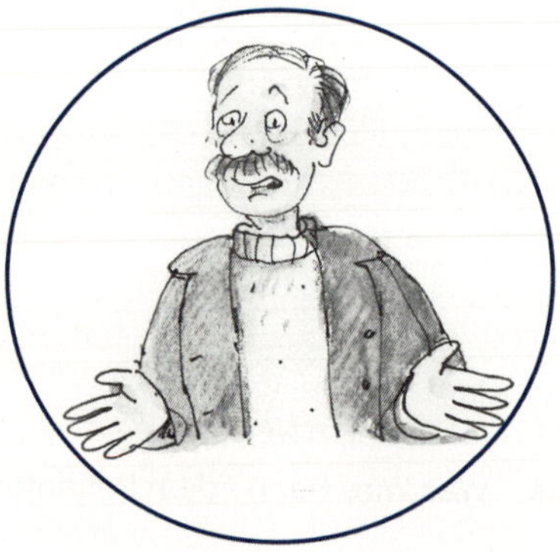

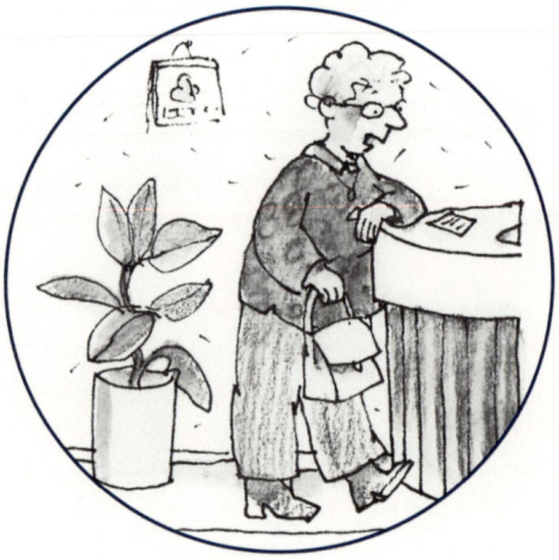

Die Patientin Helga Suttner kommt in die Praxis. Sie legt ihre gültige eGK vor. Das Lesegerät kann die eGK der Patientin nicht einlesen, weil die eGK defekt ist.

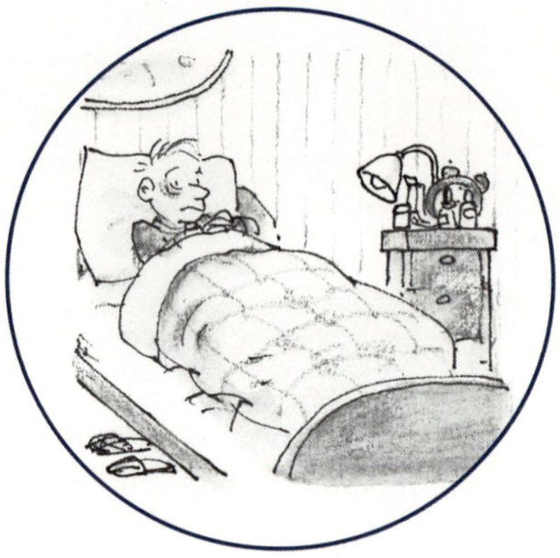

Dr. Stein kommt vom Hausbesuch des Patienten Hubert Klein. Das mobile Lesegerät habe einen Defekt, sagt Dr. Stein, deshalb habe er die eGK des Patienten nicht einlesen können. Er gibt Hanna das Lesegerät und bittet sie, dieses zu überprüfen.

► Aufgaben

In allen Fällen kann die eGK der Patienten nicht eingelesen werden. Entscheiden Sie, wie jetzt weiter vorgegangen werden muss. Begründen Sie Ihre Entscheidungen.

Informationstext

Seit Einführung der Versicherten-/Gesundheitskarten werden die Versichertendaten der Patienten von der eGK in das Personalienfeld der Vordrucke übertragen. Das handschriftliche Ausfüllen des Personalienfeldes entfällt. Es gibt allerdings in der Praxis verschiedene Situationen, in denen diese Datenübertragung nicht erfolgen kann. Dann müssen die Versichertendaten des Patienten manuell in den Praxiscomputer eingegeben werden.

Das Ersatzverfahren zur Erstellung von Vordrucken berücksichtigt die Ausnahmesituationen.

Wie vorzugehen ist, wenn die eGK nicht verwendet ist, regelt Anhang 1 der Vereinbarung zum Inhalt und zur Anwendung der elektronischen Gesundheitskarte[1].

„[...]

2. Nichtvorlage/ungültige Karte

2.1 Kann bei einer Arzt-/Patientenbegegnung im Behandlungsfall die Identität des Versicherten nicht bestätigt werden, oder kann bei einer Arzt-/Patientenbegegnung eine gültige elektronische Gesundheitskarte nicht vorgelegt werden, kann der Arzt nach Ablauf von zehn Tagen eine Privatvergütung für die Behandlung verlangen, die jedoch zurückzuzahlen ist, wenn dem Arzt eine zum Zeitpunkt der Behandlung gültige elektronische Gesundheitskarte bis zum Ende des Quartals vorgelegt wird oder wenn dem Arzt bis zum Ende des Quartals eine zum Zeitpunkt der Behandlung gültige elektronische Gesundheitskarte oder ein anderer gültiger Anspruchsnachweis vorgelegt wird. Veranlasste Leistungen kann der Arzt in derartigen Fällen ohne Angabe der Kassenzugehörigkeit mit dem Vermerk „ohne Versicherungsnachweis“ privat verordnen. Der Arzt ist verpflichtet, im Falle eines Verdachts auf Missbrauch die zuständige Krankenkasse zu informieren.

2.2 Wenn die elektronische Gesundheitskarte bereits einmal im betreffenden Quartal dem Arzt vorgelegen hat, sie aber bei einer späteren Arzt-/Patientenbegegnung nicht verwendet werden kann, ist der Arzt berechtigt, die für die Übertragung vorgesehenen Daten aus der mit der elektronischen Gesundheitskarte erstellten Patientenstammdatei durch Verwendung eines zertifizierten Praxisverwaltungssystems für die Erstellung von für die unmittelbar notwendige Ausstellung von Vordrucken für die vertragsärztliche Versorgung zu verwenden.

2.3 Kann bei einer Notfallbehandlung, die mit einem Abrechnungsschein nach Vordruckmuster 19 abgerechnet wird, die elektronische Gesundheitskarte nicht vorgelegt werden, oder ist sie ungültig, ist die Abrechnung im Ersatzverfahren nach Nr. 2.5 aufgrund der Angaben des Versicherten oder der Angaben anderer Auskunftspersonen durchzuführen. [...]

2.4 Kann bei der ersten Arzt-/Patientenbegegnung im Quartal die elektronische Gesundheitskarte nicht verwendet werden, kommt ein Ersatzverfahren zur Anwendung. Die elektronische Gesundheitskarte kann nicht verwendet werden, wenn ...

2.4.1 [...] der Arzt noch nicht am VSDM nach 1.3 teilnimmt und der Versicherte darauf hinweist, dass sich die zuständige Krankenkasse, die Versichertenart oder die Besondere Personengruppe geändert hat, die Karte dies aber noch nicht berücksichtigt,

2.4.2 die Karte defekt ist,

2.4.3 eine für das Einlesen der Karte erforderliche Komponente defekt ist oder

2.4.4 die Karte nicht benutzt werden kann, da für Haus- oder Heimbesuche kein entsprechendes Gerät zur Verfügung steht und keine bereits in der Arztpraxis mit den Daten der elektronischen Gesundheitskarte vorgefertigten Formulare verwendet werden können.

2.5. Datenangaben im Ersatzverfahren
Im Ersatzverfahren sind – auf Grund von Unterlagen in der Patientendatei oder von Angaben des Versicherten – folgende Daten zu erheben:

2.5.1 die Bezeichnung der Krankenkasse

2.5.2 der Name und Vorname und das Geburtsdatum des Versicherten

2.5.3 die Versichertenart

2.5.4 die Postleitzahl des Wohnortes und

2.5.5 nach Möglichkeit auch die Krankenversichertennummer
Diese Daten sind bei der Abrechnung und der Ausstellung von Vordrucken anzugeben.

2.6 Im Ersatzverfahren hat der Versicherte durch seine Unterschrift das Bestehen der Mitgliedschaft auf dem Abrechnungsschein (Vordruckmuster 5) zu bestätigen. Dies gilt nicht für Vordruckmuster 19, sofern es im Notfalldienst verwendet wird.

2.7 Kann im weiteren Verlauf des Quartals die elektronische Gesundheitskarte verwendet werden, ist auf Basis von deren Daten eine Abrechnung zu erstellen.

2.8. Kann bei einer Untersuchung oder Behandlung eines Patienten bis zum vollendeten 3. Lebensmonat noch keine elektronische Gesundheitskarte vorgelegt werden, wird das Ersatzverfahren nach Nummer 2.5 durchgeführt.

3. Auftrags- und Konsiliaruntersuchung
Im Falle einer Behandlung ohne Arzt-Patienten-Kontakt (z. B. Laborüberweisung) werden die Versichertendaten aus dem Personalienfeld des Auftrages für die Abrechnung übernommen. [...]

4. Datenübernahme ohne persönlichen Arzt-Patienten-Kontakt
Behandelt der Arzt einen ihm bereits bekannten Versicherten ohne persönlichen Kontakt (z. B. telefonische Konsultation, telemedizinische Arzt-Patientenkontakte), ist er berechtigt, die für die Übertragung vorgesehenen Versichertenstammdaten auf der Grundlage der Patientendatei zu über nehmen [...].

5. Mobile Lesegeräte
Bei der Nutzung von mobilen Lesegeräten (z. B. ärztliche Haus- und Heimbesuche, Arzt in genehmigter ausgelagerter Betriebsstätte) werden die Versichertendaten von der elektronischen Gesundheitskarte eingelesen und später in das Praxisverwaltungssystem des Arztes übertragen. [...]“

1 *vgl. Vereinbarung zum Inhalt und zur Anwendung der elektronischen Gesundheitskarte. Anlage 4A BMV-Ä, Anhang 1 Verwendung der elektronischen Gesundheitskarte. Stand: Oktober 2020*

► Aufgaben

1. Lesen Sie den Text „Ersatzverfahren zur Erstellung von Vordrucken" und nennen Sie die Situationen, in denen die eGK nicht zwingend nachgereicht werden muss.

2. Unterstreichen Sie im Text die Mindestangaben, die beim Ersatzverfahren manuell in das Personalienfeld eingetragen werden müssen.

3. Ein neuer Patient, Herr Martin Brescher, kommt zu Ihnen in die Praxis. Seine eGK hat er vergessen. Da es schon nach 18:00 Uhr ist, können Sie seine Versicherungsdaten nicht bei der angegebenen Krankenkasse überprüfen. Wie sollten Sie vorgehen, wenn dieser Patient eine Arzneiverordnung benötigt? Begründen Sie Ihre Entscheidung.

4. Während seiner Wartezeit kommt Herr Brescher an die Anmeldung und bittet Sie um die Ausstellung einer Überweisung zum Orthopäden. Er gibt an, dort in vier Tagen einen Vorstellungstermin zu haben. Was sagen Sie Herrn Brescher? Antworten Sie in wörtlicher Rede.

2.4 Abrechnungsschein (Muster 5)

Fallbeispiel

Nachdem Luise die notwendigen Daten des neuen Patienten Martin Brescher manuell in den Praxiscomputer eingegeben hat, lässt sie sich von ihm den Abrechnungsschein (Muster 5) unterschreiben.

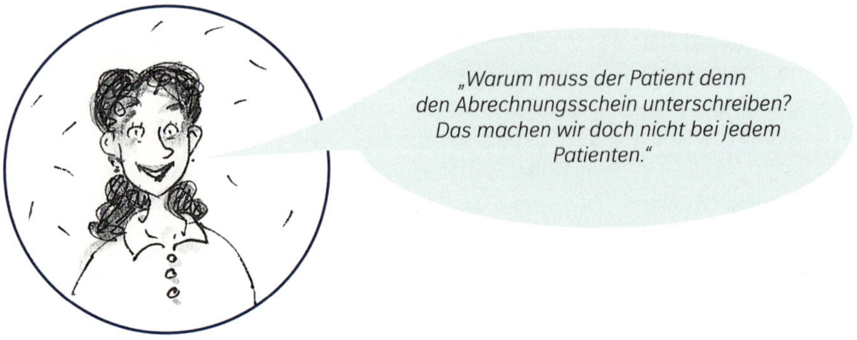

Informationstext

Der Abrechnungsschein (Muster 5) wird ausgedruckt und vom Patienten unterschrieben, wenn die eGK nicht eingelesen werden kann. Früher wurden die Leistungsziffern handschriftlich auf dem Abrechnungsschein eingetragen. Heute rechnen die Praxen mit der KV allerdings über die Arztsoftware ab. Das heißt, die Praxen tragen die Leistungsziffern direkt in den digitalen Abrechnungsschein der Praxissoftware ein, nachdem sie für den Patienten eine Scheinart angelegt haben. Kommt ein Patient mit einer Überweisung, wird die Scheinart „Überweisung" ausgewählt und über dieses Formular digital abgerechnet. Im Notfall- und Vertretungsfall legt die MFA als Scheinart den „Notfall-/Vertreterschein" für die digitale Abrechnung an.

Mit der Unterschrift des Patienten auf dem Abrechnungsschein kann die Praxis nachweisen, dass der Patient oder die Patientin, bei dem oder der die eGK nicht eingelesen werden konnte, die Leistungen der Praxis in Anspruch genommen hat.

Der Abrechnungsschein (Muster 5) wird nicht verwendet, wenn der Kostenträger die gesetzliche Unfallversicherung ist (Arbeitsunfall, Berufskrankheit, Schulunfall).

Angaben

Nr.	Feld	Erläuterung
1	Personalienfeld	Angabe der Versichertendaten
2	ambulante Behandlung	Dieses Feld wird angekreuzt, wenn der Patient in der Praxis behandelt wird.
3	belegärztliche Behandlung	Dieses Feld wird angekreuzt, wenn der Patient stationär durch den Belegarzt behandelt wird.
4	Unfall/Unfallfolgen	Dieses Feld wird angekreuzt, wenn der Patient im Rahmen eines **privaten** Unfalls, z. B. Haus- oder Freizeitunfall, behandelt wird
5	Quartal	Hier erfolgt die Angabe des Behandlungsquartals in arabischen Zahlen.
6	Geschlecht	Hier erfolgt die Angabe des Geschlechts (x). Bei unbestimmten Geschlecht sind beide Felder anzukreuzen.
7	Diagnosen/ggf. Abrechnungsbegründungen	Hier werden die Abrechnungsbegründungen und Diagnosen (ICD-10-GM-Verschlüsselung) angegeben. Aus diesen Angaben muss sich eine plausible Leistungsabrechnung ergeben (Diagnose-Gebührenordnungsposition).
8	mutmaßlicher Tag der Entbindung	Findet die Behandlung der Patientin im Rahmen der Mutterschaftsvorsorge statt, wird hier der mutmaßliche Tag der Entbindung eingetragen.
9	stationäre belegärztliche Behandlung von ... bis ...	Wird der Patient belegärztlich behandelt, wird hier der Zeitraum der belegärztlich-stationären Behandlung eingetragen.
10	Datum und Unterschrift	Hier bestätigt der Versicherte neben dem Ausstellungsdatum die Kostenübernahme durch die angegebene Krankenkasse.
11	Stempel des Vertragsarztes	Hier wird der Vertragsarztstempel des abrechnenden Vertragsarztes aufgebracht.
12	Tag und Monat	Hier erfolgt die Angabe der Behandlungsdaten.
13	Leistungserfassung	In diesen Spalten erfolgt die Dokumentation der Gebührenordnungsziffern.

Wird ein Patient oder eine Patientin innerhalb eines Quartals sowohl ambulant als auch belegärztlich (stationär) behandelt, müssen zwei Abrechnungsscheine im PC angelegt werden. Das Ankreuzen der Felder 2 und 3 in Kombination ist immer falsch.
Muss das Feld 3 angekreuzt werden, so muss auch immer das Feld 9 ausgefüllt sein. Daraus ergibt sich logisch, dass die Kombination der Felder 2 und 9 falsch sein muss.

Das Feld 4 „Unfall/Unfallfolgen" befindet sich auf allen Vordrucken. Die Kennzeichnung ist wichtig, da die Krankenkassen bei einem nichtverschuldeten Unfall die Behandlungskosten ihres Versicherten der privaten Haftpflichtversicherung des Unfallverursachers in Rechnung stellen können. Für die Abrechnung in der Praxis ändert sich nichts. Selbstverständlich wird dieses Feld nicht bei einem Arbeitsunfall oder Schülerunfall angekreuzt (s.o.).

Personalienfeld und Unterschrift des Versicherten

Die Unterschrift des Versicherten auf dem Abrechnungsschein ist erforderlich, wenn die eGK des Patienten nicht eingelesen werden kann. Die Unterschrift des Versicherten ist nicht erforderlich, wenn der/die Versicherte nicht in der Lage ist zu unterschreiben oder keine unmittelbaren (direktpersönliche) ärztlichen Leistungen erbracht wurden, z. B. wenn nur telefonische Leistungen erbracht wurden. Sollte der/die Versicherte unter 15 Jahre alt sein, unterschreibt sein gesetzlicher Vertreter.

Ausfüllkriterien

Die Abrechnungsdiagnosen müssen nach ICD-10-GM verschlüsselt angegeben werden. Der Code ist drei- oder fünfstellig und führt an der vierten Stelle einen Punkt. Neben der drei- bis fünfstelligen Diagnose muss eine Zusatzkennzeichnung durch den Buchstaben „V" für Verdachtsdiagnose bzw. auszuschließende Diagnose, „Z" für (symptomloser) Zustand nach der betreffenden Diagnose, „A" für ausgeschlossene Diagnose oder „G" für gesicherte Diagnose erfolgen. Die Zusatzkennzeichnung für die Seitenlokalisation („R" = rechts, „L" = links oder „B" = beidseits) erfolgt bei entsprechenden Diagnosen. Grundsätzlich dürfen nur die (verschlüsselten) Diagnosen auf dem Abrechnungsschein aufgelistet werden, aufgrund derer der Patient in dem Quartal auch behandelt wurde. Eine Auflistung aller (Dauer-)Diagnosen unabhängig davon, ob diese auch eine ärztliche Leistung nach sich gezogen haben, wäre ein Verstoß gegen die Datenschutzbestimmungen.

► Aufgaben

1. In welchen Fällen muss der Abrechnungsschein (Muster 5) vom Versicherten nicht unterschrieben werden und wann muss der gesetzliche Vertreter des Versicherten unterschreiben?

2. Ordnen Sie die in der Tabelle angegebenen Nummern den Bereichen auf dem Abrechnungsschein (Muster 5) zu.

Fortsetzung Aufgabe 2

~~Freigabe 01.09.2014~~

Abrechnungsschein **05**

Krankenkasse bzw. Kostenträger

Name, Vorname des Versicherten

geb. am

Kostenträgerkennung | Versicherten-Nr. | Status

Betriebsstätten-Nr. | Arzt-Nr. | Datum

☐ ambulante Behandlung ☐ bei belegärztlicher Behandlung ☐ Unfall, Unfallfolgen

Quartal

☐ Abklärung somatischer Ursachen vor Aufnahme einer Psychotherapie ☐ anerkannte Psychotherapie

Geschlecht W M

Diagnosen / ggf. Abrechnungsbegründungen

Bei Psychotherapie: Datum des Anerkennungsbescheides T T M M J J

Tag Mon. Tag Mon.

Mutmaßlicher Tag der Entbindung

Stationäre belegärztliche Behandlung

von Tag Monat bis Tag Monat

Ich bin bei der oben genannten Krankenkasse versichert.

Datum Unterschrift

Verbindliches Muster

Stempel des Vertragsarztes/Therapeuten

Muster 5 (10.2014)

Nicht zu verwenden bei Arbeitsunfällen, Berufskrankheiten und Schülerunfällen

2.5 Überweisungs-/Abrechnungsschein (Muster 6)

Fallbeispiel

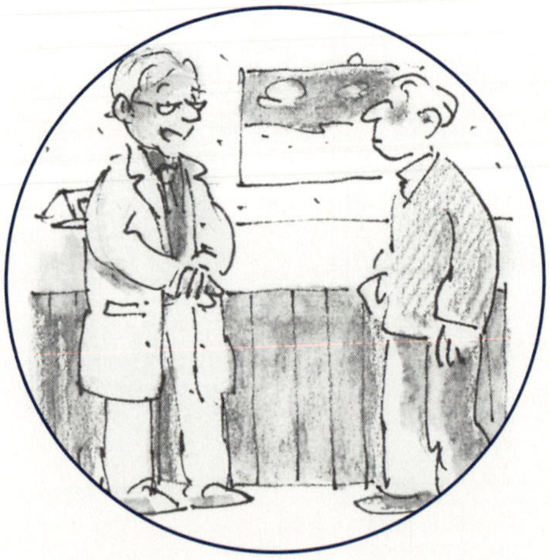

Dr. Stein kommt mit dem Patienten Hugo Wilms aus dem Behandlungszimmer. Herr Wilms klagt seit längerer Zeit über Rückenbeschwerden, die nicht besser werden. Da Dr. Stein dem Patienten nicht weiterhelfen kann, veranlasst er die Behandlung durch einen Orthopäden oder eine Orthopädin und bittet Hanna, die Überweisung vorzubereiten.

Informationstext

Der Überweisungs-/Abrechnungsschein (Muster 6) darf nicht verwendet werden, wenn der Kostenträger die gesetzliche Unfallversicherung ist (Arbeitsunfall, Berufskrankheit, Schülerunfall).

Wünscht der behandelnde Vertragsarzt diagnostische und/oder therapeutische Maßnahmen durch einen anderen Vertragsarzt, so überweist er den Patienten mit dem Überweisungs-/Abrechnungsschein an einen anderen Vertragsarzt. Die Patienten legen bei dem zugezogenen Arzt sowohl ihre eGK als auch die Überweisung (Muster 6) vor. Im Zusammenhang mit einer gültigen eGK ist auch ein Überweisungsschein aus dem Vorquartal anzuerkennen. Es ist in diesem Fall nicht korrekt, den Patienten wegzuschicken und eine aktuelle Überweisung einzufordern. Eine Besonderheit besteht bei Patienten der sonstigen Kostenträger (z. B. Bundeswehr, Polizei). Hier ist der Überweisungsschein auf das laufende Quartal befristet und die Gültigkeit kann zusätzlich noch beschränkt werden. Außerdem ist zu beachten, dass Überweisungen für die Durchführungen von Laboratoriumsuntersuchungen nicht mit dem Vordruck Muster 6 erfolgen, sondern als Auftragsleistung über den Überweisungs-/Abrechnungsschein für Laboratoriumsuntersuchungen (Muster 10).

Eine Überweisung ist im Regelfall nur an einen Vertragsarzt einer anderen Arztgruppe möglich. Nur in Ausnahmefällen kann eine Überweisung zu einem Vertragsarzt derselben Gebietsbezeichnung erfolgen. Müssen z. B. besondere Untersuchungen und Behandlungen durchgeführt werden, die der behandelnde Arzt nicht erbringen kann, ist dies erlaubt. Muss, z. B. durch Wohnortwechsel des Patienten, die Behandlung durch einen anderen Arzt fortgesetzt werden oder wird eine abgebrochene Behandlung fortgesetzt, kann ebenfalls eine Ausnahme gemacht werden.

Eine Überweisung wird nur ausgestellt, wenn von dem Versicherten eine gültige eGK vorliegt. Um sich vor Regressen zu schützen, sollte von diesem Grundsatz nur in begründeten Ausnahmefällen abgewichen werden (s. Vordruckvereinbarung – „ohne Versicherungsnachweis"). Hier sollte dann auf dem Vordruck anstelle der Krankenkasse „ohne Versicherungsnachweis" vermerkt werden.

Die Angabe einer (Verdachts-)Diagnose und/oder eines Befundes sind zwingend vorgeschrieben.

Vertragsärzte für Radiologie, Laboratoriumsmedizin und Pathologie dürfen ausschließlich mit einer Überweisung aufgesucht werden. Selbstverständlich dürfen nur für vertragsärztliche Leistungen Überweisungen nach Muster 6 ausgestellt werden. Für die Erbringung von IGeL darf Muster 6 nicht verwendet werden.

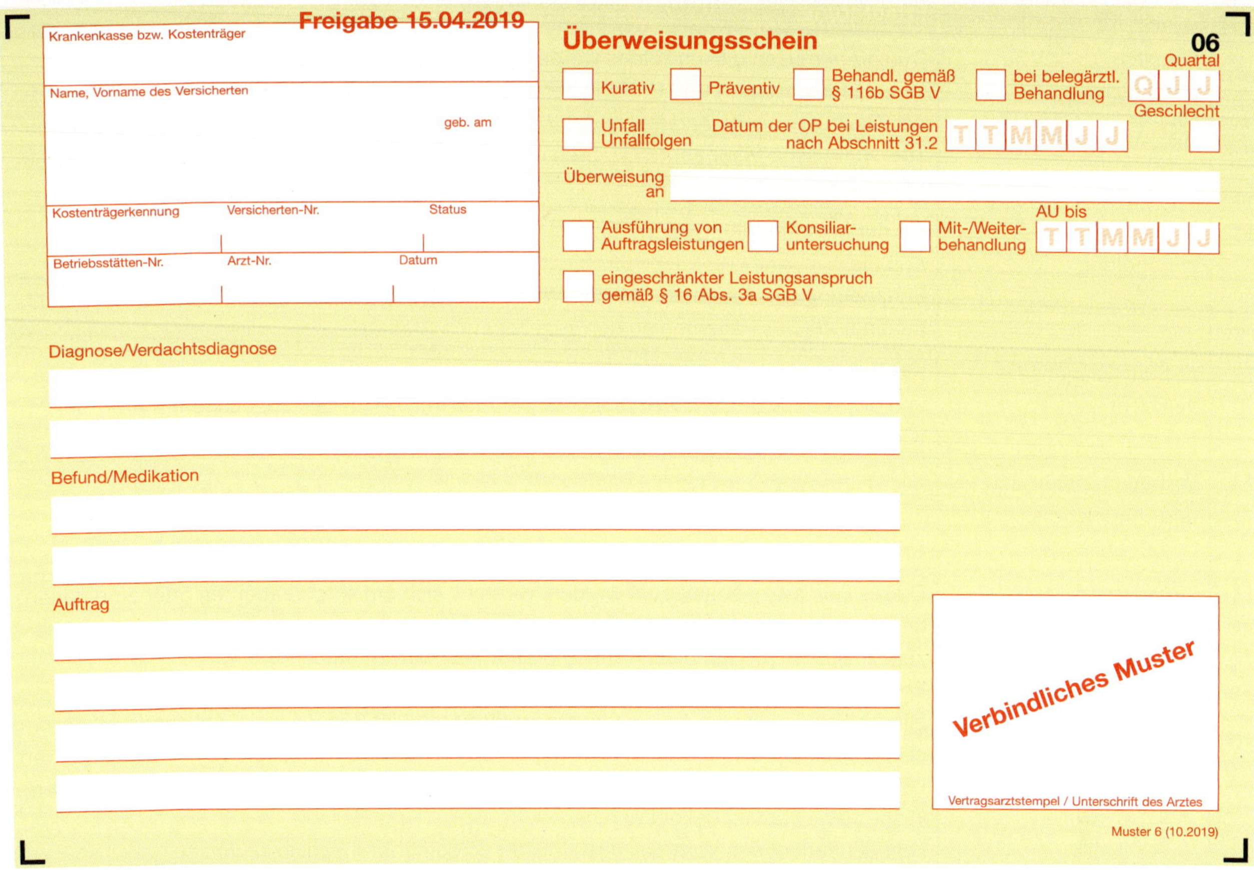
Freigabe 15.04.2019

Krankenkasse bzw. Kostenträger

Name, Vorname des Versicherten

geb. am

Kostenträgerkennung | Versicherten-Nr. | Status

Betriebsstätten-Nr. | Arzt-Nr. | Datum

Überweisungsschein

06
Quartal

Kurativ
Präventiv
Behandl. gemäß § 116b SGB V
bei belegärztl. Behandlung

Q J J

Geschlecht

Unfall Unfallfolgen
Datum der OP bei Leistungen nach Abschnitt 31.2

T T M M J J

Überweisung an

Ausführung von Auftragsleistungen
Konsiliaruntersuchung
Mit-/Weiterbehandlung

AU bis
T T M M J J

eingeschränkter Leistungsanspruch gemäß § 16 Abs. 3a SGB V

Diagnose/Verdachtsdiagnose

Befund/Medikation

Auftrag

Verbindliches Muster

Vertragsarztstempel / Unterschrift des Arztes

Muster 6 (10.2019)

	Feld	Erläuterung
1	Kurativ	Dieses Feld wird angekreuzt, wenn diagnostische und therapeutische Maßnahmen zur Wiederherstellung der Gesundheit durchgeführt werden sollen (kurativ = heilend).
2	Präventiv	Dieses Feld wird angekreuzt, wenn Maßnahmen zur Vorbeugung und Verhütung von Krankheiten durchgeführt werden sollen (die Prävention [lat.]: Vorbeugung, Verhütung).
3	Behandl. gemäß § 116b SGB V	Dieses Feld muss (soweit dies dem überweisenden Arzt/die überweisende Ärztin bekannt ist) angekreuzt werden, wenn die Überweisung zur ambulanten Behandlung im Krankenhaus erfolgt.
4	Bei belegärztlicher Behandlung	
5	Quartal	
6	Unfall/Unfallfolgen	
7	AU bis ...	Hier wird das Ende der Arbeitsunfähigkeit notiert, falls der überweisende Arzt/die überweisende Ärztin eine AU bescheinigt hat. Diese Angabe erfolgt nur, wenn der überweisende Arzt/die überweisende Ärzt/die überweisende Ärztin die Behandlung der Patienten/der Patientin an den zugezogenen Arzt/die zugezogene Ärztin abgibt.
8	Überweisung an ...	Hier wird die Gebietsbezeichnung des zugezogenen Arztes/der zugezogenen Ärztin eingetragen. Im Regelfall ist eine namentliche Nennung des zugezogenen Arztes/der zugezogenen Ärztin aufgrund der freien Arztwahl der Patienten nicht zulässig (Ausnahme: ermächtigte Ärzte).
9	Ausführung von Auftragsleistungen	Durch Ankreuzen dieses Feldes wird der zugezogene Arzt/die zugezogene Ärztin mit einer konkret festgelegten Leistung, z. B. unter Angabe der Abrechnungsziffer oder einer exakten Leistungsbeschreibung, beauftragt. Der zugezogene Arzt oder die zugezogene Ärztin ist an diesen Auftrag gebunden. Er/Sie kann den Leistungsbereich nicht eigenmächtig erweitern.

	Feld	Erläuterung
10	Konsiliaruntersuchung	Durch Ankreuzen dieses Feldes werden ausschließlich diagnostische Leistungen veranlasst, deren Art und Umfang der zugezogene Arzt die zugezogene Ärztin entscheidet. Der zugezogene Arzt ist bei der Wahl der diagnostischen Maßnahmen ungebunden. Therapeutische Maßnahmen können durch den zugezogenen Arzt nicht abgerechnet werden.
11	Mit-/Weiterbehandlung	Bei der Mitbehandlung übernimmt der zugezogene Arzt mit dem überweisenden Arzt die Behandlung des Patienten. Bei der Weiterbehandlung gibt der überweisende Arzt die Behandlung des Patienten an den zugezogenen Arzt ab.
12	Auftrag/Diagnose/ Verdacht	Hier erfolgen z. B. die exakte Leistungsbeschreibung im Rahmen der Auftragsleistungen und die Angabe der Klartext-Diagnose als Information für den zugezogenen Arzt. Der ICD-10-GM-Code kann zusätzlich angegeben werden.
13	Vertragsarztstempel und Unterschrift	
14	Eingeschränkter Leistungsbereich gemäß § 16 Abs. 3a SGB V	Dieses Feld muss angekreuzt werden, wenn es sich um einen Patienten oder eine Patientin mit einem eingeschränkten Leistungsbereich handelt, um den zugezogenen Arzt/die zugezogene Ärztin auf diesen Umstand aufmerksam zu machen. Eingeschränkter Leistungsbereich bedeutet, dass der/die Versicherte mit seinen Mitgliedsbeiträgen bei der Krankenkasse im Rückstand ist und die Krankenkasse die/der eGK des/der Versicherten eingezogen hat. Die Versicherten belegen den eingeschränkten Leistungsanspruch dann mit dem Formular nach Muster 85, das die sie von der Krankenkasse ausgehändigt bekommen haben. Legt der Patient den Vordruck nach Muster 85 seiner Krankenkasse vor, so hat er Anspruch auf die Behandlung von akuten Erkrankungen und Schmerzzuständen, Leistungen bei Schwangerschaft und Mutterschaft sowie auf Untersuchungen zur Früherkennung von Krankheiten.

Muster 85 – eingeschränkter Leistungsnachweis

Krankenkasse

Name

Vorname — Geburtsdatum T T M M J J

Anschrift

Kostenträgerkennung — Versicherten-Nr. — Status

Nachweis der Anspruchsberechtigung bei Ruhen des Anspruchs gemäß § 16 Absatz 3a SGB V **85**

Quartal gültig für Q J J

Dieser Nachweis gilt im Rahmen der Kostenübernahme durch die unterzeichnende Krankenkasse für die/den oben genannte(n) Versicherte(n) bei Früherkennungsuntersuchungen gemäß §§ 25 und 26 SGB V und bei Leistungen, die zur Behandlung akuter Erkrankungen/Schmerzzustände sowie Schwangerschaft/Mutterschaft erforderlich sind.

Ausstellungsdatum T T M M J J

~~Freigabe 01.09.2014~~

verbindliches Muster

Stempel / Unterschrift der Krankenkasse

Muster 85 (10.2014)

► Aufgaben

1. Welchen Zweck erfüllt die Überweisung zum Orthopäden bei dem Patienten Wilms?

2. Lesen Sie die Angaben zum Inhalt des Vordrucks durch und ergänzen Sie die Leerstellen in der oben abgebildeten Tabelle. Übertragen Sie die Nummern 1 bis 14 der Tabelle auf die Überweisung, indem Sie die entsprechenden Felder nummerieren.

3. Stellen Sie für Herrn Wilms (s. Fallbeispiel) anhand der folgenden Angaben die Überweisung an den Orthopäden aus: Wilms, Hugo, geb. am 05.10.1970, wohnhaft St.-Wigbert-Straße 14 in 34560 Fritzlar. Der Patient ist selbst versichert bei der AOK Hessen, Versicherten-Nr.: 4598712, Diagnose: LWS-Syndrom [M54.1G].

4. Unterstreichen Sie im Text, in welchen Fällen die Überweisung innerhalb derselben Gebietsbezeichnung zulässig ist.

5. Wann müssten Sie bei dem Patienten Hugo Wilms das Feld „eingeschränkter Leistungsbereich gemäß § 16 Abs. 3 SGB V" ankreuzen und warum müssten Sie diese Angabe machen?

6. Unterscheiden Sie zwischen den Leistungsbereichen und Aufträgen durch Ankreuzen.

Fall	Leistungsbereich Auftrag				
	kurativ	**präventiv**	**Auftrag**	**Konsil**	**Mit./ Weit.**
1. Der Patient Udo Boll erhält eine Überweisung zur Radiologie zum Röntgen des knöchernen Thorax bei Verdacht auf Rippenfraktur.					
2. Der Patient Marc Schütte erhält eine Überweisung zum Facharzt für Kardiologie zur Abklärung seiner Herzrhythmusstörungen.					
3. Die Patientin Ursel Schmitt erhält eine Überweisung zur Nephrologie zur Behandlung ihrer Niereninsuffizienz. Der überweisende Arzt behandelt parallel dazu den Diabetes mellitus.					
4. Die Patientin Linda Burg erhält eine Überweisung zum Facharzt für Allgemeinmedizin zur Behandlung ihrer Hypertonie. Sie setzt dort die abgebrochene Behandlung fort.					

7. Wenn Sie alle Kreuze richtig gesetzt haben, können Sie eine Gesetzmäßigkeit erkennen. Formulieren Sie diese in einem Merksatz.

8. Füllen Sie eine Überweisung zur augenärztlichen Behandlung für die Patientin Julia Knaus anhand folgender Angaben aus: Knaus, Julia, geb. am 14.12.1960, wohnhaft Über den Bergen 4 in 34560 Fritzlar. Die Patientin ist über ihren Ehemann Hubert Knaus, geb. am 16.10.1959, familienversichert bei der Deutschen Angestellten Krankenkasse, Versicherten-Nr.: 7842165, Diagnose: Glaukom [H40.9G].

9. Füllen Sie eine Überweisung zur Radiologie für den Patienten Jochen Schnell anhand folgender Angaben aus: Schnell, Jochen, geb. am 10.02.1980, wohnhaft Breslauer Straße 2 in 34560 Fritzlar. Der Patient ist selbstversichert bei der Barmer, Versicherten-Nr.: A5739512. Der Patient gibt an, auf dem Weg zu seinem Sportverein von einem Fahrradfahrer angefahren worden zu sein. Dr. Stein hat den Verdacht auf eine Fraktur der Großzehe, links (S92.4VL), und bittet um eine Röntgenaufnahme des linken Fußes in zwei Ebenen.

2.6 Überweisungs-/Abrechnungsschein für Laboratoriumsuntersuchungen als Auftragsleistung (Muster 10)/Lernfeld 8

Fallbeispiel

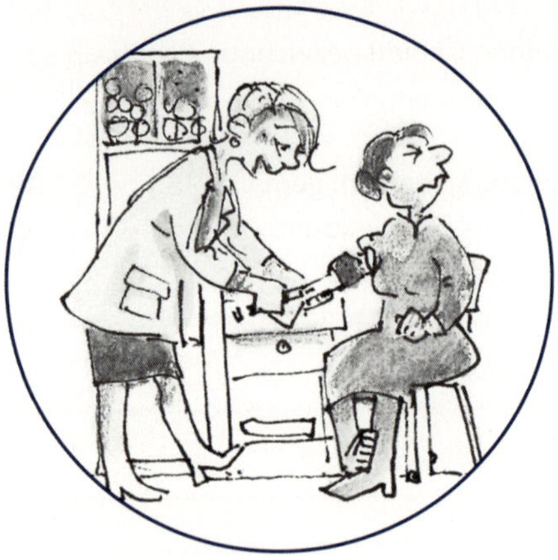

Die Patientin Elke Schnieder ist bei Dr. Stein aufgrund von Schmerzen im Oberbauch [R10.1G] in Behandlung. Dr. Stein veranlasst eine venöse Blutentnahme zur Bestimmung der Blutkörperchensenkungsgeschwindigkeit, die in der Praxis durchgeführt wird. Weiter sollen ein kleines Blutbild, Triglyceride, HDL-Cholesterin und LDL-Cholesterin in der Laborgemeinschaft bestimmt werden.
Luise bittet Hanna, die Überweisung für die Laboruntersuchung auszustellen.

► Aufgaben

1. Geben Sie an, welchen Vordruck Hanna ausstellen muss, und markieren Sie im Fallbeispiel die Laborparameter, die über diesen Vordruck angefordert werden müssen.

Informationstext

Der Überweisungs-/Abrechnungsschein für Laboratoriumsuntersuchungen als Auftragsleistungen (Muster 10) darf nicht verwendet werden, wenn der Kostenträger die gesetzliche Unfallversicherung ist (Arbeitsunfall, Berufskrankheit, Schülerunfall).

Der Überweisungs-/Abrechnungsschein für Laboratoriumsuntersuchungen als Auftragsleistungen (Muster 10) wird für Aufträge an Ärzte und Ärztinnen für Laboratoriumsmedizin zur Erbringung von Laborleistungen verwendet, wenn spezielle Laborleistungen des Kapitels 32.3 (Speziallabor) erbracht werden. Leistungen des Speziallabors machen nach der sozialgerichtlichen Rechtsprechung die Anwesenheit des Arztes/der Ärztin im Labor zur Zeit der Leistungserbringung z. B. durch eine MTA erforderlich, deshalb müssen diese über Muster 10 veranlasst werden. Für Laboruntersuchungen aus dem allgemeinen Labor (Kapitel 32.2) wird Muster 10A verwendet, wenn die Laborparameter in der Laborgemeinschaft des veranlassenden Arztes oder der veranlassenden Ärztin ausgewertet werden. Muster 10 und Muster 10A dürfen ebenfalls nur ausgestellt werden, wenn dem Vertragsarzt für das Behandlungsquartal eine gültige eGK vorliegt oder der Versicherungsschutz des Patienten oder der Patientin aus anderen Gründen zweifelsfrei bekannt ist. Von diesem Grundsatz darf nur in medizinisch dringenden Fällen abgewichen werden. Mithilfe der Eintragungen auf Muster 10/Muster 10A können alle erbrachten Laborleistungen auf den überweisenden Arzt zurückverfolgt werden. Sendet der vom Hausarzt mit Muster 10 beauftragte Labormediziner mit Muster 10 das Untersuchungsmaterial an einen zweiten Labormediziner, z. B. weil er eine Analyse nicht selbst durchführen kann, muss der überweisende Laborarzt auf Muster

10 die BSNR und LANR des erstveranlassenden Hausarztes eintragen. Dies ist notwendig, da der erstveranlassende Vertragsarzt für die Art und Menge der Laboruntersuchungen verantwortlich ist. Das bedeutet, dass die Laborleistungen das Laborbudget des erstveranlassenden Arztes belasten. Deshalb ist es notwendig, die gewünschten Laborleistungen so exakt wie möglich zu benennen bzw. auf den Vordrucken entsprechend zu kennzeichnen.

In bestimmten Fällen werden die allgemeinen Laboruntersuchungen nicht dem Laborbudget des Veranlassers zugerechnet. Diese Fälle werden durch das Eintragen sogenannter „Ausnahmekennziffern" im Abrechnungsschein deutlich gemacht. So kann bei einem Patienten mit einem Diabetes mellitus die Ausnahmekennziffer 32022 in der Praxissoftware eingetragen werden und die Laborwerte Glukose; Kreatinin und HbA1c werden nicht dem Laborbudget der Praxis zugerechnet. Liegen bei einem Patienten oder einer Patientin mehrere Diagnosen in einem Behandlungsfall vor, können die Ziffern kombiniert werden. Laboruntersuchungen, die im Rahmen einer Prä-OP oder im Zusammenhang mit der Erbringung einer Gesundheitsuntersuchung getätigt werden, werden nicht dem Laborbudget zugerechnet. Das gilt auch im Rahmen des Hepatitis-B- und/oder C-Screenings oder bei Laboruntersuchungen zum Nachweis von SARS-CoV-2-Antigenen.

Sowohl auf Muster 10 als auch auf Muster 10A muss grundsätzlich eine Diagnose, Verdachtsdiagnose (ICD-10-Code) oder ein Befund angegeben werden. Durch Ankreuzen ist der kurative oder präventive Fall zu unterscheiden. Werden über die Laborüberweisung neben den präventiven Laborparameter der Gesundheitsuntersuchung, Lipidprofil, Nüchternplasmaglukose und Harnstreifentest, noch weitere (kurative) Laborwerte veranlasst, wird trotzdem das Feld präventiv angekreuzt. In diesem Fall handelt es sich um einen so genannten Mischfall (s. u. Abrechnung von Laborparametern bei der Gesundheitsuntersuchung)

Handelt es sich um eine belegärztlich stationäre Behandlung, ist dies ebenfalls durch Ankreuzen des entsprechenden Feldes zu kennzeichnen. Wenn die Laborleistungen im Zusammenhang mit einem privaten Unfall bzw. privaten Unfallfolgen stehen, muss das durch Ankreuzen des Feldes Unfall/Unfallfolgen kenntlich gemacht werden.

Auf Muster 10A werden die gewünschten Laborwerte durch einen Strich mit einem dokumentenechten Stift (s. Feld) gekennzeichnet. Über das Feld Sonstige kann ein auf dem Vordruck nicht aufgeführter Laborwert oder ein Profil angefordert werden. Bei einem Profil handelt es sich um eine Zusammenstellung verschiedener Laborparameter, die z. B. bei verschiedenen Erkrankungen häufig bestimmt werden. Profile werden z. B. von der Laborgemeinschaft nach Vereinbarung erstellt. So beinhaltet das Profil „Diabetes" häufig die Laborparameter Blutzucker, HbA1c, Cholesterin, Triglyceride, HDL, LDL und Creatinin. Die Laborparameter des Basislabors, die durch die Laborgemeinschaft erbracht werden, gelten als persönliche Leistungserbringung des veranlassenden (Haus-)Arztes. Die Laborgemeinschaft wird als ausgelagerter Praxisteil des veranlassenden Arztes verstanden. Deshalb ist auf dem verbindlich vorgeschriebenen Muster 10A auch weder der Stempel noch die Unterschrift des veranlassenden (Haus-)Arztes notwendig. In vielen Praxen werden die Laborüberweisungen Muster 10 und Muster 10A digital erstellt. Diese Form ermöglicht eine schnelle, sichere und einfache Kommunikation mit dem entsprechenden Labor bzw. der Laborgemeinschaft. Die Verwendung der digitalen Vordrucke ist freiwillig. Einen Unterschied zwischen den herkömmlichen Vordrucken und digitalen Vordrucken gibt es nicht.

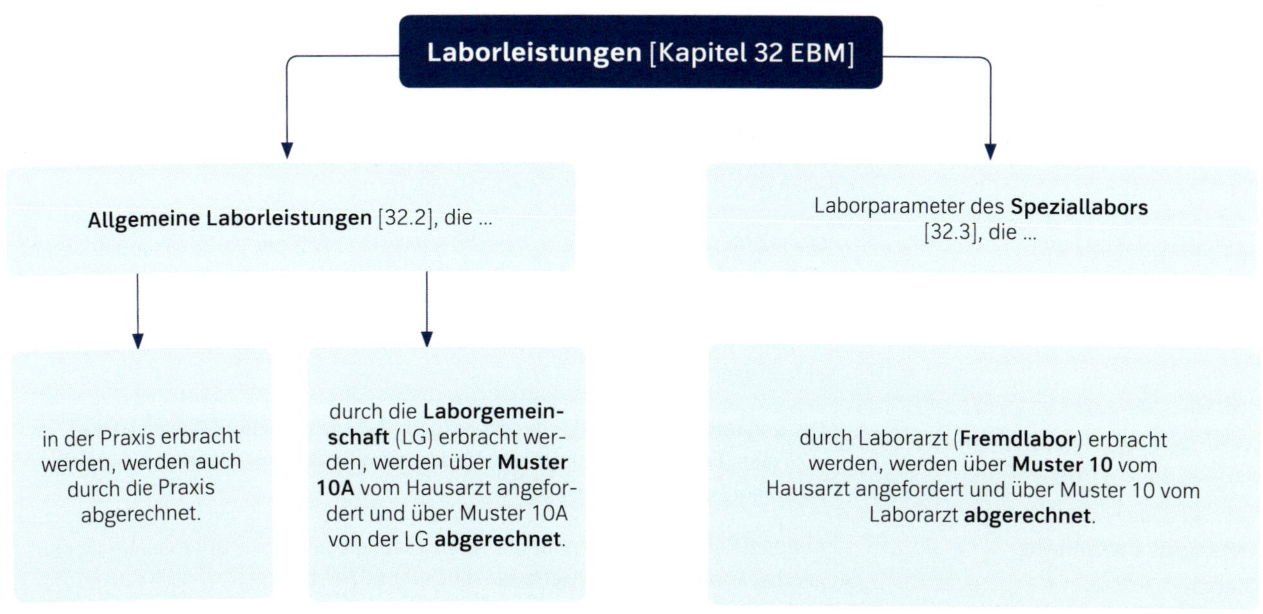

Merke:
Laborparameter, die Bestandteil einer Komplexleistung sind, müssen vom Hausarzt privat bei der Laborgemeinschaft bzw. dem Fremdlabor in Auftrag gegeben werden, um Doppelhonorierungen zu vermeiden.

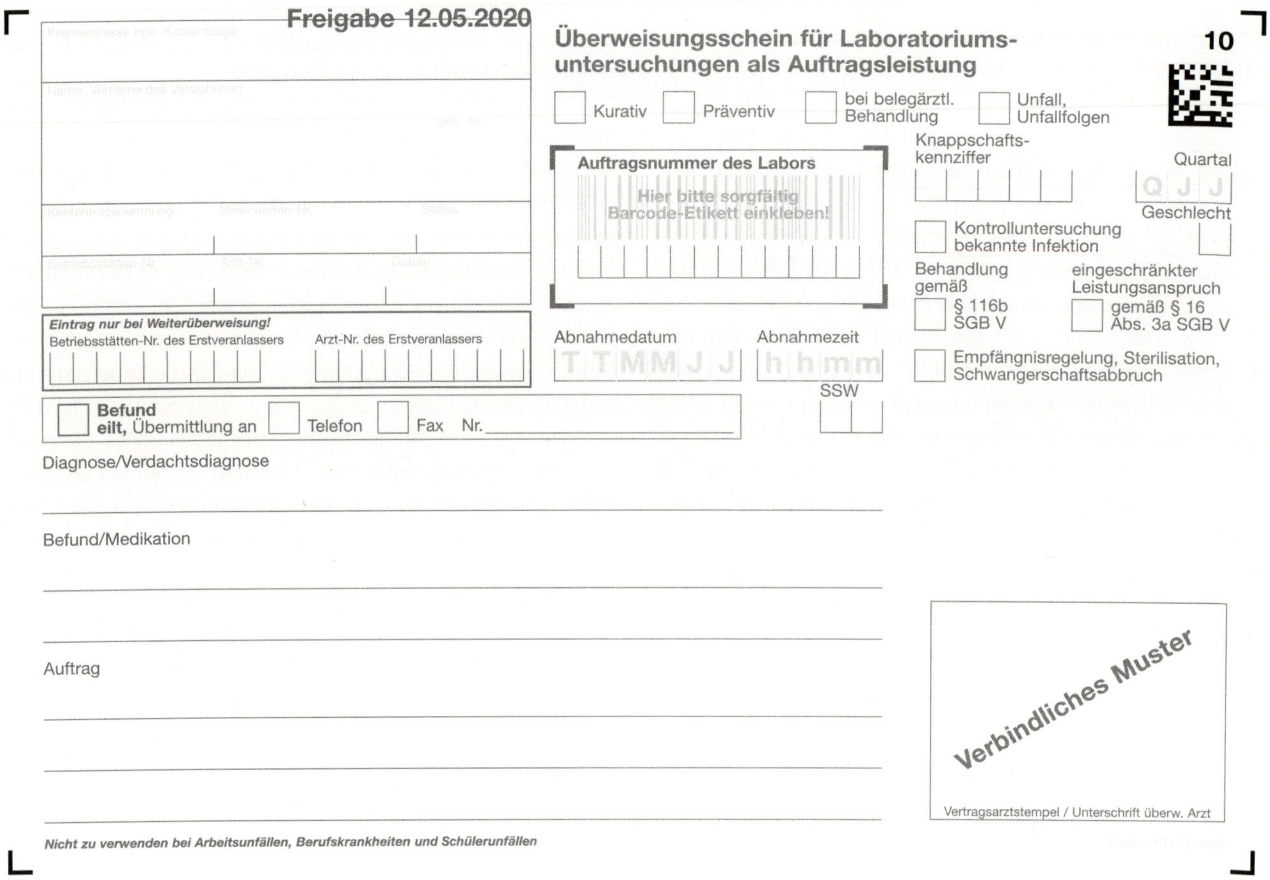
Freigabe 12.05.2020

Krankenkasse bzw. Kostenträger

Name, Vorname des Versicherten

geb. am

Kostenträgerkennung | Versicherten-Nr. | Status

Betriebsstätten-Nr. | Arzt-Nr. | Datum

Überweisungsschein für Laboratoriumsuntersuchungen als Auftragsleistung 10

☐ Kurativ ☐ Präventiv ☐ bei belegärztl. Behandlung ☐ Unfall, Unfallfolgen

Auftragsnummer des Labors

Hier bitte sorgfältig Barcode-Etikett einkleben!

Knappschaftskennziffer

Quartal Q J J

Geschlecht

☐ Kontrolluntersuchung bekannte Infektion

Behandlung gemäß ☐ § 116b SGB V

eingeschränkter Leistungsanspruch ☐ gemäß § 16 Abs. 3a SGB V

Eintrag nur bei Weiterüberweisung!
Betriebsstätten-Nr. des Erstveranlassers | Arzt-Nr. des Erstveranlassers

Abnahmedatum T T M M J J

Abnahmezeit h h m m

SSW

☐ Empfängnisregelung, Sterilisation, Schwangerschaftsabbruch

☐ **Befund eilt,** Übermittlung an ☐ Telefon ☐ Fax Nr.

Diagnose/Verdachtsdiagnose

Befund/Medikation

Auftrag

Verbindliches Muster

Vertragsarztstempel / Unterschrift überw. Arzt

Nicht zu verwenden bei Arbeitsunfällen, Berufskrankheiten und Schülerunfällen

Erklärungen der Felder auf den Laborüberweisungen nach Muster 10 und Muster 10A

Inhalte der Vordrucke	Muster 10 und Muster 10A
Barcode-Etikett bzw. Auftragsnummer des Labors	Von der LG oder dem Fremdlabor ausgegebene Barcodes werden auf dem Vordruck und den Materialröhrchen aufgebracht. Die Barcodes werden senkrecht auf die Materialröhrchen aufgeklebt, sodass sie über einen Scanner lesbar sind. Bei Nutzung von OrderEntry werden die Laboranforderungen digital erstellt und die Barcode-Etiketten in der Praxis ausgedruckt.
Abnahmedatum/-zeit	Die Felder Abnahmedatum + Abnahmezeit sind nach der Vordruckvereinbarung nicht verpflichtend auszufüllen. Sofern aber das Abnahmedatum als auch die Abnahmezeit für die Untersuchung medizinisch notwendig und indiziert sind, sind die Angaben in der vorgeschriebenen Form in die vorgesehenen Felder einzutragen.
Diagnosen	Die Angabe des ICD-10-Codes ist zwingend vorgeschrieben. Zusätzlich können in diesem Feld Befunde und/oder Medikation angegeben werden, wenn diese notwendig und indiziert sind.
Knappschaftskennziffer	Knappschaftsärzte tragen für die Veranlassung von Laboratoriumsuntersuchungen bei Knappschaftsversicherten die Ziffer 87777 ein.
Befund eilt	Das Feld wird auf Anordnung des veranlassenden Arztes/der veranlassenden Ärztin auf Muster 10A mit einem Strich (manuell oder über EDV – Code 1) und auf Muster 10 durch ein Kreuz markiert.

Inhalte der Vordrucke	Muster 10 und Muster 10A
veranlasste Laborleistungen	Die gewünschten Laborparameter sind auf Muster 10A mit einem Strich zu markieren. Auf Muster 10 gibt der veranlasste Arzt/die veranlassende Ärztin in dem entsprechenden Feld exakt, z. B. über die Angabe der GOP 32160 oder als Volltext Saure Phosphatase, die gewünschten Laborparameter an.
Inhalte der Vordrucke	**Ausschließlich Muster 10A**
Sonstiges – Code 61	Hier kann entweder ein Laborparameter angegeben werden, der nicht im Anforderungsfeld definiert ist, oder ein Profil definiert werden. Bei Profilen werden vom Arzt oder von der Ärztin mit der LG vereinbarte Laborparameter zusammengefasst.
Inhalte der Vordrucke	**Ausschließlich Muster 10**
Kontrolle einer bekannten Infektion	Das Feld ist anzukreuzen, wenn es sich um eine Kontrolluntersuchung nach einer bekannten Infektion handelt.
Eintrag nur bei Weiterüberweisung – BSNR + LANR des Erstveranlassers	Diese Felder ergänzt der Arzt oder die Ärztin für Laboratoriumsmedizin bzw. Mikrobiologie, wenn er das Untersuchungsmaterial an einen weiteren Arzt für Laboratoriumsmedizin bzw. Mikrobiologie schickt. Damit ist gewährleistet, dass unabhängig von den untersuchenden Ärzten und Ärztinnen immer auf den erstveranlassenden Arzt geschlossen werden kann. Dies ist notwendig, da (fast) alle Laborleistungen das Laborbudget des Erstveranlassers belasten.
Eingeschränkter Leistungsanspruch gem. § 16 Abs. 3a SGB V	Sollte durch den Versicherten/die Versicherte ein Muster 85 (Nachweis der Anspruchsberechtigung bei Ruhen des Anspruchs gemäß § 16 Absatz 3a SGB V) vorgelegt werden, so sind durch den überweisenden Arzt nur Überweisungen im Rahmen akuter Erkrankungen und Schmerzzustände sowie bei Schwangerschaft und Mutterschaft zu tätigen. Der überweisende Vertragsarzt kennzeichnet dies entsprechend durch Ankreuzen des Feldes „eingeschränkter Leistungsanspruch gemäß § 16 Absatz 3a SGB V".
Telefon- und Faxnummer- Angabe	Der überweisende Vertragsarzt kann bei einer eiligen Befundübermittlung vermerken, an welche Telefon- bzw. Faxnummer der Befund ebenfalls nachrichtlich zu übermitteln ist.
Behandlung gemäß § 116b SGBV	In der ambulanten spezialfachärztlichen Versorgung (ASV) besteht zwischen den Fachärzten/Fachärztinnen, die aufgrund ihrer Kenntnisse und Erfahrungen bei der Behandlung der jeweiligen Krankheit mitwirken (Kernteam), keine Überweisungserfordernis. Sie erbringen ihre Leistungen als ASV-Berechtigte entsprechend dem jeweiligen Behandlungsumfang auf Überweisung. Dazu muss das Feld „Behandl. gemäß § 116b SGB V" nicht angekreuzt werden. Die erforderliche Kennzeichnung auf 35 dem Überweisungsschein erfolgt bereits durch die Angabe der ASV-Teamnummer (anstelle der Betriebsstätten-Nr.) und einer zusätzlichen Kennzeichnung im Statusfeld des Personalienfeldes.
Quartal	Das Quartal ist entsprechend den Vorgaben der anderen Vordrucke einzutragen. Sollte der Laborarzt oder die Laborärztin die Bestimmung der Laborwerte erst im Folgequartal vornehmen, kann Muster 10 verwendet werden, wenn der Gültigkeitszeitraum der Gesundheitskarte nicht überschritten wird.
Empfängnisregelung, Sterilisation, Schwangerschaftsabbruch	Das Feld ist anzukreuzen, wenn die Bestimmung der Laborparameter mit einer dieser drei Maßnahmen zusammenhängt.

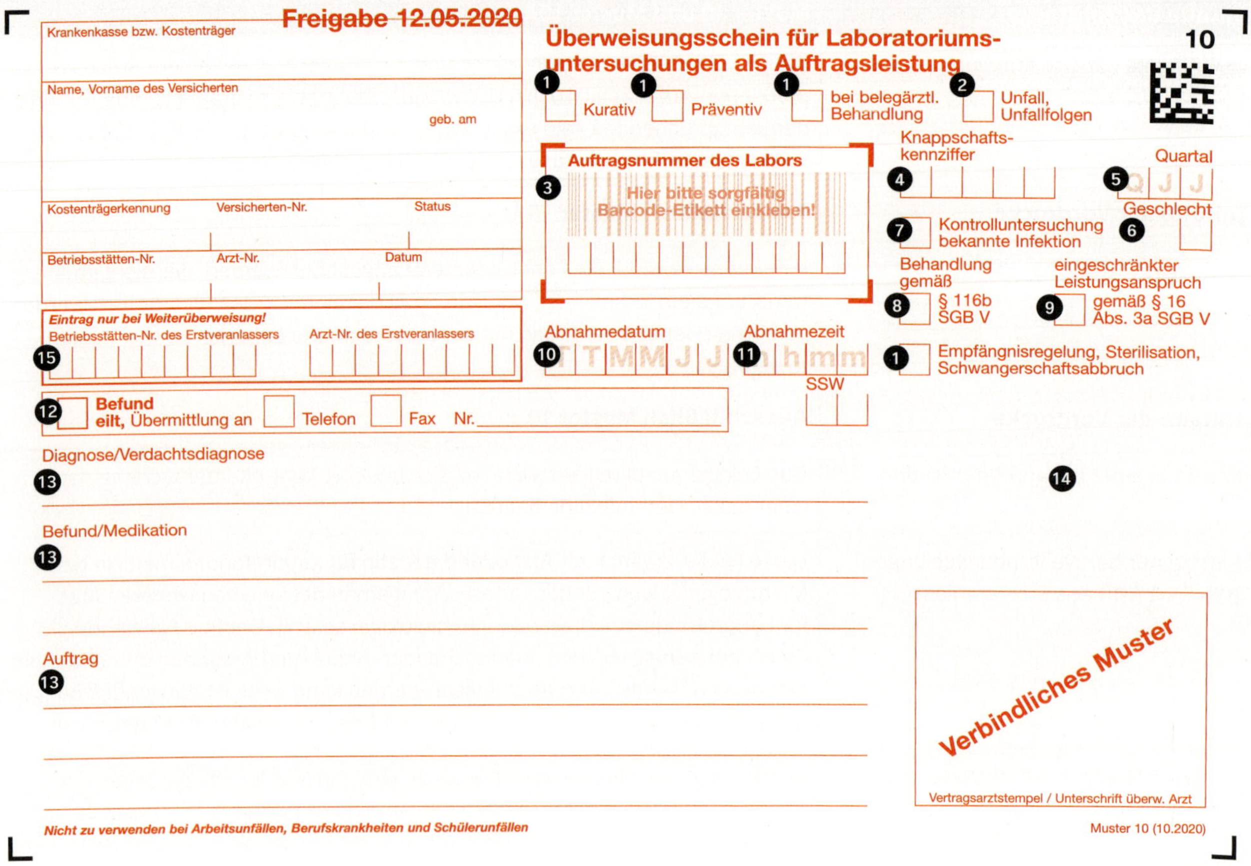
Freigabe 12.05.2020

Krankenkasse bzw. Kostenträger

Name, Vorname des Versicherten

geb. am

Kostenträgerkennung | Versicherten-Nr. | Status

Betriebsstätten-Nr. | Arzt-Nr. | Datum

Eintrag nur bei Weiterüberweisung!
Betriebsstätten-Nr. des Erstveranlassers | Arzt-Nr. des Erstveranlassers
15

Überweisungsschein für Laboratoriumsuntersuchungen als Auftragsleistung 10

1 Kurativ 1 Präventiv 1 bei belegärztl. Behandlung 2 Unfall, Unfallfolgen

3 Auftragsnummer des Labors
Hier bitte sorgfältig Barcode-Etikett einkleben!

4 Knappschaftskennziffer

5 Quartal Q J J

6 Geschlecht

7 Kontrolluntersuchung bekannte Infektion

8 Behandlung gemäß § 116b SGB V

9 eingeschränkter Leistungsanspruch gemäß § 16 Abs. 3a SGB V

10 Abnahmedatum T T M M J J

11 Abnahmezeit h h m m

SSW

1 Empfängnisregelung, Sterilisation, Schwangerschaftsabbruch

12 Befund eilt, Übermittlung an Telefon Fax Nr.

Diagnose/Verdachtsdiagnose
13

14

Befund/Medikation
13

Auftrag
13

Verbindliches Muster

Vertragsarztstempel / Unterschrift überw. Arzt

Nicht zu verwenden bei Arbeitsunfällen, Berufskrankheiten und Schülerunfällen

Muster 10 (10.2020)

Quelle: Erläuterungen zur Vereinbarung über Vordrucke für die vertragsärztliche Versorgung. Stand: 01.03.2023, www.kbv.de/media/sp/02_Erlaeuterungen.pdf [24.10.2023]

2. Ordnen Sie die Nummern der Inhalte des Vordrucks Muster 10 den Zeilen in der Tabelle zu, indem Sie im Feld „Inhalte der Vordrucke“ der Tabelle die entsprechende Nummer notieren.

3. Verbinden Sie die Erklärungsfelder über Pfeile mit den Feldern des Vordrucks.

4. Lesen Sie den Informationstext und füllen Sie die Erklärungsfelder aus.

5. Füllen Sie für die Patientin Elke Schnieder anhand der o.g. und folgenden Angaben das Muster 10A aus: Schnieder, Elke, geb. am 02.03.1939, wohnhaft Ahornweg 34 in 34560 Fritzlar. Die Rentnerin ist bei der DAK-Gesundheit versichert, Versicherten-Nr.: A6598331.

6. Was müssten Sie beachten, wenn Frau Schnieder an Diabetes mellitus erkrankt wäre? Begründen Sie Ihre Angaben.

Laboruntersuchungen zu den unten aufgeführten Erkrankungen belasten nicht das Laborbudget.

Nr.	Indikation
32005	antivirale Therapie der chronischen Hepatitis B oder C mit Interferon und/oder Nukleosidanaloga
32006	Erkrankungen oder Verdacht auf Erkrankungen, bei denen eine gesetzliche Meldepflicht besteht, oder Mukoviszidose
32007	Vorsorgeuntersuchungen gemäß den Mutterschaftsrichtlinien des Bundesausschusses der Ärzte und Krankenkassen, soweit die Leistungen nach Kapitel O abzurechnen sind, oder prä- bzw. perinatale Infektionen
32008	Anfallsleiden unter antiepileptischer Therapie oder Psychosen unter Clozapintherapie
32009	allergische Erkrankungen bei Kindern bis zum vollendeten 6. Lebensjahr
32010	genetisch bedingte Erkrankungen oder Verdacht auf diese Erkrankungen, sofern molekulargenetische oder molekularpathologische Untersuchungen nach den Nrn. 11310 bis 11312, 11320 bis 11322 durchgeführt werden
32011	Therapie der hereditären Thrombophilie, des Antiphospholipidsyndroms oder der Hämophilie. Die therapiepflichtige hämolytische Anämie und die Diagnostik der hereditären Thrombophilie, des Antiphospholipidsyndroms oder der Hämophilie unterliegen künftig der Steuerung durch den Wirtschaftlichkeitsbonus.
32012	Erkrankungen unter antineoplastischer Therapie oder systemischer Zytostatika-Therapie und/oder Strahlentherapie. Ärzte können die Kennnummer weiterhin für die parenterale tumorspezifische Therapie, zum Beispiel mit Zytostatika oder Biologica, und neu für orale antineoplastische Therapien sowie die Strahlentherapie ansetzen. Ab April umfasst die Kennnummer 32012 somit auch die Untersuchungsindikationen der bisherigen Kennnummer 32019.
32014	substitutionsgeschützte Behandlung Opiatabhängiger gemäß den Richtlinien des Bundesausschusses der Ärzte und Krankenkassen
32015	Orale Antikoagulantientherapie Diese Kennnummer befreit zukünftig ausschließlich die für die Steuerung von Vitamin K-Antagonisten notwendigen Laboruntersuchungen von der Anrechnung auf den arztpraxisspezifischen Fallwert. Die direkten oralen Antikoagulantien bedürfen in der Regel keiner Therapieüberwachung.
32017	manifeste angeborene Stoffwechsel- und/oder endokrinologische Erkrankung(en) bei Kindern und Jugendlichen bis zum vollendeten 18. Lebensjahr oder Mukoviszidose
32018	chronische Niereninsuffizienz mit einer endogenen Kreatinin-Clearence < 25 ml/min
32019	Die Kennnummer 32019 wird aufgrund des ähnlichen Leistungsinhalts mit der Kennnummer 32012 zusammengefasst und in der neu gefassten Kennnummer 32012 abgebildet.
32020	HLA-Diagnostik vor und/oder Nachsorge unter immunsuppressiver Therapie nach alloplastischer Transplantation eines Organs oder hämatopoetischer Stammzellen
32021	therapiebedürftige HIV-Infektionen
32022	manifester Diabetes mellitus
32023	rheumatoide Arthritis (PCP) einschl. Sonderformen und Kollagenosen unter immunsuppressiver oder immunmodulierender Langzeit-Basistherapie

Exkurs – Laborleistungen in Komplexen

Abrechnung von Laborparametern bei der Gesundheitsuntersuchung

Im Zusammenhang mit der Gesundheitsuntersuchung (Check-up 35) nach G.-Nr. 01732 wird der Urin mithilfe einer Teststreifenuntersuchung untersucht, das Lipidprofil (Gesamtcholesterin, LDL-Cholesterin, HDL-Cholesterin, Triglyceride) und die Nüchternplasmaglukose werden bestimmt. Diese Laboruntersuchungen sind nicht in der Abrechnungsziffer 01732 enthalten und müssen zusätzlich zur Gesundheitsuntersuchung berechnet werden. Im Regelfall wird die Teststreifenuntersuchung des Urins (G.-Nr. 32880) in der Praxis durchgeführt und die Bestimmung Lipidprofils durch die Laborgemeinschaft vorgenommen. Glukose wird entweder durch die Praxis oder durch die Laborgemeinschaft bestimmt. Werden Lipid und Glukose durch die Laborgemeinschaft bestimmt, müssen die beiden Parameter über Muster 10A angefordert werden. In diesem Fall muss das Feld „präventiv" angekreuzt werden.

Fortsetzung Aufgabe 2

Diagnosen:

Barcode Etikett:

Ggf. Kennziffer:

Auftrag

Freigabe 06.05.2020

Krankenkasse bzw. Kostenträger

Name, Vorname des Versicherten

geb. am

Verbindliches Muster

Kostenträgerkennung | Versicherten-Nr. | Status

Betriebsstätten-Nr. | Arzt-Nr. | Datum

Anforderungsschein für Laboratoriumsuntersuchungen bei Laborgemeinschaften

10A

☐ Kurativ ☐ Präventiv ☐ bei belegärztl. Behandlung ☐ Unfall, Unfallfolgen

Knappschaftskennziffer | Geschlecht | SSW

Hier bitte sorgfältig Barcode-Etikett einkleben !

Zusätzliche Angaben zu Untersuchungen

Abnahmedatum T T M M J J

Abnahmezeit h h m m

Befund eilt	1	**Serum / Plasma / Vollblut**						**Urin**	
EDTA-Blut		alkalische Phosphatase	13	Gamma GT	27	LDL-Cholesterin	42	Status	55
großes Blutbild	2			Glukose	28	Lipase	43	Mikroalbumin	56
kleines Blutbild	3	Amylase	14	GOT / ASAT	29	Natrium	44	Glukose	58
HbA1c	4	ASL	15	GPT / ALAT	30	OP-Vorbereitung (32125)	45	Sediment	60
Retikulozyten	5	Bilirubin direkt	16	Harnsäure	31			**Citrat-Blut**	
Blutsenkung	6	Bilirubin gesamt	17	Harnstoff	32	Phosphat, anorg.	46	Quick	8
Gesundheitsuntersuchungen		Calcium	18	HDL-Cholesterin	34	Transferrin	47	Quick unter Marcumar-Therapie	9
		Cholesterin	19	IgA	35	Triglyceride	48		
Harnstreifentest (32880)	62	Cholinesterase	20	IgG	36	TSH	49		
		CK	21	IgM	37			Thrombinzeit	10
Nüchternplasmaglukose (32881)	63	CRP	23	Kalium	38	**Glukose-Profil**		PTT	11
		Eisen	24	Kreatinin	39	Glukose 1	51		
Lipidprofil (32882)	64	Eiweiß Elektrophorese	25	Kreatinin Clearance	40	Glukose 2	52	Sonstiges	61
						Glukose 3	53		
		Eiweiß gesamt	26	LDH	41	Glukose 4	54		

Muster 10A (10.2020)

2.7 Elektronische Arbeitsunfähigkeitsbescheinigung (eAU)

Fallbeispiel

Hanna, stell dir vor, gerade war ein neuer Patient hier, der eine Krankschreibung für 2 Tage wollte. Ich habe ihm gesagt, dass Dr. Stein seine Hausbesuche macht, und ihm einen Termin für heute Nachmittag um 16:00 Uhr angeboten. Der Patient wollte aber nicht noch einmal wiederkommen, da er Migräne habe. Er hat mir angeboten, die eGK jetzt einzulesen und Dr. Stein zu bitten, die Krankmeldung auszustellen. Hast du so etwas schon mal gehört?"

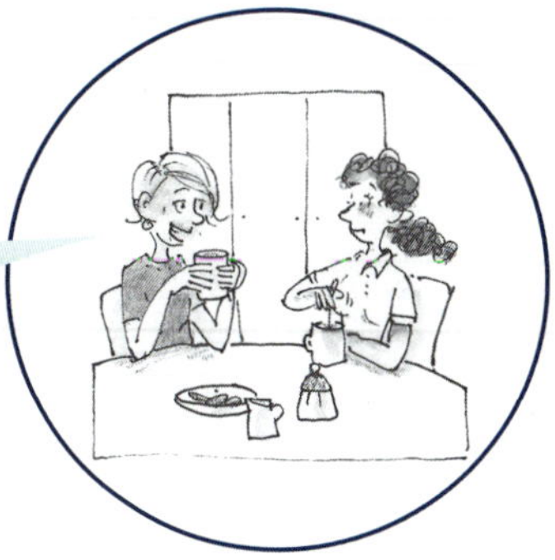

Aufgaben

1. Warum ist Luise über das Anliegen des Patienten so empört? Nehmen Sie Stellung zu dem Wunsch des Patienten.

Informationstext

Funktion

Die Arbeitsunfähigkeitsbescheinigung dient als Nachweis darüber, dass der behandelnde Arzt oder die behandelnde Ärztin aufgrund einer persönlichen Untersuchung eine Arbeitsunfähigkeit des Versicherten festgestellt hat. Sie wird gleichzeitig als Nachweis für den Arbeitgeber für die Entgeltfortzahlung und für die Krankenkasse für das Krankengeld genutzt. Patienten und Patientinnen der gesetzlichen Krankenkassen mit Anspruch auf Lohnfortzahlung haben i. d. R. im Krankheitsfall sechs Wochen Anspruch auf Lohnfortzahlung, wenn dem Arbeitgebenden eine Arbeitsunfähigkeitsbescheinigung vorliegt. Liegt diese nicht vor, entfällt der Anspruch auf Lohnfortzahlung. Eine Beurteilung der Arbeitsfähigkeit durch den Arzt sollte, aufgrund der arbeits- und sozialversicherungsrechtlichen Bedeutung, sehr sorgfältig geschehen. Es gilt folgender Grundsatz:

Eine Arbeitsunfähigkeit darf nur in Ausnahmefällen und unter strenger Prüfung für einen Zeitraum von maximal drei Tagen rückwirkend bescheinigt werden.

Aufbau

Früher waren es die Patienten und Patientinnen, die das Formular der Arbeitsunfähigkeitsbescheinigung (AU) an ihre Arbeitgeber und die gesetzliche Krankenkasse übermitteln mussten, mittlerweile ist das nicht mehr nötig, da die elektronische Arbeitsunfähigkeitsbescheinigung (eAU) direkt von der Praxis oder dem Krankenhaus an die zuständige Krankenkasse des Versicherten übermittelt wird. Diese stellt die relevanten Informationen der Arbeitsunfähigkeit dem Arbeitgeber zur Verfügung, der sie dann ebenfalls elektronisch abrufen kann. Neben dem Namen des Beschäftigten sind für die Arbeitgeber auch Beginn und Ende der Arbeitsunfähigkeit und das Datum der ärztlichen Feststellung der Krankschreibung sichtbar. Medizinische Inhalte wie Diagnosen werden nicht übermittelt.

Je nach betrieblicher Regelung sind arbeitsunfähige Beschäftigte verpflichtet, dem Arbeitgeber bis spätestens zum 4. Tag der Krankheit eine Arbeitsunfähigkeitsbescheinigung vorzulegen. Arbeitgeber haben jedoch das Recht, den Nachweis schon ab dem 1. Tag der Erkrankung einzufordern.

Durch die Einführung der eAU soll u. a. ein lückenloser Nachweis der Arbeitsunfähigkeit gewährleistet werden. Nur bei einem lückenlosen Nachweis erhalten Arbeitnehmende nach sechswöchiger Arbeitsunfähigkeit aufgrund derselben Erkrankung Krankengeld von ihrer zuständigen Krankenkasse. Das Krankengeld beträgt 70 % des regelmäßigen Bruttoeinkommens und darf 90 % des Nettogehaltes nicht übersteigen. Es wird maximal für 78 Wochen innerhalb von drei Jahren pro Erkrankung gezahlt.

Inhalt

Bei der Bescheinigung der Arbeitsunfähigkeit wird (bei gleicher Diagnose) zwischen Erst- und Folgebescheinigung unterschieden. Ist ein Patient oder eine Patientin bspw. aufgrund einer akuten Gastritis erstmalig für drei Tage arbeitsunfähig geschrieben, muss das Feld „Erstbescheinigung" markiert werden. Wird am vierten Tag wegen der Gastritis eine weitere Krankschreibung benötigt, muss das Feld „Folgebescheinigung" markiert werden. Erkrankt derselbe Patient oder dieselbe Patientin einige Zeit später an einer Bronchitis und benötigt eine erneute Arbeitsunfähigkeitsbescheinigung, ist wieder das Feld „Erstbescheinigung" zu markieren.

Bei Ausstellung einer Erstbescheinigung wird in dem Feld „Arbeitsunfähig seit" der erste Tag der Arbeitsunfähigkeit und im Feld „Voraussichtlich arbeitsunfähig bis einschließlich" das voraussichtliche Ende der Arbeitsunfähigkeit vermerkt. Das Feststellungsdatum der Erkrankung („Festgestellt am") ist in der Regel mit dem ersten Tag der Arbeitsunfähigkeit identisch. Bei Ausstellung einer Folgebescheinigung muss die Zeile „arbeitsunfähig seit" nicht erneut ausgefüllt werden. Diagnosen müssen nach ICD-10-GM verschlüsselt werden. Erfolgt eine stationäre Einweisung in ein Krankenhaus, sind sowohl der einweisende Vertragsarzt als auch das Krankenhaus dazu berechtigt, eine Arbeitsunfähigkeitsbescheinigung ausstellen. Wird ein Patient oder eine Patientin aus dem Krankenhaus entlassen, besteht im Rahmen des Entlassmanagements die Möglichkeit eine Arbeitsunfähigkeit für einen Zeitraum von maximal sieben Tagen zu bescheinigen.

Um einen lückenlosen Nachweis bei Fortbestehen der Arbeitsunfähigkeit zu gewährleisten ist es unabdingbar, dass sich der Patient oder die Patientin spätestens am auf den letzten Tag der Arbeitsunfähigkeit folgenden Werktag erneut bei seinem Arzt oder seiner Ärztin vorstellt. Samstage gelten in diesem Zusammenhang nicht als Werktage. Besteht eine Arbeitsunfähigkeit aufgrund eines Arbeitsunfalls oder Berufskrankheit, wird dies durch Ankreuzen des Feldes „Arbeitsunfall, Arbeitsunfallfolgen, Berufskrankheit" kenntlich gemacht. Sollte in diesem Zusammenhang eine Vorstellung beim Durchgangsarzt (D-Arzt) notwendig sein, ist auch das Feld „dem Durchgangsarzt zugewiesen" anzukreuzen. Es ist darauf zu achten, dass in diesem Fall die gesetzliche Krankenkasse als Kostenträger auf der Arbeitsunfähigkeitsbescheinigung einzutragen ist und nicht der zuständige Unfallversicherungsträger.

Derzeit ist bei Patienten und Patientinnen aus der Gruppe der sog. „Sonstigen Kostenträger" (z. B Bundeswehr oder Polizei) eine digitale Übermittlung der Arbeitsunfähigkeitsbescheinigung an den zuständigen Kostenträger noch nicht flächendeckend möglich. Für diese Patientengruppe kommt bis auf Weiteres das Ersatzverfahren zum Einsatz, d. h. die Arbeitsunfähigkeit für Krankenkasse, Arbeitgeber und Versicherte werden ausgedruckt und der zu behandelnden Person zur Verfügung gestellt.

Ablauf

Für das Ausstellen der eAU benötigt die Praxis einen E-Health-Konnektor für die Anbindung an die TI, den elektronischen Heilberufsausweis des Arztes oder der Ärztin, die Praxissoftware, einen KIM-Dienst und mindestens ein eHealth-Kartenterminal. Das eAU-Formular wird am Praxis-PC ausgefüllt, elektronisch durch den Arzt oder die Ärztin signiert und bis spätestens 24.00 Uhr an die Krankenkasse übermittelt, die danach die Daten dem Arbeitgeber zum Abruf bereitstellt. Dieser sendet über den Kommunikationsserver eine Anfrage an die Krankenkasse. Da bei einem Hausbesuch keine Verbindung zur TI möglich ist, können Ärzte und Ärztinnen ein leeres AU-Formular händisch ausfüllen und die Daten bis zum Ende des nächsten Werktages in der Praxis digital an die zuständige Krankenkasse übermitteln.

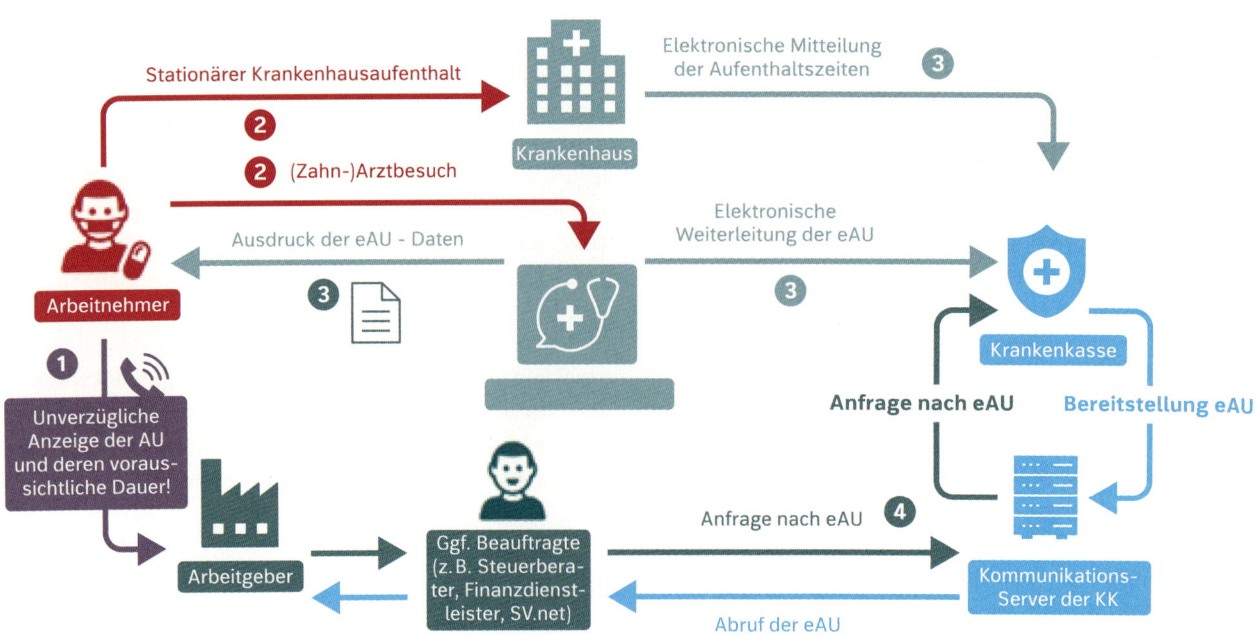

Krankenkasse bzw. Kostenträger | 03

Name, Vorname des Versicherten | geb. am

Kostenträgerkennung | Versicherten-Nr. | Status

Betriebsstätten-Nr. | Arzt-Nr. | Datum

Arbeitsunfähigkeits-bescheinigung 1

☐ **Erstbescheinigung**

☐ **Folgebescheinigung**

☐ Arbeitsunfall, Arbeitsunfall-folgen, Berufskrankheit

☐ dem Durchgangsarzt zugewiesen

arbeitsunfähig seit ______

voraussichtlich arbeitsunfähig bis einschließlich oder letzter Tag der Arbeitsunfähigkeit ______

festgestellt am ______

Vertragsarztstempel / Unterschrift des Arztes

Ausfertigung zur Vorlage bei der Krankenkasse

AU-begründende Diagnose(n) *(ICD-10)*

ICD-10 - Code | ICD-10 - Code | ICD-10 - Code

ICD-10 - Code | ICD-10 - Code | ICD-10 - Code

☐ sonstiger Unfall, Unfallfolgen

☐ Versorgungsleiden (z.B. BVG)

Es wird die Einleitung folgender besonderer Maßnahmen für erforderlich gehalten

☐ Leistungen zur medizinischen Rehabilitation

☐ stufenweise Wiedereingliederung

☐ Sonstige

Im Krankengeldfall ☐ ab 7. AU-Woche oder sonstiger Krankengeldfall ☐ Endbescheinigung

Hinweis für Versicherte zum Krankengeld

Wird Ihnen in der Arztpraxis die Bescheinigung über die Arbeitsunfähigkeit für die Krankenkasse ausgehändigt, leiten Sie diese bitte an Ihre Krankenkasse weiter. Dadurch können zeitliche Verzögerungen bei der Gewährung von Kranken- bzw. Verletztengeld vermieden werden.

Dokumentenversion: 1.0.2
Dokumententyp: e010

PRF.NR. KBV-Pruefnummer
08b97c0c-6b65-4f33-a985-66ffd6fb2322

Muster

2. Lesen Sie den Abschnitt „Funktion" des Informationstextes durch und erklären Sie, wie lange für Anspruchsberechtigte der Lohn im Krankheitsfall gezahlt wird.
3. Für wie viele Tage darf eine Arbeitsunfähigkeit rückwirkend bescheinigt werden?
4. Welcher Kostenträger ist bei einem Arbeitsunfall auf der Arbeitsunfähigkeitsbescheinigung einzutragen?
5. Was soll durch einen lückenlosen Nachweis einer bestätigten Arbeitsunfähigkeit vermieden werden?
6. Die medizinische Fachangestellte Martina Herzog, versichert bei der DAK-Gesundheit, erscheint am 23. Oktober in der Praxis. Sie klagt über Husten und Gliederschmerzen. Nach einer klinischen Untersuchung diagnostiziert Dr. Stein einen grippalen Infekt [J06.9G] und schreibt die Patientin erstmalig für drei Tage krank.

7. Welche Tagesdaten auf der Arbeitsunfähigkeitsbescheinigung müssen übereinstimmen?
Ergänzen Sie auf der Grundlage Ihrer Überlegungen den folgenden Merksatz:

Bei der Erstbescheinigung einer Arbeitsunfähigkeit stimmen im Regelfall überein ...

8. Wann kommt es zur Abweichung vom Regelfall und welche zeitliche Abweichung kann sich maximal ergeben?

9. Geben Sie die Tagesdaten an: Frau Martina Herzog kommt am 26.10. erneut in die Praxis, da sich ihr Zustand nicht wesentlich verbessert hat. Frau Herzog wird für weitere zwei Tage arbeitsunfähig geschrieben.

Tagesdaten	Datumsangabe		
Tagesdatum im Personalienfeld			
Arbeitsunfähig seit			
Voraussichtlich arbeitsunfähig bis einschließlich			
Festgestellt am			

10. Ergänzen Sie auf der Grundlage Ihrer Übereinstimmungen bei den Tagesangaben den folgenden Merksatz:

Bei der Folgebescheinigung einer Arbeitsunfähigkeit stimmen im Regelfall ...

11. Welche Diagnose steht auf der Arbeitsunfähigkeit von Frau Herzog? Notieren Sie, wie die Diagnose auf der Arbeitsunfähigkeitsbescheinigung angegeben werden muss.

12. Ein Patient ist aufgrund eines Herzinfarkts jetzt die siebte Woche arbeitsunfähig geschrieben. Geben Sie an, wie eine weitere Arbeitsunfähigkeit bescheinigt wird.

13. Sie nehmen am 25.10. in der Praxis das folgende Telefonat entgegen. Formulieren Sie in wörtlicher Rede, was Sie dem Arbeitgeber antworten (s. Aufgabe 6 und 9).
„Guten Tag. Hier spricht Dr. Bartenwetzer. Ich bin ein ärztlicher Kollege Ihres Chefs und der Arbeitgeber von Frau Herzog. Sie müsste bei Ihnen Patientin sein.
Jedenfalls liegt mir eine ‚AU' Ihrer Praxis vor. Ich würde gerne wissen, ob meine MFA einen weiteren Termin in Ihrer Praxis hat und ich mit einer erneuten Verlängerung der Krankschreibung zu rechnen habe. Wenn sie nächste Woche auch nicht an der Arbeit erscheint, kann ich meine Praxis für eine Woche schließen. Um besser planen zu können, benötige ich Ihre Hilfe."

14. Welche Angaben dürften Sie im o. g. Fall machen, wenn ein Sachbearbeiter der Krankenkasse am Telefon wäre? Begründen Sie Ihre Antwort.

15. Sven Hillbrand, geb. am 23.03.1990, ist von Dr. Stein erstmalig vom 07.11. bis 12.11. arbeitsunfähig geschrieben. Geben Sie an, an welchem Tag sich Herr Hillbrand spätestens wieder in der Praxis vorstellen muss, wenn eine Verlängerung der Arbeitsunfähigkeit droht. Gehen Sie davon aus, ...

a) dass der 12.11. ein Donnerstag ist.

b) dass der 12.11. ein Freitag ist.

Fallbeispiel

Frau Wilke erscheint mit ihrer kleinen Tochter Imke in der Praxis. Imke hat hohes Fieber, sie erbricht sich und hat Durchfall.

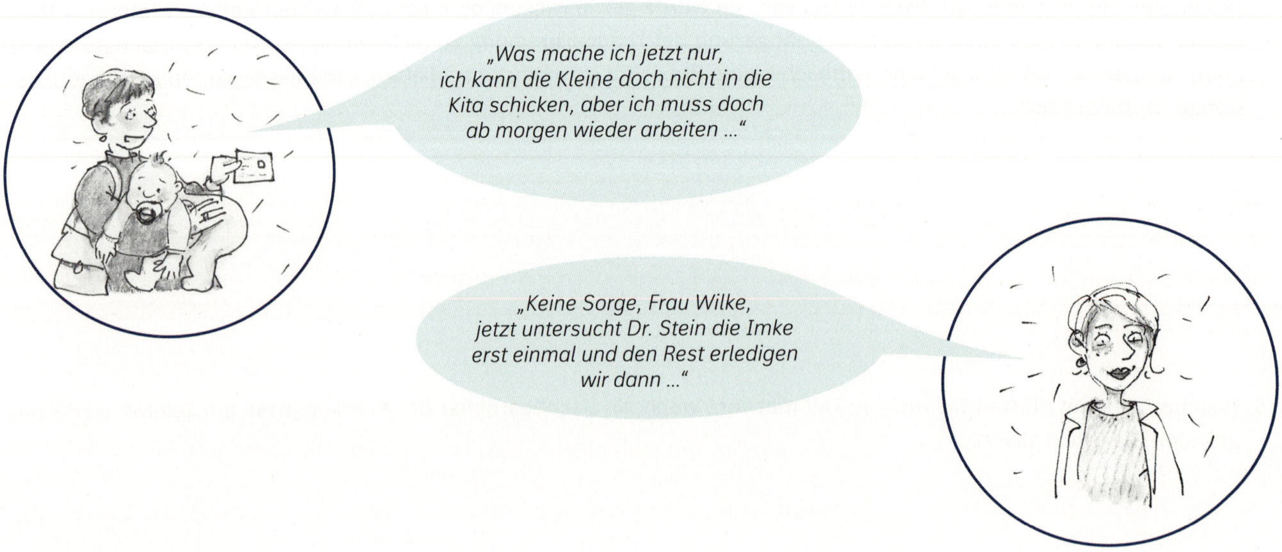

► Aufgaben

1. Nehmen Sie den Vordruck Muster 21 und geben Sie an, welche Möglichkeit Frau Wilke hat, ihre Tochter Imke während ihrer Erkrankung zu betreuen.

Informationstext

Ärztliche Bescheinigung für den Bezug von Krankengeld bei Erkrankung des Kindes (Muster 21)

Eine Arbeitsunfähigkeit liegt nicht vor, wenn ein erkranktes Kind beaufsichtigt, betreut oder gepflegt werden muss und deshalb z. B. die Mutter/der Vater der Arbeit fernbleiben muss. In diesem Fall haben Versicherte gemäß § 45 SGB V Anspruch auf Krankengeld bei einer Erkrankung des Kindes, wenn die Notwendigkeit der Beaufsichtigung, Betreuung oder Pflege ärztlich bescheinigt worden ist (Muster 21), keine andere im Haushalt lebende Person diese Aufgaben übernehmen kann und das Kind das 12. Lebensjahr noch nicht vollendet hat oder behindert und auf Hilfe angewiesen ist. Seit Januar 2024 besteht ein Anspruch auf Kinderkrankengeld in jedem Kalenderjahr für jedes Kind für maximal fünfzehn Arbeitstage pro Elternteil. Zusammen haben Mutter und Vater pro Kind bis zu 30 Tagen Anspruch auf Krankengeld bei Erkrankung des Kindes.

Die Ansprüche können allerdings nicht von einem Elternteil auf das andere Elternteil übertragen werden. Alleinerziehende Mütter/Väter haben Anspruch auf 30 Arbeitstage im Kalenderjahr. Bei drei und mehr Kindern besteht ein Anspruch von maximal 35 Arbeitstagen pro Elternteil bzw. 70 Arbeitstage für alleinerziehende Mütter/Väter. Keinen Anspruch auf Krankengeld bei Erkrankung des Kindes besteht, wenn z. B. die Mutter, die die Betreuung des Kindes übernimmt, selbst im Krankenhaus ist, da nicht das Kind, sondern die Betreuungsperson erkrankt ist. Muss der Vater in dieser Situation zu Hause bleiben, um das Kind zu betreuen, muss dies privat organisiert und finanziert werden. Legt eine Mutter/ein Vater die ärztliche Bescheinigung nach Muster 21 dem Arbeitgeber vor, hat sie/er Anspruch auf unbezahlte Freistellung von der Arbeit. Dieser Freistellungsanspruch kann vom Arbeitgeber vertraglich nicht ausgeschlossen oder eingeschränkt werden. Der Arbeitgeber legt die Bescheinigung nach Muster 21 der Krankenkasse des Arbeitnehmers vor. Deshalb ist die Angabe der Krankenkasse des Kindes im Personalienfeld des Musters 21 entbehrlich.

Die Arztpraxis gibt im Personalienfeld auf der Bescheinigung nach Muster 21 mindestens den Namen, den Vornamen und das Geburtsdatum sowie die Anschrift des Kindes an. Weiterhin ist durch Ankreuzen der entsprechenden Felder zu dokumentieren, dass aufgrund der Erkrankung des Kindes die Betreuung und Aufsicht durch die Mutter/den Vater notwendig sind. Ob die Erkrankung im Zusammenhang mit einem Unfall steht, muss ebenfalls durch Ankreuzen deutlich gemacht werden.

Selbstverständlich ist durch Datumsangabe der Zeitraum der Betreuung und Beaufsichtigung einzutragen. Die Bescheinigung nach Muster 21 muss den Vertragsarztstempel und die Unterschrift des Arztes enthalten. Die Rückseite des Vordrucks füllt der Versicherte aus, der Anspruch auf Krankengeld geltend macht.

Das Krankengeld beträgt 90 % des Nettoarbeitsentgeltes. Einmalzahlungen, z. B. Urlaubs- oder Weihnachtsgeld, werden berücksichtigt, wenn sie in den letzten zwölf Monaten vor Antragstellung gezahlt wurden. Für 2023 liegt die Höchstgrenze für das Kinderkrankengeld bei 116,38 € täglich. Ist die Erkrankung des Kindes auf einen Unfall in der KiTa oder der Schule zurückzuführen, zahlt die gesetzliche Unfallversicherung das Krankengeld. Privat Versicherte haben im Regelfall keinen Anspruch auf Zahlung von Kinderkrankengeld.

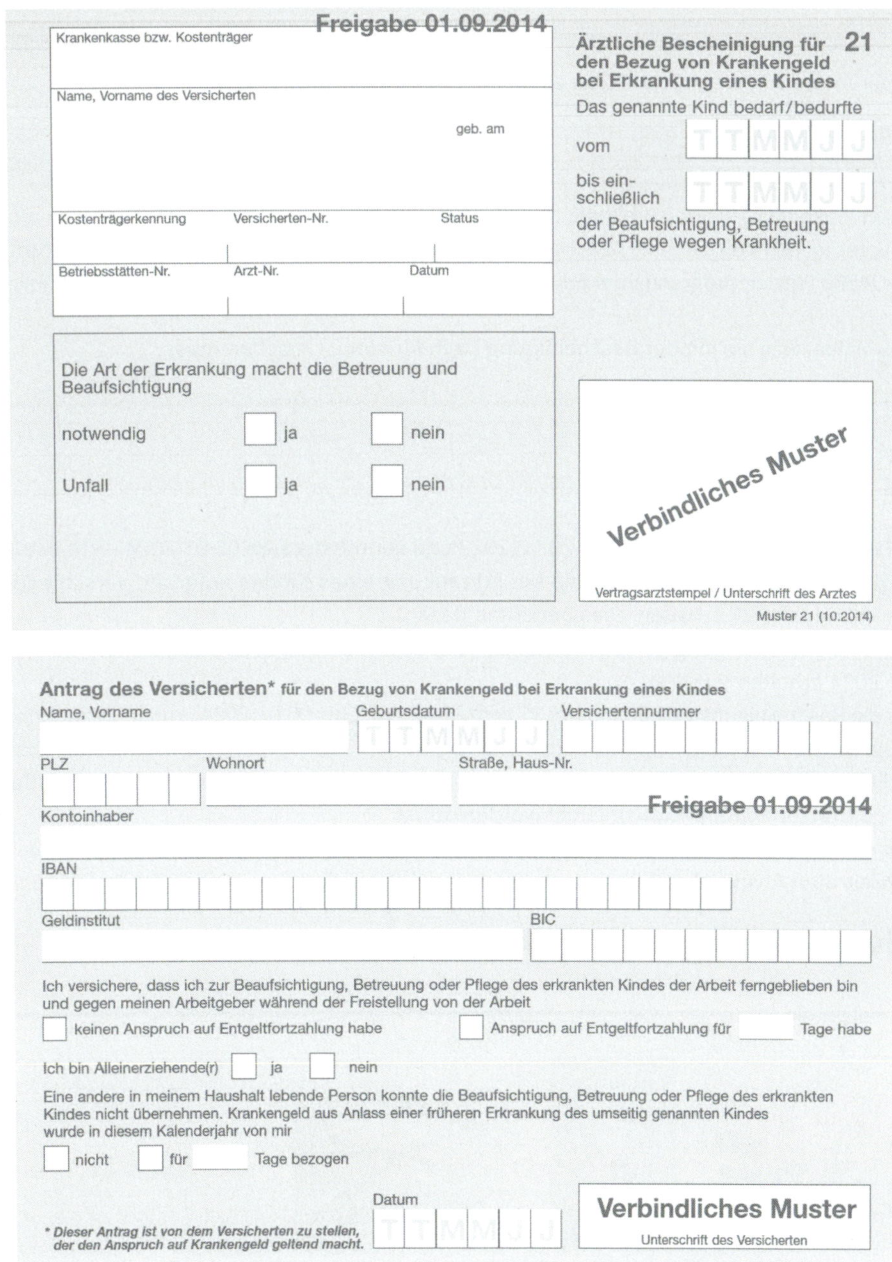
Freigabe 01.09.2014

Krankenkasse bzw. Kostenträger

Name, Vorname des Versicherten

geb. am

Kostenträgerkennung | Versicherten-Nr. | Status

Betriebsstätten-Nr. | Arzt-Nr. | Datum

Ärztliche Bescheinigung für den Bezug von Krankengeld bei Erkrankung eines Kindes 21

Das genannte Kind bedarf/bedurfte

vom T T M M J J

bis einschließlich T T M M J J

der Beaufsichtigung, Betreuung oder Pflege wegen Krankheit.

Die Art der Erkrankung macht die Betreuung und Beaufsichtigung

notwendig ☐ ja ☐ nein

Unfall ☐ ja ☐ nein

Verbindliches Muster

Vertragsarztstempel / Unterschrift des Arztes

Muster 21 (10.2014)

Antrag des Versicherten* für den Bezug von Krankengeld bei Erkrankung eines Kindes

Name, Vorname | Geburtsdatum T T M M J J | Versichertennummer

PLZ | Wohnort | Straße, Haus-Nr.

Freigabe 01.09.2014

Kontoinhaber

IBAN

Geldinstitut | BIC

Ich versichere, dass ich zur Beaufsichtigung, Betreuung oder Pflege des erkrankten Kindes der Arbeit ferngeblieben bin und gegen meinen Arbeitgeber während der Freistellung von der Arbeit

☐ keinen Anspruch auf Entgeltfortzahlung habe ☐ Anspruch auf Entgeltfortzahlung für ___ Tage habe

Ich bin Alleinerziehende(r) ☐ ja ☐ nein

Eine andere in meinem Haushalt lebende Person konnte die Beaufsichtigung, Betreuung oder Pflege des erkrankten Kindes nicht übernehmen. Krankengeld aus Anlass einer früheren Erkrankung des umseitig genannten Kindes wurde in diesem Kalenderjahr von mir

☐ nicht ☐ für ___ Tage bezogen

Datum T T M M J J

Verbindliches Muster

Unterschrift des Versicherten

** Dieser Antrag ist von dem Versicherten zu stellen, der den Anspruch auf Krankengeld geltend macht.*

► Aufgaben

2. Lesen Sie den Informationstext zum Muster 21 aufmerksam durch und markieren Sie im Text, welche Voraussetzungen gegeben sein müssen, damit Frau Wilke die Bescheinigung für den Bezug von Krankengeld bei Erkrankung des Kindes erhalten kann.

3. Geben Sie an, wie lange eine Mutter oder ein Vater für ein Kind längstens Anspruch auf Krankengeld bei Erkrankung des Kindes hat.

4. Wie hoch wäre der Anspruch, wenn Frau Wilke eine alleinerziehende Mutter wäre?

5. Stellen Sie für Frau Wilke das Muster 21 mithilfe der folgenden Angaben aus: Wilke, Imke, geboren am 10.07.2021, versichert über ihren Vater Jochen Wilke bei der AOK Hessen, Frau Wilke ist bei der Barmer krankenversichert. Die Familie wohnt in der Allee 23 in 34560 Fritzlar. Aufgrund ihrer Erkrankung muss Imke für vier Tage betreut und beaufsichtigt werden.

6. Erklären Sie Frau Wilke, was sie mit der Bescheinigung nach Muster 21 machen muss.

7. Finn Bauer, geb. am 20.01.2021, erkrankte am 29.12.2023 und konnte bis zum 05.01.2024 nicht in die KITA. Frau Bauer hatte im Jahr 2023 bereits 14 Tage Krankengeld bei Erkrankung eines Kindes aufgrund verschiedener Erkrankungen ihres Sohnes gemäß Muster 21 erhalten. Dies bedeutet, dass ...
   1. Herr Bauer eine Bescheinigung gemäß Muster 21 vom 29.12. bis zum 31.12.2023 und Frau Bauer vom 01.01. bis zum 05.01.2024 erhalten mussten.
   2. Frau Bauer die Bescheinigung gemäß Muster 21 vom 29.12.2023 bis 05.01.2024 erhielt. Da ihr Ehemann im Jahr 2023 keinen Anspruch auf Krankengeld geltend gemacht hat, konnte sein Anspruch auf seine Frau übertragen werden.
   3. grundsätzlich zwei Bescheinigungen gemäß Muster 21 ausgestellt werden mussten, da der Bezug von Krankengeld nicht quartalsübergreifend ausgestellt werden durfte.
   4. Frau Bauer die Bescheinigung vom 29.12.2023 bis 05.01.2024 erhalten konnte. Dies war möglich, da Frau Bauer für diesen Zeitraum Anspruch auf Bezug von Krankengeld bei Erkrankung eines Kindes hatte.

2.8 Arzneiverordnungsblatt (Muster 16)/Lernfeld 4

Fallbeispiel

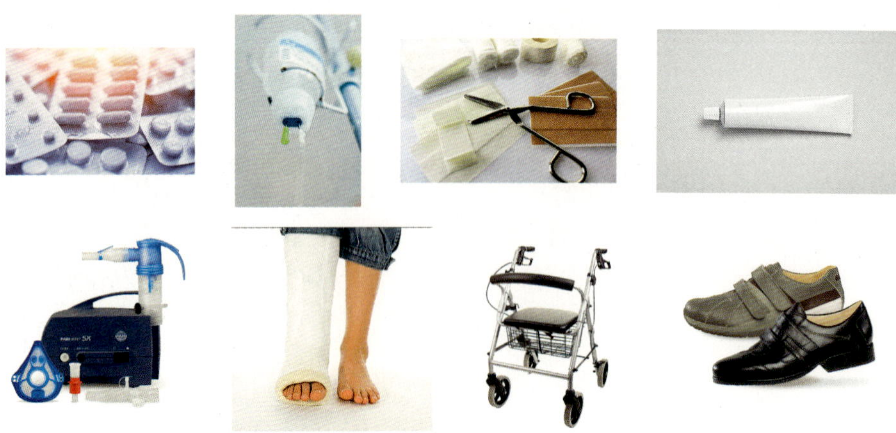

► Aufgaben

Lesen Sie die Erklärungen zu den Kategorien „Arzneimittel“, „Verbandmittel“ und „Hilfsmittel“ durch. Ordnen Sie die Bilder den Kategorien zu, indem Sie die abgebildeten Beispiele in der Tabelle notieren.

Kategorie	Erklärung	Beispiele
Arzneimittel	Arzneimittel sind Stoffe, die am oder im menschlichen (tierischen) Organismus eine Wirkung hervorrufen sollen: • Medikamente heilen, lindern oder verhüten Beschwerden oder Krankheiten, • Insulin, Kortison, Hormone ersetzen körpereigene Wirkstoffe, • Antibiotika, Virostatika, Fungizide bekämpfen Krankheitserreger, Parasiten oder körperfremde Stoffe, • Psychopharmaka beeinflussen den seelischen Zustand des Patienten, • Schlafmittel, Anabolika, die „Pille“ beeinflussen die Funktion des Körpers und • Kontrastmitteluntersuchungen und Szintigrafien zeigen Funktion und Zustand des Körpers auf.	• • • • • u.a.
Verbandmittel	Verbandmittel sind Materialien, die dazu dienen, eine Krankheit zu heilen oder Beschwerden zu lindern. Für die Verschreibung von Verbandmitteln gelten die gleichen Bedingungen wie für die Verordnung von Arzneimitteln.	• • • u.a.
Hilfsmittel	Hilfsmittel sind i. d. R. sächliche medizinische Mittel, die dazu dienen, den Erfolg der Krankenbehandlung zu sichern oder eine Behinderung auszugleichen. Versicherte haben Anspruch auf die medizinisch notwendigen, ärztlich verordneten Hilfsmittel, soweit diese nicht als allgemeine Gebrauchsgegenstände des täglichen Lebens anzusehen sind. Der Anspruch umfasst neben der Erstbeschaffung auch eine notwendige Änderung und Instandsetzung des Hilfsmittels. Welche Hilfsmittel zulasten der gesetzlichen Krankenversicherung verordnungsfähig sind, kann dem Hilfsmittelverzeichnis (hilfsmittel.gkv-spitzenverband.de) entnommen werden.	• • • • u.a

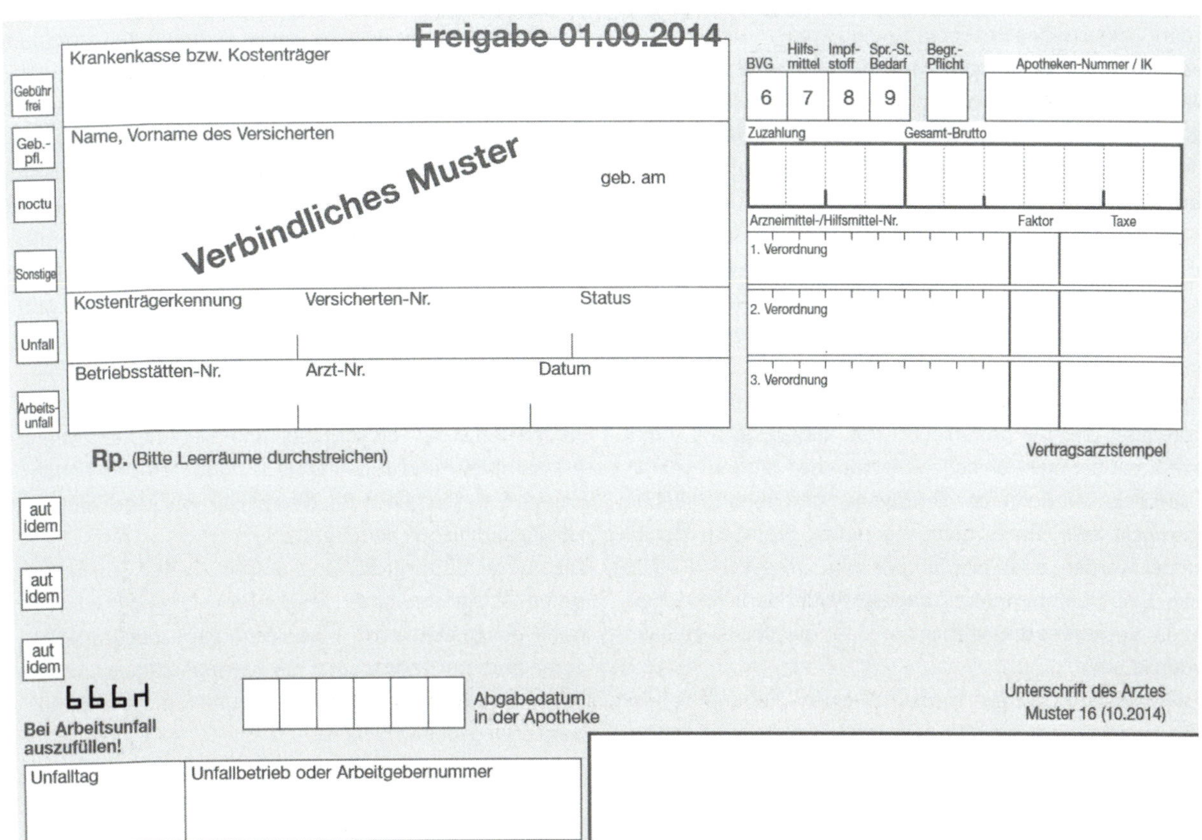

Empfangsbestätigung für Hilfsmittel

Nr.	Datum	Unterschrift des Empfängers
1		
2		
3		

Stempel der Apotheke / des Lieferanten

Vermerke der Krankenkasse

Verbindliches Muster

Freigabe 01.09.2014

Wird das Arzneimittel innerhalb der Zeiten gemäß § 6 Arzneimittelpreisverordnung (Notdienst) abgeholt, so hat der Patient eine Gebühr (2,50 Euro) zu zahlen, sofern der Arzt nicht einen entsprechenden Vermerk (noctu) anbringt.

Funktion und Grundsätze

Auf dem Arzneiverordnungsblatt (Muster 16) werden grundsätzlich nur verschreibungspflichtige Arzneimittel, Medizinprodukte und Hilfsmittel, mit Ausnahme von Sehhilfen und Hörhilfen verordnet. Während maximal drei Arzneimittel oder Medizinprodukte auf einem Rezept stehen dürfen, müssen individuelle Rezepturen (Wirkstoffrezept) einzeln auf Muster 16 verordnet werden. Auch Hilfsmittel werden unter Angabe der Diagnose so eindeutig wie möglich und gesondert rezeptiert. Der Empfang eines Hilfsmittels ist vom Patienten auf der Rückseite des Rezeptes zu quittieren.

Seh- und Hörhilfen werden über eigenständige Vordrucke (Muster 8, 8A und 15) verordnet, Betäubungsmittel auf einem Betäubungsmittel-Rezept (BTM) und Arzneimittel mit den Wirkstoffen Lenalidomid, Pomalidomid- und Thalidomid auf einem sog. T-Rezept.

Bei der Verordnung von Fertigarzneimitteln muss die Packungsgröße mit N1, N2 oder N3 angegeben werden, verpflichtend ist auch die Angabe der jeweiligen Dosierung Um Missbrauch auszuschließen, müssen Freiräume auf dem Arzneiverordnungsblatt entwertet werden.

Gültigkeit erlangt die Verordnung, wenn sie mit dem Vertragsarztstempel und der Unterschrift des Vertragsarztes (beim eRezept mit der elektronischen Signatur des Arztes/der Ärztin) versehen ist. Sollte der Vertragsarztstempel nicht schon eingedruckt sein, muss beim manuellen Stempeln darauf geachtet werden, dass dies an der dafür vorgesehen Stelle erfolgt. Eine Überstempelung anderer Felder darf nicht erfolgen, da diese Verordnungen sonst nicht maschinell gelesen werden können.

Arzneimittelverordnungen müssen in einem Zeitraum von 28 Tagen eingelöst werden. Die Frist endet mit Ablauf des Monatstages, der dem Tag der Ausstellung entspricht. Wird ein Rezept z. B. am 05.10. ausgestellt, muss es bis zum 05.11. in der Apotheke eingelöst werden. Fehlt der entsprechende Monatstag, endet die Einlösefrist am letzten Monatstag, z. B. 30.01.-28.02.

Hilfsmittel müssen innerhalb von 28 Tagen nach Ausstellung eingelöst bzw. innerhalb dieser Frist bei der Krankenkasse beantragt werden.

Im Rahmen des Entlassmanagements können notwendige Verordnungen von Krankenhäusern in der Packungsgröße N1 vorgenommen werden. Diese Arzneimittelverordnungen müssen innerhalb von drei Werktagen der zu behandelnden Person in der Apotheke eingelöst werden. Nach Ablauf dieser Frist ist eine Herausgabe der Arzneimittel durch die Apotheke nicht mehr erlaubt. Hilfsmittel können ebenfalls im Rahmen des Entlassmanagements von Krankenhäusern verordnet werden. Hier muss unterschieden werden zwischen Hilfsmitteln, die zum Verbrauch bestimmt sind (z. B. Bandagen) und Hilfsmitteln, die nicht zum Verbrauch bestimmt sind (z. B. ein Pflegebett). Verbrauchsgüter können nur für einen Zeitraum von sieben Tagen nach der Entlassung verordnet werden. Gebrauchsgüter unterliegen hier keiner zeitlichen Begrenzung. Neben den zeitlichen Vorgaben unterliegt die Verordnung von Arzneimitteln und Hilfsmitteln im Rahmen des Entlassmanagements denselben Bestimmungen wie in der ambulanten vertragsärztlichen Versorgung.

Die Arzneimittelverordnung enthält in der Codierzeile die Betriebsstättennummer (BSNR), an deren Ort die Verordnung ausgestellt wird. Eine Weitergabe des Vordrucks an einen anderen Vertragsarzt der Betriebsstätte ist nicht möglich, wenn im Personalienfeld die LANR eines anderen Vertragsarztes eingedruckt ist.

Elektronisches Rezept (eRezept)

Durch das am 20. Oktober 2020 in Kraft getretenen Patientendaten-Schutz-Gesetz (PDSG) hat der Gesetzgeber festgelegt, dass das elektronische Rezept (eRezept) nach und nach die Arzneimittelverordnung (Muster 16) ablösen soll. Mit dem eRezept werden Verordnungen von verschreibungspflichtigen Arzneimittel und Rezepturen in elektronischer Form auf einem zentralen Server der Telematikinfrastruktur (TI) gespeichert, auf die sowohl Apotheken als auch Patienten und Patientinnen Zugriff haben. Dadurch ist es möglich, die Verordnung in der Apotheke per App, über die elektronische Gesundheitskarte oder über einen Papierausdruck einzulösen.

Die Verwendung des eRezepts ist derzeit nur bei verschreibungspflichtigen Arzneimittel und Rezepturen verpflichtend. Bei Hilfsmitteln, Verbandsmitteln der Verordnung von Teststreifen oder Sprechstundenbedarf wird weiter das rosa Rezept (Muster 16) verwendet. Dies gilt auch für Verordnungen für im europäischen Ausland versicherte Patienten oder Patientinnen, bei Verordnungen der Patientengruppe von sog. „sonstigen Kostenträgern" und im Ersatzverfahren ohne Versichertennummer.

Auch für Privatpatienten oder für eine Verordnung eines BTM bzw. T-Rezeptes besteht derzeit keine Möglichkeit für einen digitalen Transport der Daten.

Ablauf:

Für das Ausstellen des eRezepts benötigt die Praxis einen E-Health-Konnektor für die Anbindung an die Telematikinfrastruktur (TI), den elektronischen Heilberufsausweis (eHBA) des Arztes oder der Ärztin, die Praxissoftware, mindestens ein eHealth-Kartenterminal und einen Drucker.

Das eRezept wird, wie eine normale Rezeptverordnung, in der Praxissoftware erstellt, allerdings nicht handschriftlich vom Arzt unterschrieben, sondern digital signiert und auf dem eRezept Server (TI) geladen. Dafür benötigt der verordnende Arzt seinen elektronischen Heilberufsausweis (eHBA) mit PIN. Ist der Patient oder die Patientin bereits über eine eRezept-App registriert, kann er/sie dadurch ebenfalls auf die Daten des TI-Servers zugreifen und den QR-Code der Verordnung in der Apotheke vorzeigen. Patienten, die diese App nicht benutzen möchten, können sich die Daten auf ihre elektronische Gesundheitskarte speichern lassen oder sie erhalten einen Papierausdruck durch die Praxis, der auf normalen Druckerpapier ausgedruckt wird und nicht vom Arzt unterschrieben werden muss. Diesen Ausdruck nennt man Token. Das Rezept wird also weiterhin durch die Patienten in die Apotheke transportiert. Entweder durch die Daten der App, durch die elektronische Gesundheitskarte oder durch den Token.

Ausdruck zur Einlösung Ihres E-Rezeptes

für
Dr. Erika Freifrau von Mustermann

geboren am
13.12.1987

ausgestellt von
Dr. Monika Freifrau von Mustermann
Praxis für Innere Medizin
030/42666666
praxis@praxis.de

ausgestellt am
13.12.2022

Sammelcode zur Einlösung aller Verordnungen

MUSTER

Teil 1 von 4 ab 13.12.2022
1x AZITHROMYCIN AbZ 250 mg Filmtabletten / 6 St N2
morgens und abends 1
PZN:01065616 Kein Austausch

2x Ibuprofen / 800mg / Retard-Tabletten / 20 St
0-1-0-1

Rezeptur
1x Aluminiumchlorid-Hexahydrat-Gel 15% (NRF 11.24.)

Die App zum E-Rezept
Einfach – Schnell – Flexibel
E-Rezepte jetzt papierlos empfangen
E-Rezept
Die Voraussetzungen und weitere Informationen finden Sie online auf www.das-e-rezept-fuer-deutschland.de und bei der technischen Hotline 0800 277 377 7

Tokenausdruck DIN A5 (4.2021)

Ausdruck zur Einlösung Ihres E-Rezeptes

1

für
Dr. Erika Freifrau von Mustermann
geboren am
13.12.1987

ausgestellt von
Dr. Monika Freifrau von Mustermann
Praxis für Innere Medizin
030/42666666
praxis@praxis.de
ausgestellt am
13.12.2022

Sammelcode zur Einlösung aller Verordnungen

2

MUSTER

Teil 1 von 4 ab 13.12.2022
1x AZITHROMYCIN Abz 250 mg Filmtabletten / 6 St N2
morgens und abends 1
PZN:01065616 Kein Austausch

2x Ibuprofen / 800mg / Retard-Tabletten / 20 St
0-1-0-1

Rezeptur
1x Aluminiumchlorid-Hexahydrat-Gel 15% (NRF 11.24.)

E-Rezept
Die App zum E-Rezept
Einfach – Schnell – Flexibel
E-Rezepte jetzt papierlos empfangen

Die Voraussetzungen und weitere Informationen finden Sie online auf www.das-e-rezept-fuer-deutschland.de und bei der technischen Hotline 0800 277 377 7

Tokenausdruck DIN A5 (4.2021)

3

4

1 = Daten des Patienten und des behandelnden Arztes
2 = Sammelcode aller auf dem Rezept aufgeführten Medikamente
3 = QR-Codes des jeweiligen Arzneimittels
4 = QR-Code für die e-Rezept-App

► Aufgaben

1. Unterstreichen Sie im Text, welche Funktion das Arzneiverordnungsblatt (Muster 16) erfüllt und welche Grundsätze bei Verordnungen von Arznei- und Verbandmitteln sowie Hilfsmitteln eingehalten werden müssen.

2. Erläutern Sie die Bedeutung des Kästchens „aut idem."

3. In welchen Fällen kann derzeit noch kein eRezept verwendet werden?

4. Nummerieren Sie die Felder auf dem Arzneiverordnungsblatt, indem Sie die in der Tabelle angegebenen Nummern den Feldern zuordnen.

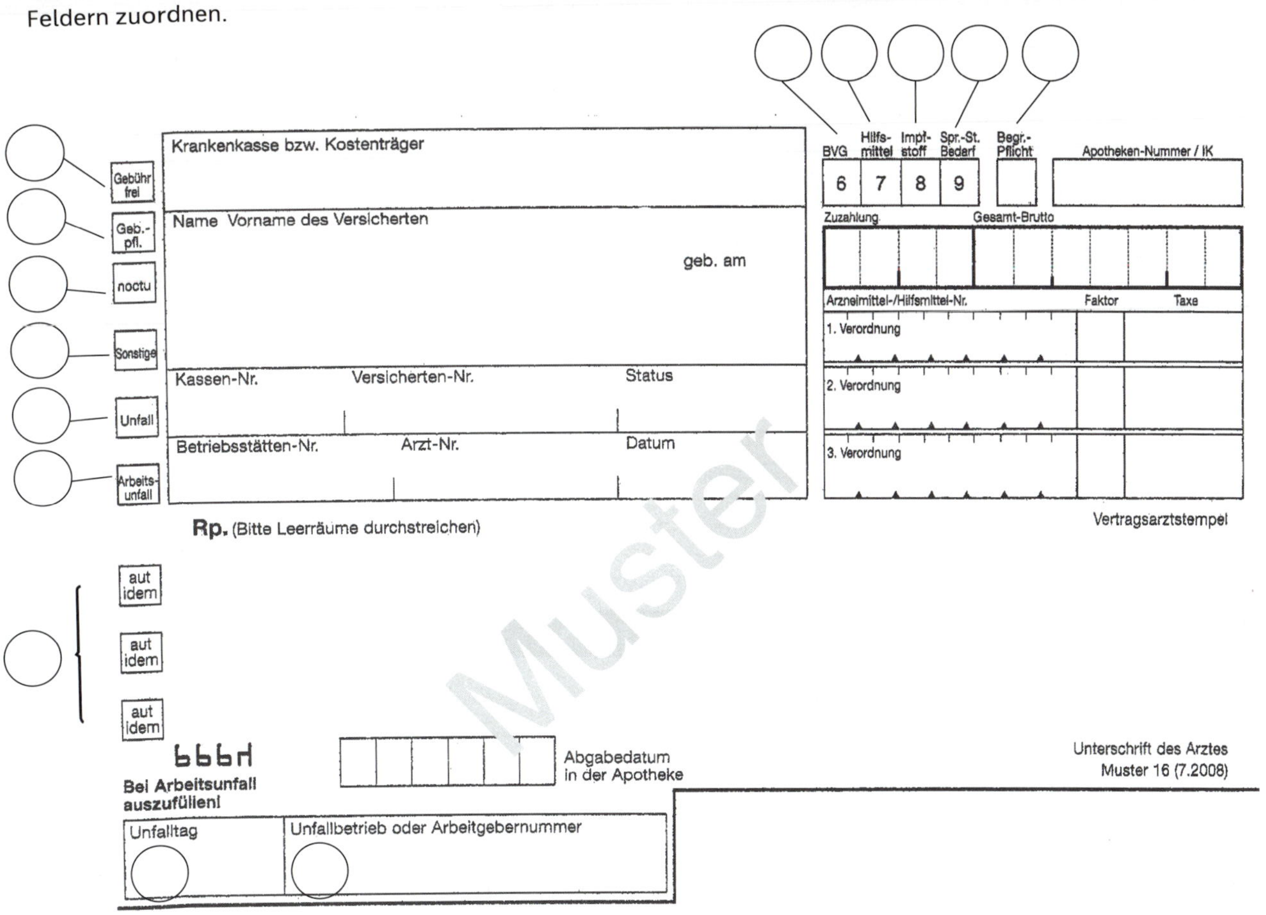

Inhalt

Nr.	Feld	Erklärungen
①	Gebühr frei	Dieses Feld ist nur anzukreuzen bei ... • Patienten/Patientinnen bis 18 Jahren. • Verordnungen, die bei Schwangerschaftsbeschwerden oder im Rahmen mit der Entbindung erfolgen. • Verordnungen zulasten eines Unfallversicherungsträgers. • Patienten/Patientinnen, die einen gültigen Befreiungsausweis vorgelegt haben.
②	Gebührenpflichtig	Dieses Feld muss in allen anderen Fällen angekreuzt werden.
③	noctu	Dieses Feld sollte angekreuzt werden, wenn der Patient/die Patientin die Verordnung während der Ladenschlusszeiten einlösen muss, z. B. weil mit der Einnahme des Arzneimittels umgehend begonnen werden muss. Der Patient/Die Patientin ist dann von der Zahlung der Notdienstgebühr in Höhe von 2,50 € befreit.
④	Sonstige	Dieses Feld ist anzukreuzen, wenn die Verordnung zulasten eines sonstigen Kostenträgers, z. B. bei Polizeivollzugsbeamten, erfolgt.
⑤	Unfall	Dieses Feld ist anzukreuzen, wenn die Verordnung im Zusammenhang mit den Folgen eines privaten Unfalls steht.
⑥	Arbeitsunfall	Dieses Feld ist anzukreuzen, wenn die Verordnung zulasten eines Unfallversicherungsträgers erfolgt, außerdem sind der Unfalltag und der Unfallbetrieb zu kennzeichnen.
⑦	aut idem	Durch das Ankreuzen dieses Feldes schließt der Vertragsarzt ausdrücklich die Substitution aus. Das heißt, der Vertragsarzt den Austausch unter wirkstoffgleichen Arzneimitteln aus und der Apotheker oder die Apothekerin gibt exakt das verordnete Arzneimittel heraus.

Nr.	Feld	Erklärungen
⑧	Unfalltag	Hier muss der Unfalltag des Arbeitsunfalls eingetragen werden.
⑨	Unfallbetrieb oder Arbeitgeber-Nr.	Hier muss der Unfallbetrieb oder die Arbeitgeber-Nummer bei einem Arbeitsunfall angegeben werden.
⑩	BVG	Dieses Feld wird angekreuzt, wenn Verordnungen für Anspruchsberechtigte nach Bundesversorgungsgesetz (BVG) oder Bundesentschädigungsgesetz (BEG) erfolgen.
⑪	Hilfsmittel	Dieses Feld muss angekreuzt werden, wenn Hilfsmittel verordnet werden.
⑫	Impfstoff	Dieses Feld muss angekreuzt werden, wenn Impfstoffe verordnet werden.
⑬	Sprechstundenbedarf	Dieses Feld muss angekreuzt werden, wenn Verordnungen im Rahmen des Sprechstundenbedarfs erfolgen.
⑭	Begr. Pflicht	Dieses Feld ist zurzeit nicht besetzt und muss nicht angekreuzt werden.

4. **Kennzeichnen Sie durch Ankreuzen, welche Felder auf dem Rezept angekreuzt bzw. ausgefüllt werden müssen.**

Fall	Nummer des Feldes												
	1	2	3	4	5	6	7	8	9	10	11	12	13
1. Einem 13-jährigen AOK-Patienten wird im organisierten Notdienst (Sonntag) ein fiebersenkendes Medikament verordnet, mit der Einnahme soll noch heute begonnen werden. Eine Substitution durch das pharmazeutische Fachpersonal wird ausgeschlossen.													
2. Einem 35-jährigen DAK-Patienten werden ein Schmerzmedikament und eine Salbe verordnet. Er ist auf dem Weg zu einem Fußballturnier von einem Fahrradfahrer angefahren und verletzt worden.													
3. Einer 19-jährigen Medizinischen Fachangestellten wird ein Schmerzmittel verordnet. Sie ist beim Einräumen der gelieferten Ware von der Trittleiter gefallen.													
4. Eine 25-jährige IKK-Patientin erhält ein Rezept über ein Medikament gegen Schwangerschaftserbrechen.													
5. Ein 60-jähriger AOK-Patient erhält eine Verordnung über das Medikament Marcumar. Eine Substitution durch das pharmazeutische Fachpersonal wird ausgeschlossen.													
6. Einem 5-jährigen BEK-Patienten wird ein Inhalationsgerät verordnet.													

5. Füllen Sie anhand der Angaben ein Arzneiverordnungsblatt aus: Juliane Gruber, geb. am 14.09.1980, wohnhaft Am Teich 2 in 34560 Fritzlar, familienversichert bei der AOK Hessen, Versichertennummer A7845236 über Norbert Gruber, geb. am 10.10.1979, erhält heute um 17:00 Uhr Ibuprofen AL 600 Tabletten N1. Da die Patientin starke Beschwerden hat, soll sie noch heute mit der Einnahme der Tabletten beginnen. Eine Substitution wird ausgeschlossen. Geben Sie auch an, bis zu welchem Datum Frau Gruber ihre Arzneiverordnung in der Apotheke eingelöst haben muss.

6. Füllen Sie anhand der Angaben ein Arzneiverordnungsblatt aus: Manfred Gerber, geb. am 16.02.1980, wohnhaft Hauptstraße 5 in 34560 Fritzlar, selbstversichert bei der Techniker Krankenkasse, Versichertennummer A9246655 erhält eine Verordnung über Gastrosil Tbl. N1.

Zuzahlung und Zuzahlungsbefreiung

Zuzahlung

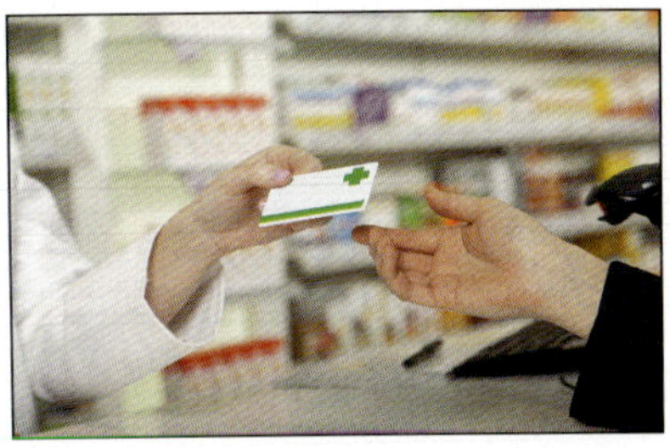

Volljährige Patienten und Patientinnen der gesetzlichen Krankenkassen müssen in der Apotheke für verschreibungspflichtige Medikamente einen Teil der Kosten in Form von Zuzahlungen selbst tragen, die restlichen Kosten übernimmt die zuständige gesetzliche Krankenkasse. Diese Zuzahlungen sind aber nicht nur bei den Medikamenten verpflichtend, sie betreffen auch weitere Verordnungen wie z. B. Heil- und Hilfsmittel, Fahrtkosten, Krankenhausbehandlung, Rehabilitationsmaßnahmen und die Verordnungen der häuslichen Krankenpflege.

Die Höhe der Zuzahlung ist je nach Verordnung unterschiedlich geregelt. Bei Arzneimitteln (§ 31 SGB V) beträgt die Zuzahlung 10 % der Kosten des Arzneimittels, **mindestens 5,00 €, maximal 10,00 €**, jedoch nicht mehr als die Kosten des Arzneimittels.

Kosten des Medikaments	Zuzahlung	Beispiel
bis 5,00 €	tatsächliche Kosten	Medikament = 3,75 € Zuzahlung = 3,75 €
5,00 € bis 50,00 €	5,00 €	Medikament = 31 € Zuzahlung = 5,00 €
50,00 € bis 100,00 €	10 % der Kosten	Medikament = 75 € Zuzahlung = 7,50 €
Ab 100,00 €	10,00 €	Medikament = 670 € Zuzahlung = 10,00 €

Verbandsmittel:
Die Zuzahlung bei Verbandsmitteln (§ 31 SGB V) beträgt auch hier 10 % der Kosten, mindestens 5,00 €, maximal 10,00 €, jedoch nicht mehr als die Kosten des Verbandmittels.

Heilmittel:
Die Zuzahlung bei Heilmitteln (§ 32 SGB V) beträgt 10 % der Kosten zuzüglich 10,00 € je Verordnung.

Hilfsmittel:
Die Zuzahlung bei Hilfsmitteln (§ 33 SGB V) beträgt 10 % der Kosten, mindestens 5,00 €, maximal 10,00 €, jedoch nicht mehr als die Kosten des Hilfsmittels. Für Hilfsmittel, die zum Verbrauch bestimmt sind und daher immer wieder neu benötigt werden (z. B. Inkontinenzhilfen), zahlen Sie 10 % der Kosten pro Packung hinzu, aber maximal 10,00 € für den gesamten Monatsbedarf an solchen Hilfsmitteln.

Fahrtkosten:
Die Zuzahlung bei Fahrtkosten (§ 60 SGB V) beträgt 10 % der Kosten pro Fahrt, mindestens 5,00 €, maximal 10,00 €, jedoch nicht mehr als die tatsächlichen Fahrtkosten.
!! Die Zuzahlung bei Fahrtkosten ist auch von Kindern und Jugendlichen zu entrichten.

Krankenhausbehandlung und Anschlussrehabilitation:
Die Zuzahlung bei Krankenhausbehandlung und Anschlussrehabilitation (§§ 39, 40 Abs. 6 SGB V) beträgt 10,00 € pro Tag, für höchstens 28 Tage pro Kalenderjahr.

Häusliche Krankenpflege:
Die Zuzahlung für die Häusliche Krankenpflege (§ 37 SGB V) beträgt 10 % der Kosten pro Tag, begrenzt auf 28 Tage im Kalenderjahr, zuzüglich 10,00 € je Verordnung.

Keine Zuzahlungsverpflichtung besteht:
- Versicherte der gesetzlichen Krankenkassen mit einem gültigen Befreiungsausweis
- für Versicherte, die das 18. Lebensjahr noch nicht vollendet haben (Ausnahme: Fahrtkosten)
- für während der Schwangerschaft verordnete Arznei-, Verband-, Heil- und Hilfsmittel
- für Verordnungen von häuslicher Krankenpflege und Haushaltshilfe aufgrund von Schwangerschaftsbeschwerden
- bei stationärer Entbindung

Zuzahlungsbefreiung

Versicherte haben während jedes Kalenderjahres nur Zuzahlungen bis zur Belastungsgrenze zu leisten. Die Belastungsgrenze sorgt dafür, dass z. B. chronisch kranke Menschen, die medizinische Versorgung in vollem Umfang benötigen, nicht unzumutbar finanziell belastet werden. Laut Gesetz liegt die Belastungsgrenze für Zuzahlungen bei 2 % des jährlichen Bruttoeinkommens aller im Haushalt lebenden Angehörigen, d. h., es werden die Zuzahlungen und die Bruttoeinnahmen der mit dem Versicherten im gemeinsamen Haushalt lebenden Familienangehörigen addiert. Für chronisch Kranke, die wegen derselben schwerwiegenden Krankheit in Dauerbehandlung sind, liegt sie bei 1 %.

Nach der Chroniker-Richtlinie des Gemeinsamen Bundesausschusses (G-BA) gilt als schwerwiegend chronisch krank, wer mindestens einen Arztbesuch pro Quartal wegen derselben Krankheit wenigstens ein Jahr lang nachweisen kann und zusätzlich eines der folgenden Kriterien erfüllt: entweder Pflegebedürftigkeit des Pflegegrades 3, 4 oder 5 oder aber ein Grad der Behinderung beziehungsweise eine Minderung der Erwerbsfähigkeit von mindestens 60 %. Das Vorliegen einer schwerwiegenden chronischen Erkrankung und die Notwendigkeit der Dauerbehandlung müssen gegenüber der Krankenkasse durch eine ärztliche Bescheinigung nach Muster 55 nachgewiesen werden. Der Hausarzt dokumentiert auf dem Muster 55 den Beginn der Dauerbehandlung, die Dauerdiagnose(n) unter Angabe des ICD-10-Codes und ggf. das Ende der Dauerbehandlung. Wird der Patient oder die Patientin seit mindestens vier Quartale aufgrund einer oder mehrerer Dauerdiagnosen behandelt, liegt eine Dauerbehandlung vor. Das voraussichtliche Ende der Dauerbehandlung ist, wenn es absehbar ist, mit einem Datum anzugeben. Kann das voraussichtliche Ende der Dauerbehandlung nicht angegeben werden, muss dies durch Ankreuzen des Feldes „nicht absehbar“ kenntlich gemacht werden.

Nach Genehmigung der Zuzahlungsbefreiung durch die zuständige Krankenkasse erhält der Versicherte einen Befreiungsausweis, den er dort, wo eine Zuzahlung erforderlich ist, vorlegen kann. Für Versicherte, die an Disease-Management-Programmen (DMP) teilnehmen, gilt grundsätzlich eine Belastungsgrenze von 1 Prozent.

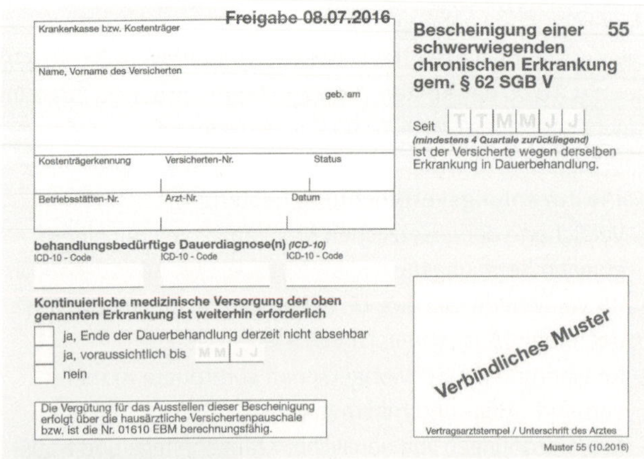

Freigabe 08.07.2016

Krankenkasse bzw. Kostenträger

Name, Vorname des Versicherten

geb. am

Kostenträgerkennung | Versicherten-Nr. | Status

Betriebsstätten-Nr. | Arzt-Nr. | Datum

Bescheinigung einer schwerwiegenden chronischen Erkrankung gem. § 62 SGB V **55**

Seit T T M M J J
(mindestens 4 Quartale zurückliegend)
ist der Versicherte wegen derselben Erkrankung in Dauerbehandlung.

behandlungsbedürftige Dauerdiagnose(n) *(ICD-10)*
ICD-10 - Code | ICD-10 - Code | ICD-10 - Code

Kontinuierliche medizinische Versorgung der oben genannten Erkrankung ist weiterhin erforderlich

- ☐ ja, Ende der Dauerbehandlung derzeit nicht absehbar
- ☐ ja, voraussichtlich bis M M J J
- ☐ nein

Die Vergütung für das Ausstellen dieser Bescheinigung erfolgt über die hausärztliche Versichertenpauschale bzw. ist die Nr. 01610 EBM berechnungsfähig.

Verbindliches Muster

Vertragsarztstempel / Unterschrift des Arztes

Muster 55 (10.2016)

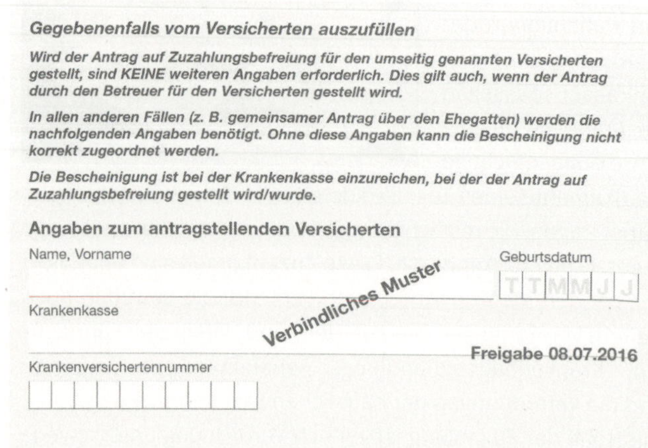

Gegebenenfalls vom Versicherten auszufüllen

Wird der Antrag auf Zuzahlungsbefreiung für den umseitig genannten Versicherten gestellt, sind KEINE weiteren Angaben erforderlich. Dies gilt auch, wenn der Antrag durch den Betreuer für den Versicherten gestellt wird.

In allen anderen Fällen (z. B. gemeinsamer Antrag über den Ehegatten) werden die nachfolgenden Angaben benötigt. Ohne diese Angaben kann die Bescheinigung nicht korrekt zugeordnet werden.

Die Bescheinigung ist bei der Krankenkasse einzureichen, bei der der Antrag auf Zuzahlungsbefreiung gestellt wird/wurde.

Angaben zum antragstellenden Versicherten

Name, Vorname | Geburtsdatum T T M M J J

Verbindliches Muster

Krankenkasse

Freigabe 08.07.2016

Krankenversichertennummer

► Aufgaben

1. Wer gilt nach der Chroniker-Richtlinie des G-BA als chronisch krank?

2. Welche Personengruppen der gesetzlich Versicherten sind grundsätzlich von der Zuzahlung befreit?

3. Wie hoch ist die Belastungsgrenze bei Teilnehmern von Disease-Management-Programmen (DMP)?

2.9 Heilmittelverordnung/Lernfeld 4

Fallbeispiel

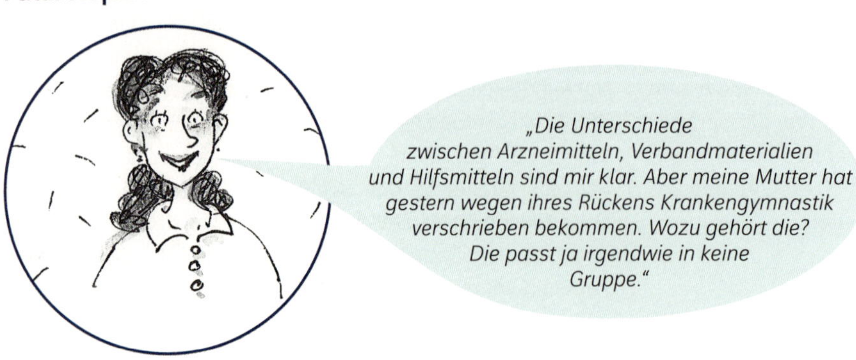

► Aufgaben

1. Erklären Sie, warum die Krankengymnastik in keine der anderen Kategorien passt.

___

___

2. Nennen Sie weitere Heilbehandlungen, die durch eine qualifizierte Person erbracht werden.

___

___

3. Leiten Sie aus Ihrem Ergebnis eine Definition der Kategorie „Heilmittel" ab und notieren Sie diese.

Heilmittel sind ___

___

Informationstext
Einteilung der Heilmittel
Heilmittel sind ärztlich verordnete medizinische Leistungen, die von einem Therapeuten persönlich erbracht werden müssen. Zu den Heilmitteln zählen Maßnahmen der Physikalischen Therapie, der Stimm-, Sprech- und Sprachtherapie, der podologischen Therapie, der Ergotherapie sowie der Ernährungstherapie.

Zur physikalischen Therapie gehören Maßnahmen, die auf physikalischen Methoden beruhen (z. B. Wärme, Kälte oder elektrische Reize). Die Physikalische Therapie wird oft ergänzend zu weiteren physiotherapeutischen Methoden (z. B. Massagen, Krankengymnastik) angewendet. Die Maßnahmen der Stimm-, Sprech- und Sprachtherapie dienen u. a. dazu, die Kommunikationsfähigkeit, die Stimmgebung oder das Sprechen wiederherzustellen, zu verbessern und eine Verschlimmerung zu vermeiden.

Die Ergotherapie dient der Wiederherstellung, Entwicklung, Verbesserung, Erhaltung oder dem Ausgleich motorischer, sensorischer, psychischer und kognitiver Funktionen und Fähigkeiten, die krankheitsbedingt, z. B. nach einem Schlaganfall, gestört sind. Die podologische Therapie kommt überwiegend bei Menschen mit einem diabetischen Fußsyndrom zur Anwendung, die ohne eine solche Behandlung nachhaltige Folgeschädigungen der Füße, wie Entzündungen und Wundheilungsstörungen erleiden würden. Zusätzlich darf eine podologische Behandlung auch für Menschen mit einer krankhaften Schädigung am Fuß als Folge eines Querschnittsyndroms verordnet werden, oder im Rahmen einer Behandlung von eingewachsenen Zehennägeln, die eine Nagelkorrekturspange erforderlich machen. Ärztliche Verordnungen über eine Ernährungstherapie dürfen auf Muster 13 nur für Menschen mit einer seltenen angeborenen Stoffwechselerkrankung (z. B. Mukoviszidose) erfolgen.

4. Nennen Sie die fünf Bereiche, in die sich die Heilmittel unterteilen lassen, den Vordruck, der verwendet werden muss.

___

___

Heilmittelrichtlinie
Die Heilmittelrichtlinie (HeilM-RL) des Gemeinsamen Bundesausschusses (G-BA) regelt alle Bedingungen und Voraussetzungen, unter denen benötigte Heilmittel durch Vertragsärzte oder Krankenhäuser (im Rahmen des Entlassmanagements) für Mitglieder der gesetzlichen Krankenversicherung verordnet werden können.
Ein wesentlicher Bestandteil der Richtlinie ist der Heilmittelkatalog. Er gilt als Leitfaden von Verordnungen, beschreibt die Erkrankungen, bei denen eine Heilmittelverordnung in Frage kommt und legt sowohl die Therapieziele als auch eine orientierende Behandlungsmenge fest.
Bei manchen Menschen können aufgrund ihrer Erkrankungen allerdings Schädigungen vorliegen, die einen langfristigen Heilmittelbedarf über die orientierende Behandlungsmenge hinaus erforderlich machen. Finden sich diese Erkrankungen in der sog. „Diagnoseliste", die im Anhang des Heilmittelkataloges zu finden ist, kann davon ausge-

gangen werden, dass ein langfristiger Heilmittelbedarf im Sinne von § 32 Abs. 1a SGB V vorliegt. Ein entsprechender Antrag auf Genehmigung bei der Krankenkasse ist somit nicht erforderlich und die in diesem Rahmen ausgestellten Verordnungen fallen nicht in das Heilmittelbudget des verordnenden Arztes oder der verordnenden Ärztin. Findet sich die Erkrankung nicht auf der Diagnoseliste, kann trotzdem ein Antrag bei der zuständigen Krankenkasse gestellt werden. Für die Genehmigung ist es jedoch maßgeblich, dass die vorliegende Schädigung mit einer Erkrankung der Diagnoseliste vergleichbar ist.
Von einem langfristigen Heilmittelbedarf ist der „besondere Verordnungsbedarf" zu unterscheiden. Dabei vereinbaren nicht der G-BA, sondern die Kassenärztliche Bundesvereinigung und der Spitzenverband der gesetzlichen Krankenkassen eine Liste mit weiteren Erkrankungen, bei denen ebenso eine intensivere Heilmitteltherapie als gewöhnlich benötigt wird.
Bei jeder Verordnung gilt das Gebot der Wirtschaftlichkeit, mit dem der Arzt oder die Ärztin verpflichtet wird, nur solche Leistungen zu erbringen, zu verordnen oder zu veranlassen, die zur Heilung oder Linderung ausreichend, zweckmäßig und wirtschaftlich sind und die das Maß des Notwendigen nicht überschreiten.
Verordnungen im Rahmen des langfristigen Heilmittelbedarfs unterliegen nicht der Wirtschaftlichkeitsprüfung.

5. **Unterstreichen Sie im Text die wesentlichen Punkte, die im Heilmittelkatalog zu finden sind.**

6. **Lesen Sie die „Erläuterungen zum Heilmittelkatalog".**

Erläuterungen zum Heilmittelkatalog

Wichtige Begriffe bei der Verordnung von Heilmitteln sind Diagnosegruppe, Verordnungsfall, Leitsymptomatik, Orientierende Behandlungsmenge.

Diagnosegruppe:
Die Diagnosegruppe gemäß Heilmittelkatalog fasst bestimmte Krankheitsbilder zusammen (z. B. WS für Wirbelsäulenerkrankungen, ZN für Erkrankungen des Nervensystems, EX = Verletzungen der Extremitäten und Erkrankungen der Extremitäten und des Beckens.) und bestimmt, welche Heilmittel in welchem Umfang verordnet werden können. Entsprechende Angaben auf der Verordnung müssen zur Diagnosegruppe passen.

Verordnungsfall

Ein Verordnungsfall umfasst alle verordneten Heilmittel aufgrund **derselben Diagnose** (d. h. die ersten drei Stellen des ICD-10 sind identisch) bei **demselben Patienten,** durch **denselben Arzt** oder dieselbe Ärztin verordnet innerhalb der vergangenen sechs Monate. Das gilt auch, wenn sich innerhalb des Verordnungsfalles die Leitsymptomatik ändert oder unterschiedliche Heilmittel verordnet werden. Ein Verordnungsfall endet **sechs Monate** nach dem Verordnungsdatum.

Leitsymptomatik

Zusätzlich zur Diagnosegruppe müssen Ärzte und Ärztinnen eine Leitsymptomatik angegeben. Diese ist entweder durch Ankreuzen der Buchstaben (a, b oder c) oder als Klartext anzugeben. Alternativ kann eine patientenindividuelle Leitsymptomatik, die für die Heilmittelbehandlung des Patienten oder der Patientin handlungsleitend ist, als Freitext angegeben werden. Voraussetzung ist, dass die patientenindividuelle Leitsymptomatik der jeweiligen Diagnosegruppe zugeordnet werden. Die Leitsymptomatik kann sich im Verlauf eines Verordnungsfalles ändern.
Beispiel:
Bei der 54-jährigen Patientin Doris Schreier ist seit Jahren eine schubförmig auftretende Multiple Sklerose bekannt. Heute hat sie einen Termin bei Dr. Stein und bittet um die Ausstellung einer Heilmittelverordnung (Muster 13) für Krankengymnastik. Da sich Frau Schreier für einige Monate im Ausland aufgehalten hat, liegt die letzte Behandlung mittels Physiotherapie bereits über ein Jahr zurück.

Behandlungsrelevante Diagnose: Multiple Sklerose, nicht näher bezeichnet (ICD-G35.9G)
Diagnosegruppe: ZN
Leitsymptomatik gemäß Heilmittelkatalog: a
Heilmittel nach Maßgabe des Kataloges: KG-ZNS
Behandlungseinheit: bis zu 10 Einheiten je Verordnung
Orientierende Behandlungsmenge: bis zu 30 Einheiten
Therapiefrequenz: 1-3x wöchentlich

Orientierende Behandlungsmenge

Unter orientierender Behandlungsmenge versteht man die Anzahl der Therapieeinheiten, mit der das angestrebte Therapieziel erreicht werden kann. Der Arzt oder die Ärztin richtet sich nach den Weisungen des Heilmittelkataloges für die jeweilige Diagnosegruppe, dort ist die zulässige Höchstmenge pro Verordnung festgelegt. Sie dient der Orientierung, das bedeutet, bei medizinischer Notwendigkeit kann davon abgewichen werden und das ärztliche Fachpersonal kann weitere Verordnungen ausstellen. Die Gründe dafür werden in der Patientenakte dokumentiert. Für die Podologische Therapie und für Maßnahmen der Ernährungstherapie sind keine orientierenden Behandlungsmengen festgelegt.

Auszug aus dem Heilmittelkatalog – Erkrankungen des Nervensystems

Indikation		Heilmittelverordnung	
Diagnosegruppe	**Leitsymptomatik Schädigung von Körperfunktionen und -strukturen zum Zeitpunkt der Diagnosestellung**	**Heilmittel**	**Verordnungsmengen ----------------- weitere Hinweise**
ZN **ZNS-Erkrankungen einschließlich des Rückenmarks/Neuromuskuläre Erkrankungen** z. B. – prä-, peri-, postnatale Schädigungen (z. B. infantile Zerebralparese) – Fehlbildungssyndrome (z. B. Meningomyelocele, Spina bifida) – zerebrale Ischämie, Blutung, Hypoxie, Tumor – Schädelhirn- und Rückenmarkverletzungen – Meningoencephalitis, Poliomyelitis – Querschnittssyndrome – Vorderhornerkrankungen des Rückenmarks – Amyotrophe Lateralsklerose – M. Parkinson – Multipe Sklerose – Syringomyelie – Spinalis anterior Syndrom – Muskeldystrophie, -atrophie	**a) Schädigung/Störung der Bewegungs- und Sinnesfunktion z. B.** – Kontrolle der Willkürbewegung (z. B. Koordinationsstörung, Sensibilitätsstörungen) – Unwillkürliche Bewegung (z. B. Ataxie, Dystonie, Atethose) – Posturale Kontrolle **b) Schädigung/Störung der Muskelfunktion** z. B. – Muskelkraft (z. B. Hemiparese, Paraparese Tetraparese) – Muskeltonus (z. B. spastische Tonuserhöhung, Hypotonie) **c) [patientenindividuelle Symptomatik]**	**Vorrangige Heilmittel:** – KG – KG Gruppe – KG im Bewegungsbad – KG im Bewegungsbad Gruppe – KG-ZNS – KG-ZNS-Kinder* **Ergänzende Heilmittel:** – Wärmetherapie – Kältetherapie – Elektrotherapie – Elektrostimulation	**Höchstmenge je VO:** – bis zu 10x/VO **Orientierende Behandlungsmenge:** – bis zu 30 Einheiten – bis zu 50 Einheiten längstens bis zur Vollendung des 18. Lebensjahres **Frequenzempfehlung:** – 1-3x wöchentlich *Die Verordnungsmenge richtet sich nach dem medizinischen Erfordernis des Einzelfalls. Nicht bei jeder funktionellen oder strukturellen Schädigung ist es erforderlich, die Höchstverordnungsmenge je Verordnung bzw. die orientierende Behandlungsmenge auszuschöpfen.* *KG-ZNS-Kinder: längstens bis zur Vollendung des 18. Lebensjahrs Langfristiger Heilmittelbedarf gemäß § 32 Absatz 1a SGB V siehe Anlage 2

(Https://www.g-ba.de/downloads/17-98-3064/HeilM-RL_2022-07-01_Heilmittelkatalog.pdf [09.11.2023])

7. Welche Besonderheiten gelten bei Verordnungen des langfristigen Heilmittelbedarfs?

8. Erklären Sie, was unter einem Verordnungsfall zu verstehen ist.

9. Zu was wird der Arzt oder die Ärztin durch das Wirtschaftlichkeitsgebot verpflichtet?

Das Formular
Das Formular der Heilmittelverordnung (Muster 13) ist 28 Kalendertage gültig. Muss die Behandlung aus medizinischen Gründen innerhalb von 14 Tagen beginnen, ist auf der Verordnung das Feld „Dringlicher Behandlungsbedarf" anzukreuzen. Kann die Heilmittelbehandlung nicht innerhalb von 14 bzw. 28 Tagen begonnen werden, verliert die Verordnung ihre Gültigkeit.

Verordnung von Heilmittel im Rahmen des Entlassmanagements
Im Rahmen des Entlassmanagements können sowohl Krankenhausärzte als auch die behandelnden Ärzte einer Rehabilitationseinrichtung Heilmittel für einen Zeitraum von bis zu sieben Kalendertagen nach der Entlassung verordnen. Die Behandlung muss innerhalb von 7 Tagen aufgenommen und Die Behandlung muss innerhalb von 7 Tagen aufgenommen

und spätestens zwölf Tage nach der Entlassung abgeschlossen sein. Die nicht innerhalb von zwölf Kalendertagen in Anspruch genommenen Behandlungen entfallen.

Künftig wird es für bestimmte Indikationen auch die Möglichkeit der Blankoverordnung geben. Der Heilmitteltherapeut oder die Heilmitteltherapeutin legen die Details der Heilmittelverordnung selbst fest, trägt aber auch die Verantwortung für die Wirtschaftlichkeit. Der Arzt oder die Ärztin bescheinigen somit ausschließlich, dass eine Heilmittelbehandlung erforderlich ist.

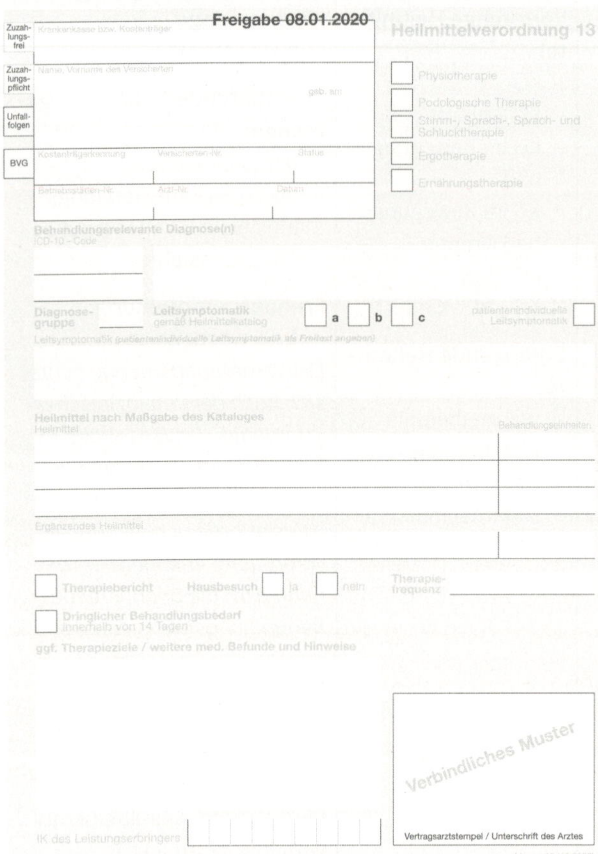

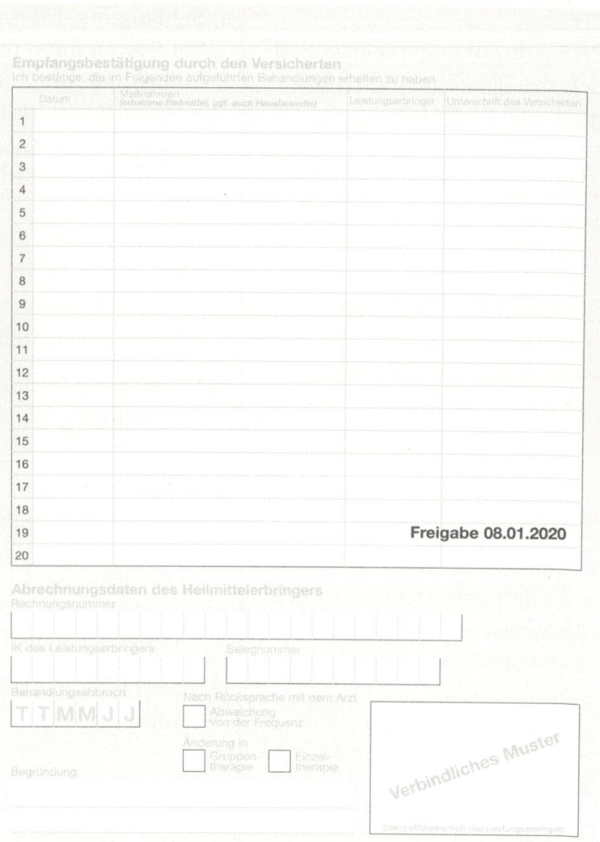

Erläuterungen der Angaben auf der Heilmittelverordnung

Feld	Erläuterung
Behandlungsrelevante Diagnose(n)	Die behandlungsrelevante Diagnose ist als ICD-10-Code anzugeben. Nur in begründeten Fällen kann davon abgewichen werden und durch Klartext im Freitext ersetzt werden. Eine zweite Diagnose nach ICD-10 ist nur im Fall eines besonderen Versorgungsbedarfes oder eines langfristigen Heilmittelbedarfs erforderlich.
Diagnosegruppe	Angabe einer aus dem Heilmittelkatalog ausgewählten Diagnosegruppe, z. B. WS, EX, ZN etc.
Leitsymptomatik	Nach Maßgabe des Heilmittelkatalogs ist diese verordnungsbegründende Angabe buchstabencodiert (a, b oder c) oder als Klartext verpflichtend. Eine patientenindividuelle Leitsymptomatik kann alternativ als Freitext angegeben werden.
Heilmittel nach Maßgabe des Kataloges	Soweit der Heilmittelkatalog **in der Diagnosegruppe** mehrere vorrangige Heilmittel vorsieht, können bei Physio- und Ergotherapie bis **zu drei unterschiedliche vorrangige Heilmittel** verordnet werden. Zudem besteht, soweit medizinisch erforderlich, die Möglichkeit, im Feld „Ergänzendes Heilmittel" ein viertes, ergänzendes Heilmittel zu verordnen. Möchte der Arzt oder die Ärztin Heilmittel aus verschiedenen Heilmittelbereichen verordnen, muss er/sie hierfür separate Verordnungsvordrucke verwenden. Bei Stimm-, Sprech-, Sprach- und Schlucktherapie sind verschiedene Behandlungszeiten oder Einzel- u. Gruppentherapie in Kombination möglich.

Feld	Erläuterung
Behandlungseinheiten	Anzugeben ist die Anzahl der Behandlungseinheiten. Die Angabe der Anzahl der Behandlungseinheiten darf den Wert der Höchstmenge je Verordnung gemäß Heilmittelkatalog nicht überschreiten. Sofern neben dem vorrangigen Heilmittel ein ergänzendes Heilmittel verordnet wird, richtet sich die Höchstmenge des ergänzenden Heilmittels nach den verordneten Behandlungseinheiten des vorrangigen Heilmittels. Bei der Verordnung mehrerer vorrangiger Heilmittel sind die Einheiten entsprechend aufzuteilen, damit die Höchstmenge pro Verordnung nicht überschritten wird.
Therapiebericht	Das Feld wird angekreuzt, wenn ein Therapiebericht angefordert werden soll.
Hausbesuch ja/nein:	Die Angabe muss zwingend mit „ja" oder „nein" vom ärztlichen Fachpersonal angekreuzt sein. „Ja" ist anzukreuzen, wenn zu behandelnde Person aus medizinischen Gründen die Therapiepraxis nicht aufsuchen kann oder die Therapie im häuslichen Umfeld durchgeführt werden muss. Andernfalls ist „nein" anzukreuzen.
Therapiefrequenz	Die Frequenzempfehlung im Heilmittelkatalog gilt als Empfehlung, in medizinisch begründeten Fällen kann davon abgewichen werden. Die behandelnde therapeutische Fachkraft ist an die Frequenzangabe gebunden, kann aber nach Abstimmung mit Arzt oder Ärztin die Frequenz selbstständig ändern.
Dringlicher Behandlungsbedarf	Die Heilmittelbehandlung muss innerhalb von 28 Tagen beginnen. Sofern es medizinisch notwendig ist, die Behandlung früher (innerhalb von 14 Tagen) zu beginnen, ist das Feld „dringlicher Behandlungsbedarf" anzukreuzen.
ggf. Therapieziele / weitere med. Befunde und Hinweise	Dieses Feld kann ausgefüllt werden, wenn das Therapieziel bei Bedarf spezifiziert werden soll. Weitere therapierelevante Befunde können zusätzlich angegeben werden.
IK des Leistungserbringers:	Dieses Feld wird von der therapeutischen Fachkraft ausgefüllt.

Auf der Rückseite von Muster 13 wird die Behandlung durch den Leistungserbringer von dem Patienten oder der Patientin per Unterschrift bestätigt. Die Felder Rechnungsnummer, IK des Leistungserbringers und Belegnummer dienen der Leistungsabrechnung des Behandlers mit der Krankenkasse.

2.10 Betäubungsmittelrezept/Lernfeld 4

Fallbeispiel

Die Schmerzpatientin Inge Wang benötigt eine Verordnung über Temgesic sublingual 0,216 mg Tabletten. Die Auszubildende Hanna greift zum Arzneiverordnungsblatt und will ihre neu erworbenen Kenntnisse gleich in die Tat umsetzen.

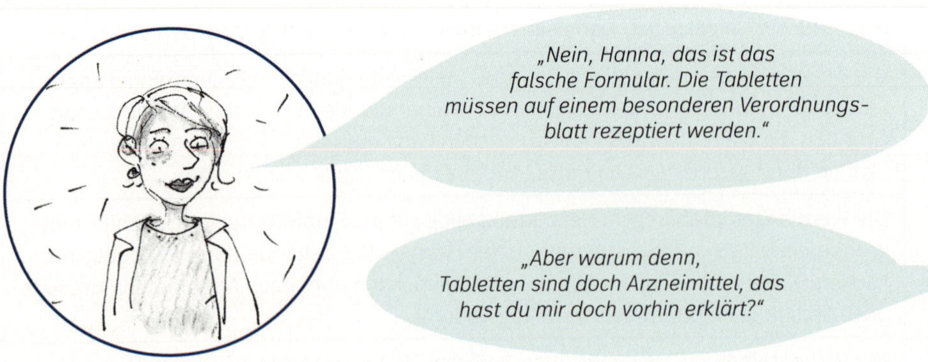

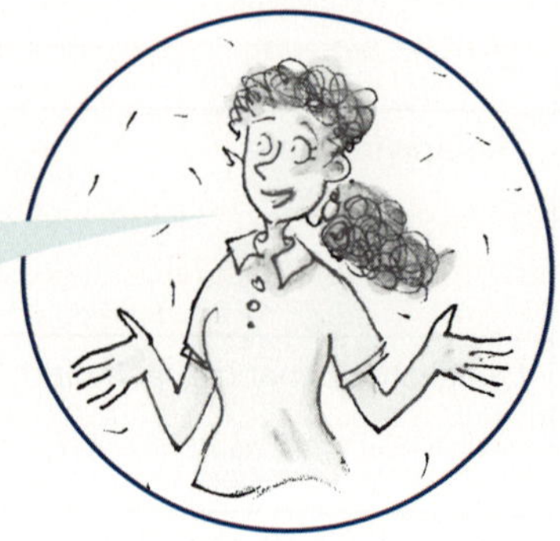

Hanna hat jetzt viele Fragen. Helfen Sie ihr, diese zu beantworten.

► Aufgaben

1. **Welche besonderen Arzneimittel dürfen nicht auf dem Arzneiverordnungsblatt (Muster 16) verordnet werden?**

___

Informationstext

Definition

Arzneimittel, die ein Abhängigkeits- und Missbrauchspotenzial haben, bezeichnet man aus historischen Gründen als „Betäubungsmittel (BtM)". Der Umgang mit den Betäubungsmitteln ist im Betäubungsmittelgesetz (BtMG) geregelt. Verschreibungsfähige BtM dürfen laut § 13 BtMG verschrieben werden, wenn ihre Anwendung am oder im menschlichen Körper begründet ist und der beabsichtigte Zweck auf andere Weise nicht erreicht werden kann. Wegen ihres hohen Abhängigkeits- und Missbrauchspotenzials gelten für diese Arzneimittel besondere Vorschriften. Daher gibt es zahlreiche Vorgaben, die vor einer Verordnung berücksichtigt werden müssen. Die Betäubungsmittel-Verschreibungsverordnung (BtMVV) regelt die Verschreibung, Verabreichung und Dokumentation der BtM. Seit März 2017 können Haus- und Fachärzte zulasten der GKV Cannabisblüten, -extrakte und Arzneimittel mit den entsprechenden Wirkstoffen verordnen, wenn es im Einzelfall aus ärztlicher Sicht notwendig ist oder eine andere medizinische Versorgung nicht zur Verfügung steht. Außerdem muss durch die Versorgung mit Cannabis der Krankheitsverlauf bzw. die Symptomatik positiv beeinflusst werden können. Die Krankenkasse muss die erstmalige Verordnung von Cannabis genehmigen.

Werden in der Praxis BtM als Praxisbedarf aufbewahrt, so ist jeder Arzt und jede Ärztin verpflichtet, die „Richtlinien über Maßnahmen zur Sicherung von Betäubungsmittelvorräten" einzuhalten. BtM sind demnach gesondert aufzubewahren und gegen unbefugte Entnahme zu sichern.

2. **Warum dürfen Betäubungsmittel nicht auf dem Arzneiverordnungsblatt rezeptiert werden und warum müssen BtM, die in der Praxis vorrätig sind, von anderen Arzneimitteln gesondert und gegen unbefugte Einnahme gesichert aufbewahrt werden?**

___

___

3. Welches Gesetz regelt den Umgang mit BtM?

Vordruck

Die Verschreibung der BtM erfolgt auf dem Betäubungsmittelrezept, das beim Bundesinstitut für Arzneimittel und Medizinprodukte – Bundesopiumstelle in Bonn schriftlich mit einer Anforderungskarte bestellt werden muss. Die Anforderung ist selbstverständlich vom ärztlichen Fachpersonal selbst zu unterschreiben. Eine telefonische Bestellung der BtM-Rezeptformulare ist nicht möglich.

Der Vordruck für die Erst-Anforderung der BtM-Rezepte (und BtM-Anforderungsscheine) kann über die Homepage des Bundesinstituts für Arzneimittel und Medizinprodukte heruntergeladen werden. Neben dem Formular der Erst-Anforderung muss der Arzt oder die Ärztin eine beglaubigte Kopie (Beglaubigungsdatum darf nicht älter sein als drei Monate) seiner Approbationsurkunde oder der Erlaubnis zur Berufsausübung an die Bundesopiumstelle schicken. Die Bundesopiumstelle registriert den Arzt unter einer BtM-Nummer. Dann werden dem Arzt oder die Ärztin die BtM-Rezepte zugeschickt. Die Anforderungskarte für die Nachbestellung der BtM-Rezepte (und BtM-Anforderungsscheine) wird ebenfalls mit der Erstbestellung mitgeliefert. Sie ist mit einem Barcode (s. BtM-Nummer des Arztes oder der Ärztin) versehen, der die Bearbeitung der Nachbestellung in der Bundesopiumstelle erleichtert und die Lieferung der BtM-Rezepte beschleunigt. Im Regelfall werden die angeforderten BtM-Rezepte (und BtM-Anforderungsscheine) innerhalb von einer Woche geliefert.

Gibt ein Arzt oder eine Ärztin die ärztliche Tätigkeit auf, müssen nicht mehr benötigte BtM-Rezepte der Bundesopiumstelle per Einschreiben zurückgesendet werden. Diese Rücksendung ist unter Angabe der BtM-Rezeptnummer entsprechend zu dokumentieren (s. Dokumentation). Eine Weitergabe an Dritte ist verboten.

Das BtM-Rezept unterscheidet sich auf den ersten Blick vom Arzneimittelverordnungsblatt durch seine gelbe Farbe und dadurch, dass es aus drei Teilen besteht. Das erste Blatt (Teil II) und das dritte Blatt (Teil I) des BtM-Rezeptes erhält die Apotheke. Während die pharmazeutische Fachkraft das erste Blatt zur Abrechnung an den zuständigen Kostenträger weitergibt, verbleibt Teil I des BtM-Rezeptes zur Dokumentation in der Apotheke. Das mittlere Blatt (Teil III) wird für drei Jahre in der Praxis aufbewahrt.

Die Vordrucke verfügen über eine deutlich sichtbare, fortlaufende 9-stellige Rezeptnummer. Über diese Nummer kann das BtM-Rezept zweifelsfrei dem ausstellenden Arzt zugeordnet werden. Mit der Lieferung neuer BtM-Rezepte erhält der Arzt oder die Ärztin eine Auflistung (Sendungsbeleg) mit den Nummern der zugesendeten BtM-Rezepte. Dieser Sendungsbeleg muss sorgfältig aufbewahrt und der BtM-Dokumentation zugefügt werden, da über diesen Beleg nachgewiesen werden kann, welche BtM-Rezepte dem Arzt oder der Ärztin zugesendet worden sind. Insbesondere in Praxen, in denen mehrere Ärzte/Ärztinnen BtM-Rezepte verwenden, muss darauf geachtet werden, dass für jeden Arzt und jede Ärztin eine getrennte und nachvollziehbare BtM-Dokumentation erfolgt. Eine Vermischung der BtM-Rezepte verschiedener Ärzte ist unzulässig. Um die BtM-Rezepte noch sicherer im Umgang zu machen, sind die neuen BtM-Rezepte mit zusätzlichen Sicherheitsmerkmalen ausgestattet. Die Echtheit eines BtM-Rezeptes kann der Apotheker über ein UV-A-Licht kontrollieren. Alle BtM-Rezepte verfügen über die Kennzeichnung 555 mit einem spiegelverkehrten kleinen „h", die auf den verschiedenen Teilen des BtM-Rezeptes unterschiedlich farbig eingedruckt ist. Über die BtM-Rezepte werden BtM für Patienten und für den Praxisbedarf über die Apotheke bezogen. Im stationären Bereich werden anstelle der BtM-Rezepte BtM-Anforderungsscheine ausgestellt und in einer krankenhauseigenen Apotheke eingelöst.

4. Über wen können BtM-Rezepte bezogen werden?

5. Wie müssen Sie die BtM-Rezepte anfordern? Begründen Sie Ihr Vorgehen.

6. Wodurch unterscheidet sich das BtM-Rezept auf den ersten Blick vom Arzneiverordnungsblatt?

7. Wer erhält welches Blatt (welchen Teil) des BtM-Rezeptes und was macht er damit?

Dokumentation

Die Praxis ist zum einen verpflichtet, für den Praxisbedarf unverzüglich jede zugegangene oder abgegangene BtM-Menge und den sich daraus ergebenden BtM-Bestand zu dokumentieren. Wird der BtM-Nachweis elektronisch geführt, müssen zum Monatsende Ausdrucke angefertigt werden. Die Prüfung der eingehaltenen BtM-Nachweispflicht erfolgt anhand der monatlichen Ausdrucke. Das Bundesinstitut für Arzneimittel und Medizinprodukte hält unter www.bfarm.de/DE/Bundesopiumstelle/Betaeubungsmittel/Verschreibung/_node.html [Datum der Recherche 23.10.2023] ein Musterexemplar für die digitale BtM-Dokumentation bereit. Zum anderen muss jede vorgenommene BtM-Verschreibung in den Krankenunterlagen dokumentiert werden. Eine patientenbezogene BtM-Dokumentation ist erforderlich, wenn die behandelten Personen die verordneten BtM nicht selbst verwalten. Dies ist z. B. bei der Substitution Opiatabhängiger und Bewohnern von Alten- und Pflegeheimen sowie Hospizen der Fall. Hier muss der BtM-Nachweis unter dem Namen, Geburtsdatum der behandelten Person, der Bezeichnung des BtM mit Dosierungsanweisung und Anwendungsart sowie aller Zu- und Abgänge auf einem gesonderten BtM-Dokumentationsbogen erfolgen. Die Aufzeichnungen können im BtM-Buch, auf einer BtM-Kartei oder im Computer mit Ausdruckmöglichkeit erfolgen. Die Praxis unterliegt der Nachweispflicht, d. h., anhand der Dokumentation muss einerseits lückenlos nachgewiesen werden können, wer, wann, welches BtM aus dem Praxisbestand erhalten hat bzw. auf welchem BtM-Rezept eine Verordnung erfolgt ist und welche BtM für den Praxisbedarf wann, mit welchem BtM-Rezept bezogen wurden. Der behandelnde Arzt oder die behandelnde Ärztin ist verantwortlich für die BtM-Nachweispflicht. Zu diesem Zweck sind die BtM-Rezepte nummeriert. Fehlerhaft ausgefüllte BtM-Rezepte müssen ebenfalls dokumentiert werden, da sonst eine Lücke in der fortlaufenden Nummerierung der BtM-Rezepte entstehen würde. Die Aufzeichnungspflicht wird ergänzt durch die Vorgabe, Teil III des BtM-Rezeptes in der Praxis zu verwahren. Die Verbleibnachweise, d. h. die Dokumentation des BtM-Praxisbedarfs, die personenbezogene BtM-Dokumentation und Teil III des BtM-Rezeptes sind drei Jahre in der Praxis aufzubewahren. Der Verlust von BtM-Rezepten ist unter Angabe der Rezeptnummer, des Namens des Arztes/der Ärztin und des Ortes, an dem der Arzt/die Ärztin beruflich tätig ist, unverzüglich der Bundesopiumstelle, am besten per Fax (Fax-Nr. 0228-207-5985), zu melden. Verliert die zu behandelnde Person ihre BtM-Verordnung, muss keine Meldung bei der Bundesopiumstelle gemacht werden. Die ärztliche Fachkraft dokumentiert in diesem Fall auf Teil III des BtM-Rezeptes den Verlust der Verordnung und stellt dem Patienten oder der Patientin eine neue Verordnung aus.

Müssen BtM aus dem Praxisbedarf oder patientenbezogene BtM vernichtet werden, so muss der Arzt oder die Ärztin in Gegenwart von zwei Zeugen diese in der Form entsorgen, dass sie nicht zurückgewonnen werden können und die Umwelt nicht belasten. Die Vernichtung muss unter exakten Angaben des BtM dokumentiert werden.

8. Warum muss sowohl die Herausgabe eines BtM aus dem Praxisbestand als auch die Verschreibung eines BtM exakt und lückenlos dokumentiert werden?

9. Warum dürfen Sie fehlerhaft ausgestellte BtM-Rezepte nicht mit dem Aktenvernichter beseitigen?

10. Was müssen Sie tun, wenn Sie den Verlust eines BtM-Rezeptes feststellen? Begründen Sie Ihre Entscheidung.

Der korrekte Umgang mit dem BtM-Rezept

Verordnung

Der Verordnungsteil des BtM-Rezeptes muss nicht handschriftlich durch den Arzt oder die Ärztin ausgefüllt werden. Dieser kann auch von der Medizinischen Fachangestellten vorbereitet werden oder über die EDV mit einem Nadeldrucker oder Laserdrucker ausgedruckt werden. Auf das Ausfüllen des BtM-Rezeptes muss große Sorgfalt verwendet werden, da fehlerhaft ausgefüllte BtM-Rezepte nur aufwändig mit Datumsangabe und erneuter Unterschrift korrigiert werden können. Sollte ein fehlerhaftes BtM-Rezept nicht korrigiert werden können, darf es auf keinen Fall vernichtet werden. Es muss entsprechend der Nachweispflicht aufbewahrt werden (s. Dokumentation). Die BtM-Verordnung für die Substitution Opiatabhängiger darf nicht an die Patienten und Patientinnen ausgehändigt werden. Das BtM-Rezept wird von der Arztpraxis an die Apotheke gegeben, die das Substitutionspräparat an die Praxis liefert, wo es verbleibt. Nur in Ausnahmefällen kann der Arzt oder die Ärztin der zu behandelnden Person die Verordnung für die benötigte Menge des Substitutionsmittels für maximal sieben Tage (bei Auslandsaufenthalten für maximal 30 Tage jährlich) aushändigen. Dies ist dann auf dem BtM-Rezept mit Angabe der Reichdauer zu vermerken (s. auch Angaben unter Punkt 4 und 5).

Der Verordnungsteil enthält folgende Angaben:

1. Name, Vorname, Geburtsdatum und Adresse des Patienten/der Patientin
2. Ausstellungsdatum
3. a) Eindeutige Arzneimittelbezeichnung, b) Menge des verschriebenen Arzneimittels in Gramm, Milliliter oder Stückzahl der abgeteilten Form, die Angabe „1OP" oder „N1" reicht nicht aus, c) Angabe der Beladungsmenge (Wirkstoffmenge), wenn diese nicht eindeutig aus dem verordneten Firmenprodukt hervorgeht
4. Gebrauchsanweisung mit Einzel- oder Tagesgabe oder Vermerk „gemäß schriftlicher Anweisung". Die Angabe „bei Bedarf" oder „alle 2 Tage" ist nicht ausreichend, bei Take-Home-Verschreibungen ist zusätzlich die Reichdauer des Substitutionsmittels in Tagen notwendig.
5. Kennzeichnung von bestimmten Ausnahmefällen durch die Buchstaben S, ST und N:
   S: Kennzeichnung der Substitution, d. h., das BtM wird nicht dem Patienten ausgehändigt, sondern der Praxis,
   ST: hier darf der substituierende Arzt unter den Voraussetzungen des § 5 Absatz 8 Satz 1 Nr. 2 BtMVV dem Patienten ausnahmsweise Substitutionsmittel in der für bis zu sieben aufeinanderfolgende Tage benötigten Menge für dessen eigenverantwortliche Einnahme verschreiben
   N: Kennzeichnung der Notfallverordnung des BtM
6. Name, Anschrift, Telefonnummer und Berufsbezeichnung des verschreibenden ärztlichen Fachpersonals, eigenhändige Unterschrift des Arztes/der Ärztin, im Vertretungsfall erfolgt der Vermerk „i. V."
7. Bei Rezepten für den Praxisbedarf entfallen die Punkte 1 und 4, es reicht der Vermerk „Praxisbedarf" im Patientenfeld und eine Kennzeichnung im Statusfeld 9. Betäubungsmittel können mehrfach im Quartal als Sprechstundenbedarf bezogen werden.

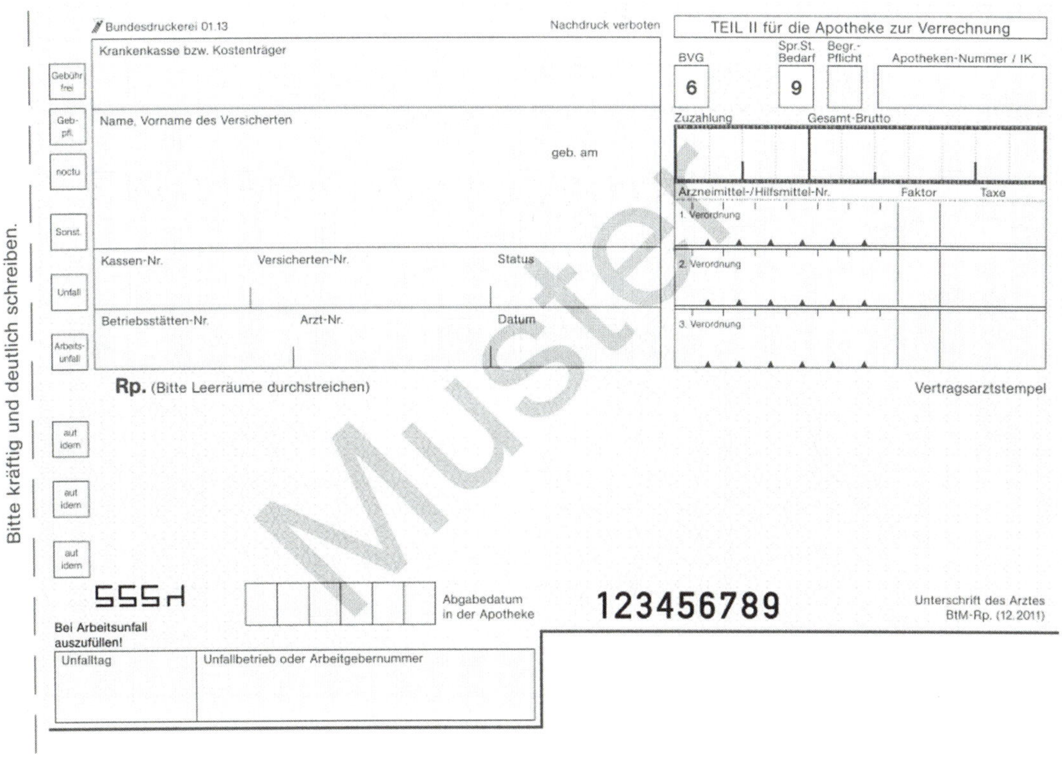
Bitte kräftig und deutlich schreiben.
Bundesdruckerei 01.13
Nachdruck verboten
TEIL II für die Apotheke zur Verrechnung
Gebühr frei
Geb.-pfl.
noctu
Sonst.
Unfall
Arbeits-unfall
Krankenkasse bzw. Kostenträger
Name, Vorname des Versicherten
geb. am
Kassen-Nr. Versicherten-Nr. Status
Betriebsstätten-Nr. Arzt-Nr. Datum
BVG 6
Spr.St. Bedarf 9
Begr.-Pflicht
Apotheken-Nummer / IK
Zuzahlung Gesamt-Brutto
Arzneimittel-/Hilfsmittel-Nr. Faktor Taxe
1. Verordnung
2. Verordnung
3. Verordnung
Rp. (Bitte Leerräume durchstreichen)
Vertragsarztstempel
aut idem
aut idem
aut idem
Muster
555H
Abgabedatum in der Apotheke
123456789
Unterschrift des Arztes
BtM-Rp. (12.2011)
Bei Arbeitsunfall auszufüllen!
Unfalltag
Unfallbetrieb oder Arbeitgebernummer

11. Wer darf den Verordnungsteil wie beschriften?

12. Welche Angaben muss der Verordnungsteil enthalten?

Höchstmenge
Die bisherige Begrenzung der ärztlichen Verschreibung bestimmter Betäubungsmittel der Anlage III des BtMG auf eine Höchstverschreibungsmenge innerhalb von 30 Tagen (§§ 2,3 und 4 BtMVV) ist entfallen. Damit besteht keine Notwendigkeit mehr, das BtM-Rezept mit dem Buchstaben „A" zu kennzeichnen.

Gültigkeit
Das BtM-Rezept muss vom Ausstellungsdatum an gerechnet innerhalb von sieben Tagen in der Apotheke eingelöst werden.

13. Die Patientin Inge Wang erhält am 10.10. ein BtM-Rezept. Wann muss die Patientin das Rezept spätestens eingelöst haben? Geben Sie auch ein Datum an.

Anwendungsbereich
Mit diesem Vordruck erhalten nicht nur die Versicherten der GKV, sondern auch alle sonstigen Kostenträger und Privatpatienten die BtM. Auch zulasten der gesetzlichen Unfallversicherung verschriebene BtM müssen über dieses Formular rezeptiert werden.

14. Im Gegensatz zu den anderen Vordrucken wird das BtM-Rezept nicht nur für Versicherte der GKV benutzt. Formulieren Sie einen Merksatz, für wen das BtM-Rezept verwendet werden muss.

2.11 Sprechstundenbedarf/Lernfeld 6

Fallbeispiel

Der BKK-Patient Herbert Polt hat einen Salbenverband am linken Zeigefinger bekommen. Hanna hat Luise assistiert.

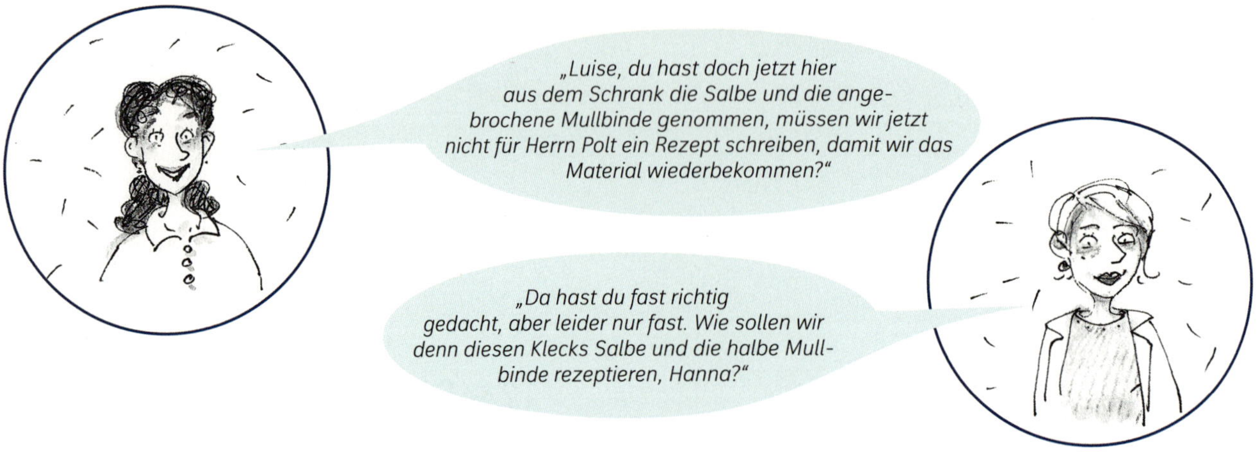

► Aufgaben

1. Gute Frage! Wissen Sie eine Antwort?

Informationstext
Rechtsgrundlage

In der „Vereinbarung über die Verordnung von Sprechstundenbedarf" (Sprechstundenbedarfsvereinbarung), die zwischen der jeweiligen Kassenärztlichen Vereinigung (KV) und den Landesverbänden der Krankenkassen beschlossen werden, wird geregelt, welche Mittel als Sprechstundenbedarf angefordert werden können (z. B Arzneimittel, Verbandmittel und Hilfsmittel) und welche Präparate im Rahmen des organisierten Notfalldienstes verordnet werden dürfen. Der vom Arzt oder der Ärztin verordnete Sprechstundenbedarf muss zur Zahl der Behandlungsfälle und zur Praxisausrichtung in einem angemessenen Verhältnis stehen und unterliegt der Wirtschaftlichkeitsprüfung.

> Der Sprechstundenbedarf für Privatpatienten und zulasten der gesetzlichen Unfallversicherung ist getrennt zu beschaffen und zu verwenden. Eine Vermischung von vertragsärztlichem und privatem Sprechstundenbedarf ist nicht zulässig.

Grundsätze der Verordnung

Als Sprechstundenbedarf können nur solche Arzneimittel, Verbandmittel, Materialien, Gegenstände und Stoffe bezogen werden, die ihrer Art nach bei mehr als einer zu behandelnden Person im Rahmen der vertragsärztlichen Versorgung angewendet werden oder bei Notfällen in der Praxis zur Verfügung stehen müssen. Ausgenommen davon sind Mittel, deren Kosten bereits nach dem jeweiligen Einheitlichen Bewertungsmaßstab (EBM) in den berechnungsfähigen Leistungen enthalten sind.

Mittel, die nur für einen Patienten oder eine Patientin verwendet werden, sind kein Sprechstundenbedarf und müssen unter Angabe der zuständigen Krankenkasse auf den Namen der zu behandelnden Person verordnet werden. Wenn diese über Einzelverordnung bezogenen Mittel von der Apotheke nicht an den Patienten oder die Patientin ausgegeben werden dürfen, kann auf dem Verordnungsblatt der Zusatz „a. m. m." (ad manus medici = zu Händen des Arztes) aufgebracht werden.

Werden die Mittel für Patienten und Patientinnen, z. B. bei abgeschlossener Behandlung, nicht mehr benötigt, aber noch in der Praxis aufbewahrt, fließen die „Restposten" dem Sprechstundenbedarf zu.

Werden Mittel über Sprechstundenbedarf bezogen, die nicht vertraglich vereinbart sind, wird das von der abrechnenden Stelle (Rezeptprüfstelle Duderstadt f. Niedersachsen (RPD)[1]) der KV mitgeteilt. Die KV erstattet dann die entstandenen Kosten und wird diese vom Arzt oder von der Ärztin zurückfordern (Regress).

Der Sprechstundenbedarf darf ausschließlich für die ambulante Behandlung verwendet werden. Für die stationäre und belegärztliche Behandlung dürfen diese Materialien nicht gebraucht werden.

Bei der Versorgung von Heilfürsorgeberechtigten (Bundeswehr, Bundespolizei, Polizei) ist der Sprechstundenbedarf der vertragsärztlichen Versorgung zu verwenden. Diese Kostenträger leisten dafür gegenüber der RPD einen Kostenausgleich.

Der Sprechstundenbedarf ist wirtschaftlich und in einem angemessenen Verhältnis zur Zahl der Behandlungsfälle und Praxisausrichtung zu verordnen und zu verwenden. Müssen von einem Mittel größere Mengen ersetzt werden, sind preisgünstigere Großpackungen für einen Quartalsbedarf zu beziehen.

Nicht zu verwechseln mit dem Sprechstundenbedarf ist der „Praxisbedarf" von Verbrauchsmaterialien und Hygieneartikeln (z. B. Handschuhe, Händedesinfektion, Oberflächendesinfektion, etc.). Dieser gehört zur Grundausstattung einer jeden Arztpraxis, der selbst bezahlt werden muss. Die Kosten des Praxisbedarfs sind mit der Gebühr für die ärztliche Leistung im EBM abgegolten.

2. Unterstreichen Sie im Text die Mittel, die als Sprechstundenbedarf verordnet werden, und die Mittel, die nicht als Sprechstundenbedarf verordnet werden dürfen.
   Tipp: Verwenden Sie unterschiedliche Farben zum Markieren der Antworten.

3. Erklären Sie, was unter einer „wirtschaftlichen Verordnungs- und Verwendungsweise" zu verstehen ist.

1 *Für die anderen KV-Bereiche müssen andere Kostenträger eingetragen werden, s. zuständige KV (Internet).*

Verfahren der Verordnung von Sprechstundenbedarf

Der Sprechstundenbedarf ist grundsätzlich zum Ende des laufenden Quartals über das Arzneiverordnungsblatt (Muster 16) zu beziehen. Die Bestellung soll spätestens in den ersten Tagen des ersten Monats des Folgequartals (bis 14. des Monats) erfolgen. Auch hier gilt: nicht mehr als drei Verordnungen auf ein Verordnungsblatt. Falls notwendig, sind mehrere Verordnungsblätter auszustellen. Dies beispielsweise notwendig, wenn Arzneimittel, Verbandmaterialien und Hilfsmittel verordnet werden. Betäubungsmittel als Sprechstundenbedarf werden selbstverständlich über das BtM-Rezept verordnet.

Das Feld „Sprechstundenbedarf“ muss angekreuzt werden. Wird ein Hilfsmittel über Sprechstundenbedarf verordnet, muss zusätzlich das Feld 7 „Hilfsmittel“ angekreuzt werden.

Die verordneten Mittel sind exakt zu bezeichnen, das Ausstellungsdatum, die BSNR und LANR sind einzutragen, das Verordnungsblatt ist mit dem Vertragsarztstempel zu versehen und vom Arzt oder von der Ärztin zu unterschrieben. Die Abrechnung des Sprechstundenbedarfs erfolgt mit dem in der jeweiligen SSB-Vereinbarung angegebenen Kostenträger. Als Kostenträger wird in Niedersachsen die „Rezeptprüfstelle Duderstadt“ (RPD) mit der Angabe „Sprechstundenbedarf“ und der Kassennummer 17900 eingetragen. Im Feld „Kassen-Nr.“ im Personalienfeld erscheint in Niedersachsen die IK (10)2091696. Die KV Nordrhein legt fest, dass als Kostenträger „SSB Nordrhein“ und als Kostenträgerkennung die Nummer 102091710 im Personalienfeld eingetragen werden muss und in Hessen ist der Kostenträger die AOK Hessen (105313145). Die RPD überweist den Rechnungsbetrag an die Bezugsquelle, sodass der Vertragsarzt von der Bezahlung des Sprechstundenbedarfs befreit ist.

Die zu Beginn der vertragsärztlichen Tätigkeit erforderliche Erstbeschaffung der Praxis darf nicht als Sprechstundenbedarf verordnet werden. Diese Kosten sind vom Praxisinhaber selbst zu tragen. Die erste Ersatzbeschaffung darf erst zum Ende des Quartals der Praxiseröffnung verordnet werden.

4. Ergänzen Sie das Schaubild.

Die Verordnung von Sprechstundenbedarf für die vertragsärztliche Versorgung ...

erfolgt auf	zulasten der	immer am

Beispiele von Medikamenten und Materialien des Sprechstundenbedarfs

Gruppe	Beispiele
Verband- und Nahtmaterial	Mullbinden, Mulltupfer, Verbandmull, Verbandspray, Zinkleimbinden, Klammern, Augen- und Ohrenklappen
Mittel zur Narkose und örtlichen Betäubung	Mittel zur i. v.-Narkose, zur Inhalationsnarkose, zur Lokal- und Leitungsanästhesie
Desinfektionsmittel, ausschließlich Anwendung am Patienten	Isopropylalkohol 70 %, jodhaltige Mittel
bestimmte Reagenzien und Schnellteste	Combur-Test (Glukose, Eiweiß, pH) für Urin
diagnostische und therapeutische Hilfsmittel	Holzspatel, -stäbchen, Gummifingerlinge, Einmal-Infusionsbesteck, Einmal-Infusionsnadeln
Puder, Pulver, Salben	nur für mehrere Patienten/Patientinnen, möglichst preisgünstige Großpackungen
Arzneimittel für Notfälle und zur Sofortanwendung	schmerzstillende, krampflösende, beruhigende Mittel, Analeptika, Antiasthmatika, Insulin, Mittel zur Blutstillung
bestimmte Röntgenkontrastmittel	Mittel auf Bariumbasis für Magen-Darm-Untersuchungen
Arzneimittel der Negativliste zur Vorbereitung oder im zeitlich begrenzten Anschluss an diagnostische oder therapeutische Eingriffe	Schmerzmittel nach ambulanter Operation, Abführmittel vor Darmuntersuchung

Wenn in der Gebührenposition ausdrücklich festgelegt ist, dass die im Zusammenhang mit der Leistung entstandenen Kosten in der Vergütung der Leistung enthalten sind, können diese Materialien nicht als Sprechstundenbedarf bezogen werden. Dies gilt u. a. für Reagenzien (z. B. Natriumcitricum für BKS) und Schnelltests (z. B. PoC-Antigentests.

Impfstoffe

In der Regel werden Impfstoffe als Sprechstundenbedarf verordnet. Dies gilt für alle Impfungen, die in der Schutzimpfungs-Richtlinie (SI-RL) des G-BA als Grundimmunisierung, Standardimpfung, Indikationsimpfung oder beruflich bedingte Impfung angegeben sind. Sie unterliegen der Leistungspflicht der gesetzlichen Krankenkassen auf der Grundlage der Empfehlungen der STIKO. Die Verordnung des Impfstoffes als Sprechstundenbedarf erfolgt, je nach Bedarf, auch während eines laufenden Quartals, auf einem separaten Rezept (Muster 16). Die Markierungsfelder „8" für Impfstoffe und „9" für Sprechstundenbedarf sind zu kennzeichnen.

Für bestimmte Impfungen gilt die Leistungspflicht der Krankenkassen zur Kostenübernahme jedoch nur mit Einschränkungen. Hierzu zählen Altersgrenzen (Influenza), geografische Grenzen von Risikogebieten (FSME) oder Reiseimpfungen bei privaten Auslandsaufenthalten. Oftmals werden diese aber im Rahmen einer freiwilligen Satzungsleistung von den Krankenkassen übernommen. Auch in diesen Fällen wird der Impfstoff auf Muster 16 verordnet, allerdings auf den Namen des Patienten oder der Patientin, und zwar zu Lasten der jeweiligen Krankenkasse. Das Markierungsfeld „8" für Impfstoffe ist auf dem Rezept zu kennzeichnen.

Impfungen, die weder in der Schutzimpfungs-Richtlinie geregelt sind noch als Satzungsimpfung abgerechnet werden können, werden auf einem Privatrezept verordnet.

Auch beim Bezug von Impfstoffen über Sprechstundenbedarf sind größere Packungen (N2/N3) aus wirtschaftlichen Gründen zu bevorzugen. Bei Lieferengpässen oder wenn ein Impfstoff in der Praxis nur selten benötigt wird, ist auch der Bezug von kleinen Packungen wirtschaftlich.

5. **In der Praxis von Dr. Stein werden für das 4. Quartal folgende Materialien benötigt:**
   40 Mollelastbinden 10 cm, 40 Mollelastbinden 8 cm, PurZellin 3 St. 4 × 5 cm, Einmalkanülen, Einmalhandschuhe, Aldasan 2 l zur Flächendesinfektion, Tetanus -Impfstoff 40 I.E. 0,5 ml 10 × 0,5 ml und MMRVax Fertigspritzen 0,5 ml 20 × 0,5 ml
   a) **Unterstreichen Sie die Materialien, die nicht als Sprechstundenbedarf bezogen werden dürfen.**
   b) **Bestellen Sie die anderen Materialien als Sprechstundenbedarf.**

2.12 Verordnung von Krankenhausbehandlung (Muster 2a–c)

Fallbeispiel

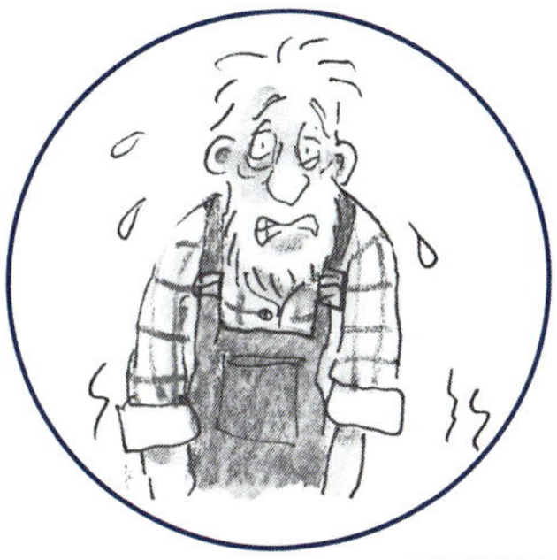

Der Patient Jochen Wenke kommt direkt von der Arbeit in die Arztpraxis. Er ist unruhig, klagt über Brustschmerzen und Übelkeit. Da es dem Patienten schlecht geht, wird er von Hanna umgehend ins Behandlungszimmer geleitet. Luise informiert Dr. Stein, der den Patienten sofort untersucht. Das Ruhe-EKG zeigt infarkttypische Veränderungen und der Troponin-Test ist positiv. Dr. Stein diagnostiziert einen akuten Myokardinfarkt (ICD-I21.9G), bestellt einen Notarztwagen und meldet den Patienten telefonisch im Marienhospital Fritzlar an. Luise soll derweil die notwendigen Unterlagen ausdrucken.

Informationstext

Maßnahmen vor der Verordnung von Krankenhauspflege

Bevor ein Patient oder eine Patientin zur stationären Aufnahme in ein Krankenhaus eingewiesen wird, müssen alle notwendigen Maßnahmen getroffen oder veranlasst worden sein, die nach den Regeln der ärztlichen Kunst angezeigt und wirtschaftlich sind, um die stationäre Aufnahme überflüssig zu machen.

Ist das Behandlungsziel durch häusliche Krankenpflege unter Fortsetzung der ambulanten ärztlichen Betreuung oder durch Maßnahmen in einer Kur- oder Spezialeinrichtung zu erreichen, ist die Verordnung einer Krankenhausbehandlung ausgeschlossen.

Verordnung von Krankenhauspflege

Voraussetzung für die Verordnung einer Krankenhausbehandlung ist, von Notfällen abgesehen, dass sich der Arzt oder die Ärztin persönlich vom Gesundheitszustand des Kranken überzeugt hat.

Die medizinische Notwendigkeit der Krankenhauspflege ist in der Verordnung nach Muster 2 a–c durch die Angabe der Diagnose, des Krankheitsbefundes und der Krankheitssymptome zu begründen. Sollte die Diagnose oder der Krankheitsbefund im Regelfall schon eine Krankenhausbehandlung erfordern, genügt deren Angabe.

Alle wesentlichen Dokumentationen zur Anamnese, Diagnostik und ambulanten Therapie sollten dem Patienten mitgegeben werden. So lassen sich Doppeluntersuchungen vermeiden, die Verweildauer im Krankenhaus kann reduziert und die stationäre Diagnostik und Therapie können sinnvoll unterstützt werden.

Keinen Anspruch auf Krankenhauspflege ...

zulasten der Krankenkasse haben Patienten, wenn keine medizinische Notwendigkeit für den stationären Aufenthalt vorliegt. Neben einer Verordnung von Krankenhausbehandlung ist erforderlichenfalls eine Arbeitsunfähigkeitsbescheinigung auszustellen, und zwar auch dann, wenn der Beginn der Arbeitsunfähigkeit mit dem Tage der Krankenhausaufnahme übereinstimmt.

Für Pflegebedürftige, bei denen der chronische Krankheitszustand auch mit stationären Mitteln nicht mehr beeinflusst werden kann, darf die Krankenhauspflege nicht verordnet werden. Auch soziale Gründe, z. B. die fehlenden Pflege- und Betreuungsmöglichkeiten zu Hause, rechtfertigen keinesfalls die Verordnung von Krankenhauspflege.

► Aufgaben

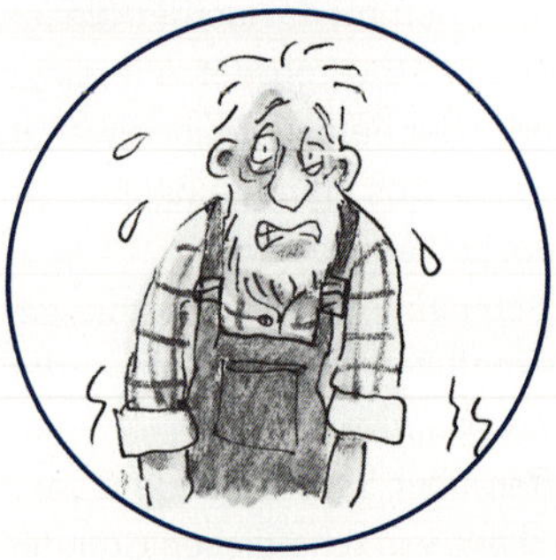

1. **Lesen Sie den Informationstext aufmerksam durch.**

2. **Notieren Sie zu den Angaben 1 – 4 auf S. 78 stichwortartig eine Erklärung.**

Der Patient Jochen Wenke kommt direkt von der Arbeit in die Arztpraxis. Er ist unruhig, klagt über Brustschmerzen und Übelkeit. Da es dem Patienten schlecht geht, wird er von Hanna umgehend ins Behandlungszimmer geleitet. Luise informiert den Arzt, der den Patienten sofort untersucht. Das Ruhe-EKG zeigt infarkttypische Veränderungen und der Troponin-Test ist positiv. Dr. Stein diagnostiziert einen akuten Myokardinfarkt (ICD-I21.9G), bestellt einen Notarztwagen und meldet den Patienten telefonisch im Marienhospital Fritzlar an. Luise soll derweil die notwendigen Unterlagen ausdrucken.

Herr Wenke, geb. 10.08.1965, wohnhaft Mittelweg 7 in 34560 Fritzlar ist bei der AOK Hessen (IK 105313145) unter der Versichertennummer A123456789 krankenversichert.

Die Verordnung von Krankenhausbehandlung (Muster 2 a – c)

1. Voraussetzung

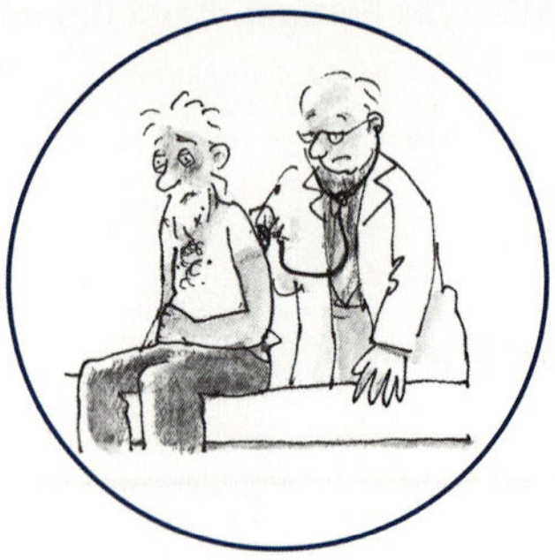

2. Medizinische Notwendigkeit

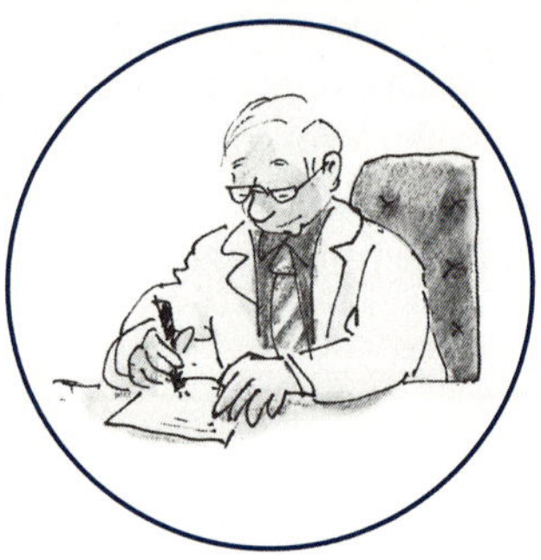

3. Vordrucke

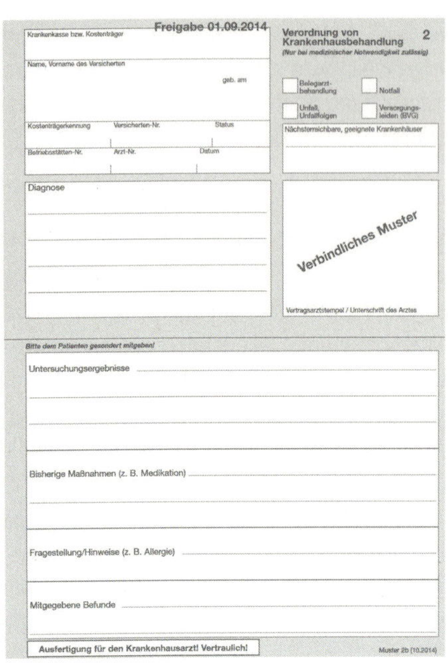

Freigabe 01.09.2014

Krankenkasse bzw. Kostenträger

Name, Vorname des Versicherten

geb. am

Kostenträgerkennung | Versicherten-Nr. | Status

Betriebsstätten-Nr. | Arzt-Nr. | Datum

Verordnung von Krankenhausbehandlung 2

(Nur bei medizinischer Notwendigkeit zulässig)

☐ Belegarzt-behandlung ☐ Notfall

☐ Unfall, Unfallfolgen ☐ Versorgungs-leiden (BVG)

Nächsterreichbare, geeignete Krankenhäuser

Diagnose

Verbindliches Muster

Vertragsarztstempel / Unterschrift des Arztes

Bitte dem Patienten gesondert mitgeben!

Untersuchungsergebnisse

Bisherige Maßnahmen (z. B. Medikation)

Fragestellung/Hinweise (z. B. Allergie)

Mitgegebene Befunde

Ausfertigung für den Krankenhausarzt! Vertraulich!

Muster 2b (10.2014)

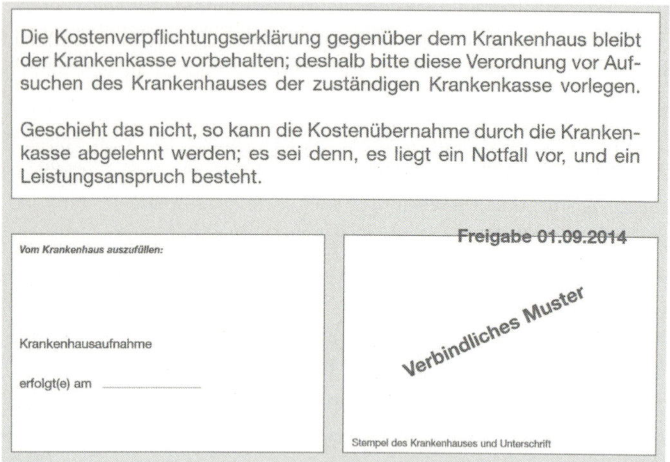

Die Kostenverpflichtungserklärung gegenüber dem Krankenhaus bleibt der Krankenkasse vorbehalten; deshalb bitte diese Verordnung vor Aufsuchen des Krankenhauses der zuständigen Krankenkasse vorlegen.

Geschieht das nicht, so kann die Kostenübernahme durch die Krankenkasse abgelehnt werden; es sei denn, es liegt ein Notfall vor, und ein Leistungsanspruch besteht.

Vom Krankenhaus auszufüllen:

Krankenhausaufnahme

erfolgt(e) am

Freigabe 01.09.2014

Verbindliches Muster

Stempel des Krankenhauses und Unterschrift

4. Wirtschaftlichkeitsgebot

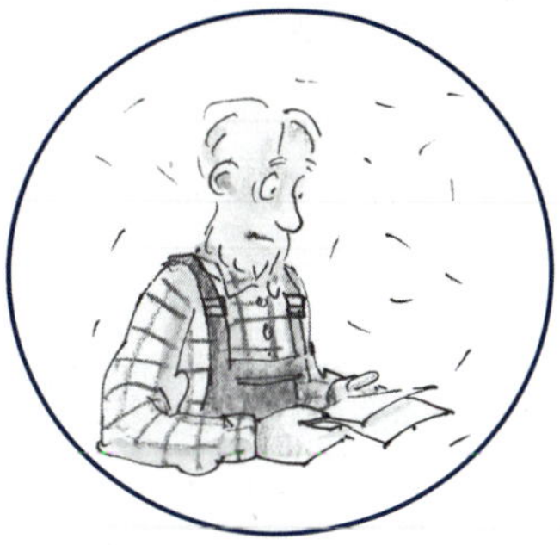

3. Kleben Sie eine Krankenhauseinweisung auf und füllen Sie für den Patienten Wenke, Jochen, geb. am 10.08.1965, die Verordnung von Krankenbehandlung aus. Ergänzen Sie die fehlenden Erklärungen in den Kästchen und verbinden Sie durch Pfeile die Kästchen mit dem Bereich auf dem Vordruck.

Markierungsfelder: Zutreffendes ist anzukreuzen

In bestimmten Fällen sind hier Angaben über zwei Krankenhäuser zu machen, in die der Patient aufgenommen werden sollte.

Teil 2 a

Teil 2 b

Teil 2 c

4. Herr Wenke wird als Notfallpatient direkt von der Praxis mit dem Notarztwagen ins Krankenhaus gebracht. Welche Telefonnummer müssen Sie in **Ihrer** Ausbildungspraxis wählen, um einen Notarzt- bzw. Rettungswagen mit ärztlicher Begleitung anzufordern?

5. Fordern Sie für den Patienten Wenke, Jochen, geb. am 10.08.1965, einen Notarztwagen mit ärztlicher Begleitung an. Formulieren Sie Ihr Telefonat in wörtlicher Rede. Notwendige Erwiderungen der Rettungsleitstelle können Sie frei ergänzen. „Rettungsleitstelle ..."

6. Herr Wenke ist ärztlich erstversorgt worden und befindet sich jetzt im Behandlungszimmer. Sie sollen den ängstlichen Patienten bis zum Eintreffen des Notarztwagens betreuen. Wie können Sie den Patienten beruhigen? Nennen Sie zwei Möglichkeiten, beruhigend auf den Patienten einzuwirken.

7. Wenn ein Patient oder eine Patientin zu einer geplanten Operation in ein Krankenhaus eingewiesen werden muss, müssen Sie ihn auf die Genehmigungspflicht hinweisen. Was ist damit gemeint und was könnte passieren oder der, wenn Sie dem Patienten oder der Patientin diesen Hinweis nicht geben?

8. Herr Wenke benötigt neben der Verordnung von Krankenhausbehandlung noch zwei andere Formulare. Welche beiden Formulare müssen Sie für den Patienten noch ausstellen?

9. Stellen Sie die Vordrucke für Herrn Wenke aus. Sollten Sie mit dem Vordruck Schwierigkeiten haben, fragen Sie eine Mitschülerin oder einen Mitschüler um Rat.

10. Frau Jung, die Tochter der Patientin Anna Alt, kommt in die Praxis. Sie plane eine Wochenendreise und könne ihre pflegebedürftige Mutter in dieser Zeit nicht betreuen. Frau Jung hält Sie an, bei Dr. Stein für ihre Mutter für die drei Tage eine Krankenhausbehandlung im Marienhospital in Fritzlar zu erbitten. Was sagen Sie Frau Jung? Formulieren Sie Ihre Antwort in wörtlicher Rede.

____

____

____

____

____

2.13 Verordnung von Krankenbeförderung (Muster 4)

Fallbeispiel

Für den Patienten Wenke, Jochen, geb. am 10.08.1965, ist die Verordnung von Krankenbeförderung mit dem Notarztwagen ausgestellt worden.

► Aufgaben

1. Lesen Sie die Angaben zur Verordnung einer Krankenbeförderung (Muster 4) aufmerksam durch und dokumentieren Sie die aufgeführten Nummern auf dem Ihrem Vordruck.

2. Kontrollieren Sie, ob Sie das richtige Transportmittel angekreuzt haben. Füllen Sie anschließend das Schaubild stichwortartig aus. Hinweise zur Unterscheidung der Transportmittel finden Sie auf den folgenden Seiten.

Transportmittel

______ Patienten	______ Patienten
zum Transport	zur ______ und ______

Taxi/Mietwagen	Krankentransportwagen	Rettungswagen	Notarztwagen
Personen,	Personen,	Personen,	Personen,
die aus anderen als nebenstehenden Gründen kein öffentliches Verkehrsmittel benutzen können, unterliegen der Genehmigungspflicht durch die Krankenkasse.	mit	die	bei
	die		
	die		

Informationstext

Die Verordnung einer Krankenbeförderung (Muster 4) ist in der Krankentransport-Richtlinie (KT-RL) des Gemeinsamen Bundesausschusses (G-BA) geregelt. Sie stellt fest, dass der Vertragsarzt verpflichtet ist, die Notwendigkeit einer Beförderung zu überprüfen (z. B. aktueller Gesundheitszustand des Patienten) und unter Punkt **1. Grund der Beförderung** den Grund anzugeben. Eine Beförderung zulasten der gesetzlichen Krankenversicherung darf verordnet werden, wenn die Fahrt im Zusammenhang mit einer Leistung der Krankenkasse zwingend medizinisch notwendig ist. Als notwendig gelten nur die Fahrten, die auf dem direkten Weg zwischen dem Aufenthaltsort des Betroffenen und der nächstgelegenen Behandlungsmöglichkeit liegen. Grundsätzlich ist die Verordnung vor der Beförderung auszustellen und dem Patienten oder der Patientin auszuhändigen, damit er oder sie diese bei genehmigungsfreien Fahrten (siehe. a, b, c) direkt an den Transporteur weiterreichen kann. Bei genehmigungspflichtigen Fahrten (siehe d, e, f) ist die Verordnung von der behandelten Person vor Fahrtantritt der Krankenkasse zuzusenden, damit diese eine Genehmigung aussprechen kann. Fahrten zur ambulanten Behandlung können nur in Ausnahmefällen verordnet werden und müssen genehmigt werden (siehe d, e, f). Patienten oder Patientinnen, deren Schwerbehindertenausweis eines der folgenden Merkzeichen enthält: „aG“ für außergewöhnliche Gehbehinderung, „Bl“ für Blindheit oder „H“ für Hilflosigkeit sowie pflegebedürftige Patienten oder Patientinnen, deren Pflegebescheid Pflegegrad 4 oder 5 ausweist und Pflegebedürftige mit dem Pflegegrad 3 (wenn bei ihnen eine dauerhafte Mobilitätsbeeinträchtigung vorliegt), können Fahrten mit einem Taxi oder Mietwagen ohne Genehmigung in Anspruch nehmen (siehe b), das gilt auch für Fahrten zu Gesundheitsuntersuchungen sowie Krebsfrüherkennungsuntersuchungen, einschließlich den organisierten Krebsfrüherkennungsprogrammen. Diese Ergänzung im §8 der Krankentransport-Richtlinie wurde am 20. Oktober 2022 vom G-BA veröffentlicht.

Bei der Auswahl des erforderlichen Transportmittels (**3. Art und Ausstattung der Beförderung**) sind der aktuelle Gesundheitszustand des Patienten und seine Gehfähigkeit unter Beachtung des Wirtschaftlichkeitsgebots zu berücksichtigen.

Zuzahlung:

Versicherte müssen, unabhängig von der Art des Fahrzeuges, einen Teil der Beförderungskosten selbst bezahlen. Die **Zuzahlungspflicht** gilt auch für Kinder und Jugendliche, sie beträgt zehn Prozent der Fahrkosten, mindestens jedoch 5,00 € und höchstens 10,00 € pro Fahrt. Das Feld **„Zuzahlungsfrei“** ist dementsprechend nur dann anzukreuzen, wenn ein anderer Kostenträger (z. B. Unfallversicherungsträger) zuständig ist oder eine Befreiung von der Zuzahlungspflicht nachgewiesen wird.

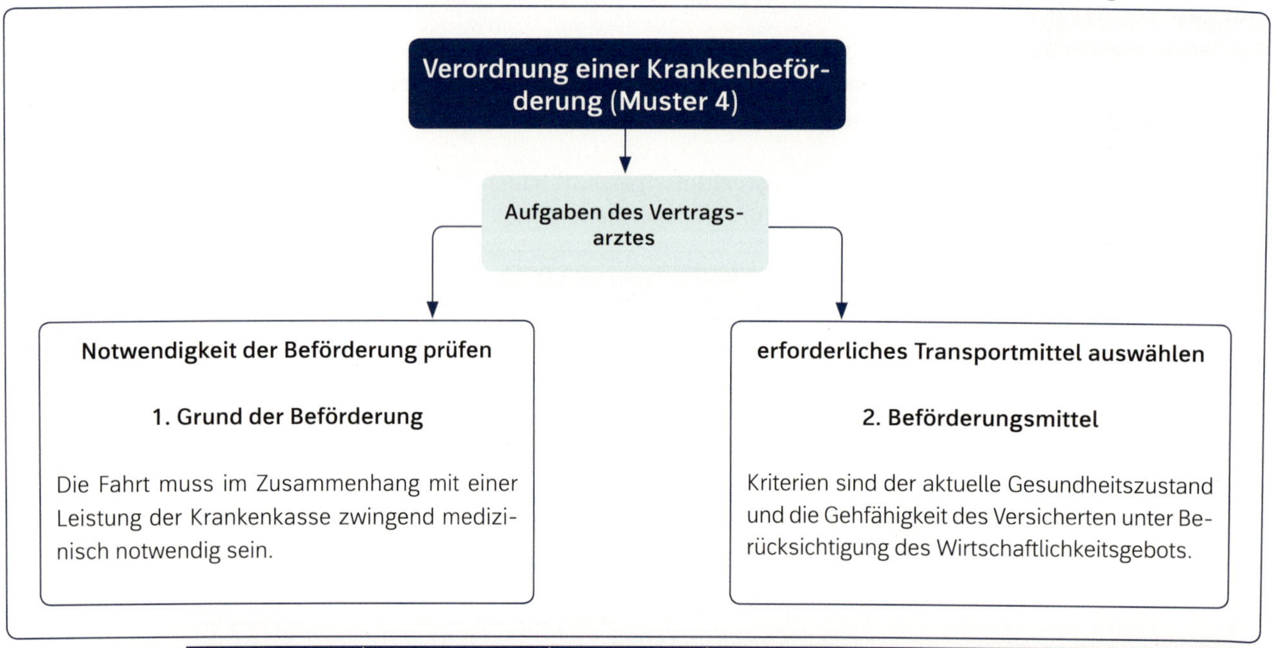

		Krankenfahrt		Krankentransport	Rettungsfahrt
Krankenbeförderung	Taxi	Rollstuhltaxi	Liegendtaxi	KTW Kranktransportwagen	RTW – Rettungswagen NAW – Notarztwagen
Betreuung	nicht fachlich	nicht medizinisch		medizinisch fachlich – bei NAW Notarzt	
Patient	gehfähig. aber nicht allein mit ÖPNV-/KFZ“	mit Rollstuhl	liegend	liegend und/oder dement, aspirationsgefährdet, infektiös	bedarf Erste-Hilfe- bzw. Maßnahmen zur Aufrechterhaltung Vitalfunktionen
Besetzung Qualifikation Ausstattung	1 Person	1 Person ggf. Treppensteiger	2 Personen, Trageleistung	2 Personen mit Trageleistung + Betreuung, Hygieneanforderungen, O_2 Notfallkoffer	2 Personen mit Trageleistung + notfallmedizinischer Betreuung
Beförderungsmittel	Taxi	Taxi + Rollstuhl bzw. Tragestuhl	Taxi + liegend	KTW	RTW bzw. NAW

*ÖPNV: Öffentlicher Personennahverkehr – **KFZ: Kraftfahrzeug

Freigabe 17.02.2020

Zuzahlungspflicht

1

Zuzahlungsfrei

Krankenkasse bzw. Kostenträger

Name, Vorname des Versicherten

geb. am

Kostenträgerkennung | Versicherten-Nr. | Status

Betriebsstätten-Nr. | Arzt-Nr. | Datum

Verordnung einer Krankenbeförderung 4

☐ Unfall, Unfallfolge

☐ Arbeitsunfall, Berufskrankheit 2

☐ Versorgungsleiden (z.B. BVG) 3

☐ Hinfahrt ☐ Rückfahrt

1. Grund der Beförderung

Genehmigungsfreie Fahrten

a) ☐ **voll-/teilstationäre Krankenhausbehandlung** ☐ **vor-/nachstationäre Behandlung**

b) ☐ **ambulante Behandlung** bei Merkzeichen „aG", „Bl", „H", Pflegegrad 3 mit dauerhafter Mobilitätsbeeinträchtigung, Pflegegrad 4 oder 5 **nur Taxi/Mietwagen** *(Fahrt mit KTW ist unter f) zu verordnen)*

4 c) ☐ **anderer Grund**, z.B. Fahrten zu Hospizen:

Genehmigungspflichtige Fahrten zu ambulanten Behandlungen *(vor Fahrtantritt der Krankenkasse vorzulegen)*

d) ☐ **hochfrequente Behandlung** Dialyse, onkol. Chemo- oder Strahlentherapie ☐ vergleichbarer Ausnahmefall *(Begründung unter 4. erforderlich)*

e) ☐ **dauerhafte Mobilitätsbeeinträchtigung vergleichbar mit b) und Behandlungsdauer mindestens 6 Monate** *(Begründung unter 4. erforderlich)*

f) ☐ **anderer Grund für Fahrt mit KTW**, z.B. fachgerechtes Lagern, Tragen, Heben erforderlich *(Begründung unter 3. und ggf. 4. erforderlich)*

2. Behandlungstag/Behandlungsfrequenz und nächsterreichbare, geeignete Behandlungsstätte

vom/am T T M M J J / ☐ x pro Woche, bis voraussichtlich T T M M J J

Behandlungsstätte *(Name, Ort)*

5

3. Art und Ausstattung der Beförderung

☐ Taxi/Mietwagen ☐ Rollstuhl

6 ☐ KTW, da medizinisch-fachliche Betreuung und/oder Einrichtung notwendig ist wegen ☐ Tragestuhl

☐ liegend

☐ RTW ☐ NAW/NEF ☐ andere

4. Begründung/Sonstiges *(z. B. Datum Aufnahme Krankenhaus, Gewicht bei Schwergewichttransport, Wartezeit, Gemeinschaftsfahrt, Ortsangabe, wenn Beförderung nicht von/zur Wohnung stattfindet)*

7

Vertragsarztstempel / Unterschrift des Arztes

Muster 4 (7.2020)

Erläuterung zum Muster 4 (Ausfüllhilfe):

Feld	Erläuterung
1	Versicherte müssen, unabhängig von der Art des Fahrzeuges, einen Teil der Beförderungskosten selbst bezahlen. Die Zuzahlungspflicht gilt auch für Kinder und Jugendliche, sie beträgt zehn Prozent der Fahrkosten, mindestens jedoch 5,00 € und höchstens 10,00 € pro Fahrt. Das Feld „Zuzahlungsfrei" ist dementsprechend nur dann anzukreuzen, wenn ein anderer Kostenträger (z. B. Unfallversicherungsträger) zuständig ist oder eine Befreiung von der Zuzahlungspflicht nachgewiesen wird.
2	Kennzeichnung für den Grund für den Transports. Zur Auswahl stehen „Unfall, Unfallfolge" und „Arbeitsunfall, Berufskrankheit". Ergänzend kann auch „Versorgungsleiden" angekreuzt werden. Hierunter fallen vom Versorgungsamt anerkannte Ansprüche (z. B. Impfschäden oder anderweitigen Schädigungen durch Gewalttaten und Kriegsschäden). Trifft keine der zur Auswahl stehenden Fälle zu, werden die Felder leer gelassen.
3	Im Sinne des Wirtschaftlichkeitsgebotes prüft der verordnende Arzt oder die verordnende Ärztin die medizinische Notwendigkeit jeweils für die Hinfahrt und für die Rückfahrt. In der Regel sind nur direkte Fahrten zum nächsterreichbaren Krankenhaus oder zu einer anderen Behandlungsmöglichkeit verordnungsfähig. Sind für die Hin- und Rückfahrt unterschiedliche Transportmittel geeignet, ist jede einzelne Fahrt separat zu verordnen.
4	Im Abschnitt „Grund der Beförderung" wird mit den Buchstaben a – f zwischen **genehmigungsfreien** und **genehmigungspflichtigen** Fahrten unterschieden. Dadurch wird auch für die zu behandelnde Person schnell erkennbar, ob sie sich vor der Krankenbeförderung eine Genehmigung der Krankenkasse einholen muss. **Genehmigungsfreie Fahrten:** a) Die Verordnung einer medizinisch notwendigen Krankenbeförderung zur **voll- oder teilstationären** Krankenhausbehandlung oder zur **vor- oder nachstationären Behandlung** ist ohne vorherige Genehmigung durch die Krankenkasse zulässig. Bei vorstationären Behandlungen ist das Datum der geplanten stationären Aufnahme im Feld „Begründung/Sonstiges" anzugeben. b) ambulante Behandlung: Patienten, deren Schwerbehindertenausweis eines der folgenden Merkzeichen enthält: „aG" für außergewöhnliche Gehbehinderung, „Bl" für Blindheit oder „H" für Hilflosigkeit sowie pflegebedürftige Patienten, deren Pflegebescheid Pflegegrad 4 oder 5 ausweist und Pflegebedürftige mit dem Pflegegrad 3 (wenn bei ihnen eine dauerhafte Mobilitätsbeeinträchtigung vorliegt), können Fahrten mit einem Taxi oder Mietwagen ohne Genehmigung in Anspruch nehmen. Dies gilt auch für Taxis oder Mietwagen mit behindertengerechter Einrichtung, z. B. mit einem Tragestuhl oder zur Beförderung von nicht gehfähigen Patienten im Rollstuhl. Neben dem Feld „Taxi/Mietwagen" können ergänzend die Felder „Rollstuhl", „Tragestuhl" oder „liegend" angekreuzt werden. Sollen solche Patienten jedoch mit einem Krankentransportwagen (KTW) zur ambulanten Behandlung befördert werden, handelt es sich um „Genehmigungspflichtige Fahrten", die unter f) anzukreuzen sind. Die Verordnung ist vor Fahrtantritt der Krankenkasse vorzulegen. c) anderer Grund: Die Verordnung einer medizinisch notwendigen Krankenbeförderung aus „anderen Gründen" ist u. a. zulässig bei ambulanten Operationen nach § 115b SGB V, einer aus medizinischen Gründen erforderlichen Patientenverlegung in ein anderes Krankenhaus oder eine Fahrt zu einem Hospiz. Der Anlass ist in der Freitextzeile einzutragen. Für ambulanten Operationen ist das geplante OP-Datum im Feld „Begründung/Sonstiges" anzugeben. **Genehmigungspflichtige Fahrten zu ambulanten Behandlungen:** d) für Patienten oder Patientinnen, die über längere Zeit eine hochfrequente Behandlung benötigen (z. B. Dialyse, Chemotherapie, Bestrahlung) oder ein vergleichbarer Ausnahmefall. e) für Patienten oder Patientinnen mit einer dauerhaften Mobilitätsbeeinträchtigung vergleichbar mit b) und einer Behandlungsdauer von mindestens sechs Monaten. Auch hier ist unter „Begründung/Sonstiges" eine Angabe erforderlich. f) für Patienten oder Patientinnen, die aufgrund ihres Gesundheitszustandes (z. B. medizinisch-fachliche Betreuung, eine fachgerechte Lagerung oder mit einer ansteckenden Krankheit) zwingend einen Krankentransportwagen (KTW) benötigen.
5	**Behandlungstag/Behandlungsfrequenz und nächsterreichbare, geeignete Behandlungsstätte:** Hier sind Angaben zum (voraussichtlichen) Behandlungstag bzw. zur Behandlungsfrequenz zu machen und die Behandlungsstätte (z. B. Name des Krankenhauses/Vertragsarztes oder Fachrichtung des Vertragsarztes) anzugeben. Ist der Behandlungstag bei genehmigungsfreien Fahrten nicht bekannt, kann im Einzelfall auf die Angabe des Behandlungstages verzichtet werden (z. B. bei Ausstellung einer Verordnung zur Krankenbeförderung während eines Hausbesuchs).
6	**Art und Ausstattung der Beförderung:** **Taxi/Mietwagen:** Transport von Patienten oder Patientinnen, die aus zwingenden medizinischen Gründen kein öffentliches Verkehrsmittel oder privates Kraftfahrzeug benutzen können und keine medizinisch-fachliche Betreuung im Rahmen einer Krankenfahrt benötigen. Zu den Mietwagen werden auch Wagen gerechnet, die über eine behindertengerechte Einrichtung zur Beförderung von Rollstuhlfahrern verfügen.

Feld	Erläuterung
	KTW, da medizinisch-fachliche Betreuung und/oder Einrichtung notwendig ist wegen: Jeder KTW-Transport muss mit einer medizinischen Notwendigkeit begründet werden. Ausschlaggebend dafür sind Art und Ausmaß der Funktionsstörung des Patienten (z. B. schwere ansteckende Krankheit, Blutung, fachgerechte Lagerung erforderlich etc.) Ergänzend können die Felder „Rollstuhl", „Tragestuhl" oder „liegend" angekreuzt werden. **RTW:** Rettungswagen (RTW) sind für Notfallpatienten zu verordnen, die vor und während der Beförderung neben den Erste-Hilfe-Maßnahmen auch zusätzlicher Maßnahmen bedürfen, die geeignet sind, die vitalen Funktionen aufrechtzuerhalten oder wiederherzustellen. **NAW/NEF:** Notarztwagen (NAW) bzw. Notarzteinsatzfahrzeuge (NEF) sind für Notfallpatienten zu verordnen, bei denen vor oder während der Beförderung lebensrettende Sofortmaßnahmen durchzuführen oder zu erwarten sind, für die eine notärztliche Versorgung erforderlich ist. **Andere:** Ist die Verordnung anderer, schnellerer Beförderungsmittel, wie z. B. eines Rettungshubschraubers (RTH) notwendig, ist dies hier zu vermerken.
7	**Begründung/Sonstiges:** Dieses Freitextfeld ist für sonstige relevante Angaben zu nutzen, z. B. dem Gewicht bei schwergewichtigen Patienten oder Patientinnen, Angabe, dass der Patient keine Stufen steigen kann, Dauer der Wartezeit des Transporteurs bei Hin- und Rückfahrt in zeitlichem Zusammenhang, Ortsangabe, wenn die Fahrt nicht von/zur Wohnung des Patienten stattfindet, Angabe von weiteren geplanten Behandlungsterminen usw.

► Aufgaben

3. Wann darf ausschließlich die Verordnung einer Krankenbeförderung ausgestellt werden? Vervollständigen Sie den Merksatz.

Die Verordnung von Krankenbeförderung darf nur ausgestellt werden, wenn ______

______

______

4. Warum hat sich Dr. Stein bei der Verordnung einer Krankenbeförderung für das Transportmittel mittels Notarztwagen entschieden?

______

______

______

5. Welchen Grund der Beförderung würden Sie auf der Verordnung ankreuzen?

______

______

6. Welchen Grund der Beförderung muss der behandelnde Krankenhausarzt ankreuzen, wenn Herrn Wenke aus dem Marienhospital in ein anderes Krankenhaus verlegt werden muss?

7. Nennen Sie zwei Gründe für eine hochfrequente Behandlung.

8. Was muss Herr Wenke, der orientiert und ansprechbar ist, auf der Rückseite der Verordnung quittieren?

9. Wie hoch ist der Eigenanteil von gesetzlich Versicherten im Rahmen der Zuzahlungspflicht einer Krankenbeförderung?

10. Unter welchen Voraussetzungen sind Patienten oder Patientinnen bei der Krankenbeförderung von der Zuzahlung befreit?

11. Muss Herr Wenke einen Eigenanteil zuzahlen?

12. In welchen Fällen wird das Feld Arbeitsunfall, Berufskrankheit angekreuzt?

2.14 Verordnung von häuslicher Krankenpflege (Muster 12a–c)

► Aufgaben

1. Beschreiben Sie den Aufbau der Verordnung häuslicher Krankenpflege und geben Sie an, wer welchen Teil des Vordrucks wofür erhält.

2. Worauf müssen Sie eine zu behandelnde Person, die eine Verordnung von häuslicher Krankenpflege erhält, hinweisen?

Informationstext

Die Häusliche Krankenpflege wird von der gesetzlichen Krankenversicherung finanziert und ist im § 37 SGB V geregelt. Sie ist nicht zu verwechseln mit der häuslichen Pflege, die von der gesetzlichen Pflegeversicherung finanziert wird und im SGB XI geregelt ist. Die häusliche Krankenpflege darf von jedem Vertragsarzt für eine begrenzte Zeit auf Muster 12 verordnet werden, das danach von dem Patienten oder der Patientin bei der Krankenkasse zur Genehmigung eingereicht werden muss. Eine besondere Form ist die psychiatrische häusliche Krankenpflege. Sie kann nur bei bestimmten Indikationen für psychisch kranke Menschen von ausgewählten Fachgruppen verordnet werden (z. B. Neurologen und Psychiatern).

Ziele der häuslichen Krankenpflege

Die Verordnung häuslicher Krankenpflege zielt hauptsächlich darauf ab, die ambulante ärztliche Behandlung zu ermöglichen und den Behandlungserfolg zu sichern (Sicherungspflege). Andererseits kann auch die Vermeidung bzw. die Verkürzung eines Krankenhausaufenthaltes Ziel der Verordnung häuslicher Krankenpflege sein (Krankenhausvermeidungspflege). Zur Unterstützung bei schwerer Krankheit oder wegen akuter Verschlechterung einer Krankheit, insbesondere nach einem Krankenhausaufenthalt, kann die Verordnung von häuslicher Krankenpflege ebenfalls verordnet werden (Unterstützungspflege). Die Verordnung häuslicher Krankenpflege im Rahmen der Unterstützungspflege ist allerdings nur möglich, wenn der Patient nicht pflegebedürftig entsprechend der Pflegegrade 2, 3, 4 oder 5 ist.

Der Hausarzt ist verpflichtet, sich persönlich vom Zustand der zu behandelnden Person und der Notwendigkeit der Verordnung zu überzeugen. Das heißt, der Arzt oder die Ärztin überprüft, welche Leistungen der Patient oder die Patientin selber bzw. ein Haushaltsmitglied des Patienten erbringen kann. Im Rahmen des Entlassmanagements können Krankenhausärzte unter bestimmten Voraussetzungen ebenfalls häusliche Krankenpflege für 7 Tage verordnen. Grundsätzlich ist das ärztliche Fachpersonal verpflichtet, die medizinische Notwendigkeit der Verordnung durch Angabe der Diagnose(n) zu begründen. Außerdem müssen die zu erbringenden Leistungen und deren Beginn, Häufigkeit und Dauer auf Muster 12 angegeben werden.[1]

> Die Verordnung von Krankenhauspflege ist nur zulässig, wenn sie wegen Krankheit erfolgt. Eine Verordnung aufgrund einer Pflegebedürftigkeit ist nicht zulässig.

3. Welche Ziele verfolgt die Verordnung häuslicher Krankenpflege (Muster 12)?

4. An welche Voraussetzungen ist die Verordnung häuslicher Krankenpflege gebunden?

Umfang der häuslichen Krankenpflege[2]

Die häusliche Krankenpflege umfasst die drei Bereiche Behandlungspflege, Grundpflege und hauswirtschaftliche Versorgung. Im Leistungsverzeichnis der Häusliche Krankenpflege-Richtlinie (HKP-RL) sind die verordnungsfähigen Leistungen dieser drei Leistungsbereiche aufgelistet. Das Verzeichnis führt detailliert aus, welche Maßnahmen zu den verschiedenen Leistungen gehören und wie oft und wie lange diese Leistungen verordnet werden können.

Zur Behandlungspflege zählen alle Maßnahmen, die dazu dienen, die Krankheit zu heilen, eine Verschlimmerung zu vermeiden oder Krankheitsbeschwerden zu lindern.

Diese Maßnahmen können an Pflegekräfte delegiert werden. Blutzuckermessung, Dekubitusbehandlung, Medikamentengabe und das Anlegen und/oder Wechseln von Verbänden zählen neben anderen Maßnahmen unter bestimmten Voraussetzungen zur Behandlungspflege.

Die Anleitung zur Behandlungspflege zielt darauf ab, dass der Patient oder die Patientin selbst oder eine im Haushalt lebende Person nach entsprechender Anleitung und Kontrolle bestimmte Maßnahmen, z. B. die Blutzuckerkontrolle, (weitgehend) selbstständig durchführen kann.

Zur Grundpflege zählen Leistungen, die der zu behandelnden Person die Aufrechterhaltung ihrer Grundbedürfnisse ermöglichen (z. B. essen, trinken, sich waschen, an- und ausziehen oder zur Toilette gehen). Die im Rahmen der Grundpflege erforderlichen Maßnahmen sind im Feld „Weitere Hinweise“ auf der Verordnung näher zu beschreiben.

Zur hauswirtschaftlichen Versorgung zählen Tätigkeiten, die nicht zu den Pflegeleistungen gehören, aber für die Versorgung der kranken Person notwendig sind. Hierzu gehören u. a. die Besorgung von Arzneimitteln, das Wechseln der

---

1 *vgl. Häusliche Krankenpflege-Richtlinie, in Kraft getreten am 13. Oktober 2022, S. 5 und 6 URL: www.g-ba.de/downloads/62-492-2952/HKP-RL_2022-07-21_iK-2022-10-13.pdf [18.10.2022]*

2 *vgl. Häusliche Krankenpflege-Richtlinie, in Kraft getreten am 13. Oktober 2022, URL: www.g-ba.de/downloads/62-492-2952/HKP-RL_2022-07-21_iK-2022-10-13.pdf [8.10.2022]*

Bettwäsche, das Spülen des Geschirrs und die Zubereitung von Mahlzeiten. Selbstverständlich sind diese Tätigkeiten auf das notwendige Maß beschränkt.

Das behandelnde ärztliche Fachpersonal koordiniert die Zusammenarbeit zwischen ambulantem Pflegedienst, der Krankenkasse und der Praxis.

Freigabe 31.03.2020

Verordnung häuslicher Krankenpflege 12

Verordnungsrelevante Diagnose(n) *(ICD-10-Code)*

Einschränkungen, die häusliche Krankenpflege erforderlich machen *(vgl. auch Leistungsverzeichnis HKP-Richtlinie)*

☐ Erst-verordnung ☐ Folge-verordnung ☐ Unfall vom T T M M J J bis T T M M J J

Behandlungspflege

Dauer nur anzugeben bei Abweichung von Dauer der gesamten Verordnung

Häufigkeit			Dauer	
tgl.	wtl.	mtl.	vom	bis

Medikamentengabe, *Präparate*

☐ Herrichten der Medikamentenbox
☐ Medikamentengabe
☐ Injektionen ☐ herrichten ☐ intramuskulär ☐ subkutan

Blutzuckermessung

☐ Erst- oder Neueinstellung *(max. 4 Wochen und max. 3x täglich)* ☐ bei intensivierter Insulintherapie

Kompressionsbehandlung ☐ rechts ☐ links ☐ beidseits

☐ Kompressionsstrümpfe anziehen ☐ Kompressionsstrümpfe ausziehen
☐ Kompressionsverbände anlegen ☐ Kompressionsverbände abnehmen
☐ Stützende und stabilisierende Verbände, Art

Wundversorgung und Positionswechsel zur Dekubitusbehandlung

Wundart

Lokalisation — aktuelle Größe *(Länge, Breite, Tiefe)* — aktueller Grad

Präparate, Verbandmaterialien

☐ Wundversorgung akut ☐ Wundversorgung chronisch
☐ Positionswechsel zur Dekubitusbehandlung

Sonstige Maßnahmen der Behandlungspflege

Anleitung zur Behandlungspflege *für Patient/Angehörige (z.B. Injektionen, Wundbehandlung)* — Anzahl

Grundpflege und hauswirtschaftliche Versorgung

☐ Unterstützungspflege nach § 37 (1a) SGB V
☐ Krankenhausvermeidungspflege nach § 37 (1) SGB V
☐ Grundpflege
☐ hauswirtschaftliche Versorgung

Häufigkeit			Dauer	
tgl.	wtl.	mtl.	vom	bis

Weitere Hinweise

Vertragsarztstempel / Unterschrift des Arztes

Ausfertigung für die Krankenkasse

Muster 12a (10.2020)

Freigabe 31.03.2020

Name, Vorname des Versicherten	Kostenträgerkennung	Versicherten-Nr.

Antrag des Versicherten auf Genehmigung häuslicher Krankenpflege

Ich beantrage häusliche Krankenpflege für die Zeit vom T T M M J J bis T T M M J J

☐ in meinem Haushalt
☐ im Haushalt einer sonstigen Person
☐ in einer Schule, Kindergarten
☐ in einer betreuten Wohnform
☐ in einer Werkstatt für behinderte Menschen
☐ in einer Wohngemeinschaft
☐ in einer sonstigen Einrichtung

Name

Straße, Haus-Nr

PLZ | Ort

☐ Folgende verordnete Maßnahmen der häuslichen Krankenpflege können durch eine im Haushalt lebende Person erbracht werden

☐ Die verordneten Maßnahmen der häuslichen Krankenpflege können durch eine im Haushalt lebende Person **nicht** erbracht werden

☐ Bitte senden Sie mir Informationen über zugelassene Pflegedienste

Datum T T M M J J

Unterschrift des Versicherten oder des gesetzlichen Vertreters

Angaben des Pflegedienstes *(soweit vom Versicherten ein Pflegedienst schon beauftragt worden ist)*

Folgende Leistungen sollen erbracht werden für die Zeit vom T T M M J J bis T T M M J J

Leistung	Häufigkeit			Dauer	
	tgl.	wtl.	mtl.	vom	bis

Die Pflege wird durchgeführt von einem zugelassenen Pflegedienst ***(Vertragspartner gem. § 132a Abs. 4 SGB V)***

Name des Pflegedienstes

Straße, Haus-Nr

PLZ | Ort

Institutionskennzeichen Pflegedienst

Ansprechpartner in dem Pflegedienst (Name)

Telefonnummer des Pflegedienstes | Fax-Nr. des Pflegedienstes

E-Mail-Adresse des Pflegedienstes

Datum T T M M J J

Stempel / Unterschrift des Pflegedienstes

5. Welche Bereiche umfasst die Verordnung von häuslicher Pflege?

6. Erklären Sie, was unter diesen Bereichen zu verstehen ist, und nennen Sie Beispiele für Maßnahmen, die verordnet werden können.

7. Benötigtein Patient oder eine Patientin im Rahmen der Behandlungspflege Injektionen, so können nur i.m.- und s.c.-Injektionen verordnet werden. Die i.v.-Injektion fehlt auf dem Verordnungsblatt Muster 12. Begründen Sie, warum die i.v.-Injektion hier nicht vermerkt ist.

Besonderheit

Im Rahmen der Sicherungspflege kann nur Behandlungspflege verordnet werden. Grundpflege und hauswirtschaftliche Versorgung können nur zusätzlich mit der Behandlungspflege verordnet werden, wenn die zu behandelnde Person keine Leistungen von der Pflegeversicherung (Pflegegrad 2-5) bezieht. Da die Sicherungspflege mit ihren Leistungen die Genesung fördern soll, gibt es hier keine zeitliche Begrenzung. Sie ist deshalb nicht wie die Krankenhausvermeidungspflege oder Unterstützungspflege auf vier Wochen begrenzt.
Bei der Krankenhausvermeidungspflege können Behandlungs- und Grundpflege sowie hauswirtschaftliche Versorgung verordnet werden. Die Verordnung der Behandlungspflege ist auf eine Dauer von vier Wochen begrenzt, kann aber in begründeten Ausnahmefällen verlängert werden. Bei Personen, die Leistungen der gesetzlichen Pflegeversicherung (Pflegegrad 2-5) beziehen, kann der Umfang von Grundpflege und hauswirtschaftlicher Versorgung eingeschränkt sein. Dasselbe gilt auch für die Unterstützungspflege, die insbesondere nach Krankenhausaufenthalten verordnet wird, sofern kein Pflegerad 2-5 vorliegt. Auch hier ist die Dauer auf vier Wochen begrenzt, kann aber in Ausnahmefällen (i. d. R durch eine Genehmigung der Krankenkasse nach Begutachtung durch den MDK) verlängert werden. Für Versicherte, die das 18. Lebensjahr vollendet haben, fällt eine gesetzliche Zuzahlung in Höhe von 10,00 € je Verordnung und zehn Prozent der Kosten in den ersten 28 Tagen im Kalenderjahr an.

8. Frau Roemer (32 Jahre) ist alleinerziehende Mutter und schwer erkrankt. Die notwendige Krankenhausbehandlung muss aufgeschoben werden, bis Frau Roemer eine Betreuung für ihr Kind organisiert hat. Notieren Sie, welche Voraussetzung für die Verordnung nach Muster 12 vorliegt und welche Pflegebereiche verordnet werden.

9. Der Patient Walter Mauer, geb. am 10.02.1940, Pflegegrad 3, erleidet einen Schlaganfall. Nach der stationären Behandlung soll er zu Hause gepflegt werden. Herr Mauer ist seit dem Schlaganfall halbseitig gelähmt und benötigt fremde Hilfe, da seine Ehefrau die vollständige Versorgung aufgrund ihres eigenen Gesundheitszustandes nicht übernehmen kann. Eine wesentliche Besserung seines Zustands ist leider auch nicht zu erwarten. Hat Herr Mauer Anspruch auf eine Verordnung häuslicher Krankenpflege? Begründen Sie Ihre Entscheidung.

10. Heften Sie eine Verordnung häuslicher Krankenpflege (Muster 12 a-c) in Ihren Unterlagen ab und nummerieren Sie die Felder auf dem Vordruck, indem Sie die in der Tabelle angegebenen Nummern den Feldern zuordnen.

Nr.	Feld	Erklärungen
1	Verordnungsrelevante Diagnose(n) (ICD-10-Code)	Eintrag der Diagnose(n) in Form der ICD-10-Verschlüsselung, die Verordnung notwendig machen
2	Einschränkungen, die häusliche Krankenpflege erforderlich machen (vgl. auch Leistungsverzeichnis HKP-Richtlinie)	Das Leistungsverzeichnis der HKP-Richtlinie macht Angaben zu Einschränkungen, die die Verordnung häuslicher Krankenpflege notwendig machen, z. B. erhebliche Einschränkung der Grob- und Feinmotorik der oberen Extremitäten, dass Medikamente nicht an den Ort der Bestimmung geführt werden können
3	Erst- oder Folgeverordnung	Bei erstmaliger oder folgender Verordnung ist das entsprechende Feld anzukreuzen. Die Erstverordnung gilt für bis zu 14 Tage und kann bei Bedarf verlängert werden. Besteht nach 14 Tagen weiterhin Bedarf, kann der Arzt oder die Ärztin eine Folgeverordnung für eine längere Dauer ausstellen. Dies muss er/sie auf dem Verordnungsformular begründen. Die Folgeverordnung muss in den letzten drei Arbeitstagen (Montag-Freitag) vor Ablauf des verordneten Zeitraums ausgestellt werden.
4	Unfall	Dieses Feld wird angekreuzt, wenn im Zusammenhang mit einem privaten Unfall, z. B. eines Freizeit- oder Verkehrsunfalls, die Verordnung notwendig ist.
5	vom TTMMJJ bis TTMMJJ	Hier erfolgen die Datumsangaben, von wann bis wann die häusliche Krankenpflege verordnet wird. Ein Anspruch auf häusliche Krankenpflege als besteht i. d. R. für einen Zeitraum von vier Wochen. Eine längere Verordnung muss von der Krankenkasse nach Begutachtung durch den MDK genehmigt werden. Eine Rückdatierung der Verordnung ist grundsätzlich nicht möglich.
6	Behandlungspflege (als Sicherungspflege)	Diese Art der Behandlungspflege liegt vor, wenn nur durch die Verordnung das Ziel der ärztlichen Behandlung gesichert bzw. erreicht werden kann. Verordnet werden können die Maßnahmen Nr. 6 bis Nr. 31 des Leistungsverzeichnisses der HKP-Richtlinie
6.1	Medikamentengabe	Bei der Verordnung der Medikamentengabe ist Nr. 26 des Leistungsverzeichnisses der HKP-Richtlinie zu beachten. Aus der ärztlichen Verordnung müssen die einzelnen zu verabreichenden Präparate hervorgehen. Ebenso sind die dazugehörige Dauer und Häufigkeit der Medikamentengabe anzugeben. Die Angaben zu den Präparaten können alternativ auf einem gesonderten Dokument als Anlage zur Verordnung erfolgen.
6.2	Blutzuckermessung (mittels Testgerät, z. B. Glukometer)	Vgl. Nr. 11 des Leistungsverzeichnisses der HKP-Richtlinie • bei Erst- und Neueinstellung eines insulin-/tablettenpflichtigen Diabetes 3 × täglich für maximal 4 Wochen verordnungsfähig • routinemäßige Dauermessungen nur bei intensivierten Insulintherapie • bei Folgeverordnung ist HbA1c-Wert zu berücksichtigen
6.3	Kompressionsbehandlung	Vgl. Nr. 31 des Leistungsverzeichnisses der HKP-Richtlinie Hier ist anzukreuzen, ob es sich um das An- und/oder Ausziehen von Kompressionsstrümpfen handelt oder um das Anlegen oder Abnehmen von Kompressionsverbänden. Die Kompressionsbehandlung ist im Rahmen der häuslichen Krankenpflege ab Kompressionsklasse I verordnungsfähig. Das Anlegen von stützenden und stabilisierenden Verbänden kommt nur bei akuten Ereignissen (z. B. Distorsion) in Betracht und ist zeitlich nur begrenzt verordnungsfähig.

Nr.	Feld	Erklärungen
6.4	Wundversorgung	Vgl. Nr. 31 des Leistungsverzeichnisses der HKP-Richtlinie Werden Leistungen der Wundversorgung verordnet, sind die Art der Wundbehandlung (z. B. Schnitt- oder Bisswunde), die Lokalisation mit aktueller Größe und Grad (Länge, Breite, Tiefe), die einzelnen Präparate sowie Dauer und Häufigkeit der Versorgung anzugeben. Die Angaben zu den Präparaten sowie zum Wundbefund können alternativ auf einem gesonderten Dokument als Anlage zur Verordnung erfolgen.
6.5	Sonstige Maßnahmen der Behandlungspflege	Hier können andere nicht auf dem Vordruck vorgegebene Leistungen verordnet werden, z. B. MRSA-Sanierung (Nr. 26a)
6.6	Anleitung zur Behandlungspflege für Patient/Angehörige	Die Maßnahmen, für die das Pflegepersonal die zu behandelnde Person oder Angehörige anleitet, müssen aufgeführt werden.
6.7	Häufigkeit und Dauer	In diesen Felder wird angegeben, wie oft (täglich, wöchentlich, monatlich) und wie lange die Leistungen der Behandlungspflege erbracht werden sollen. Das Leistungsverzeichnis der HKP-Richtlinie macht dazu die entsprechenden Angaben. Die Dauer einer Leistung muss nur angegeben werden, wenn der Zeitraum der Einzelleistungserbringung nicht mit dem Gesamtverordnungszeitraum übereinstimmt.
7	Grundpflege und hauswirtschaftliche Versorgung	Ob Grundpflege und/oder hauswirtschaftliche Versorgung verordnet wird, muss durch Ankreuzen kenntlich gemacht werden. Beide Leistungsbereiche können nur im Rahmen der Unterstützungs- oder Krankenhausvermeidungspflege verordnet werden. Die Leistungen der Grundpflege finden sich unter den Nrn. 1 bis 4, die Leistungen der hauswirtschaftlichen Versorgung unter Nr. 5 des Leistungsverzeichnisses der HKP-Richtlinie.
7.1	Unterstützungspflege	Die Verordnung als Unterstützungspflege ist bei schwerer Krankheit oder wegen akuter Verschlimmerung einer Krankheit - insbesondere nach einem Krankenhausaufenthalt - möglich, wenn keine Pflegebedürftigkeit oder maximal eine Einstufung in Pflegegrad 1 vorliegt. Unterstützungspflege umfasst Grundpflege und hauswirtschaftliche Versorgung oder nur Grundpflege. Das heißt, die hauswirtschaftliche Versorgung kann nicht allein verordnet werden.
7.2	Krankenhausvermeidungspflege	Die Verordnung als Krankenhausvermeidungspflege liegt vor, wenn durch die Verordnung eine Krankenhausbehandlung vermieden oder verkürzt werden kann. Sie kann für maximal vier Wochen verordnet werden und nur in begründeten Ausnahmefällen kann die Krankenkasse diesen Zeitraum nach Einschaltung des MDK verlängern. Die Krankenhausvermeidungspflege umfasst die Behandlungs-, Grundpflege und eventuell die hauswirtschaftliche Versorgung.
8	Weitere Hinweise	In diesem Feld können zusätzliche Angaben zur Behandlungs-, Grundpflege oder hauswirtschaftlichen Versorgung gemacht werden, wenn z. B. die vorgegebenen Felder nicht ausreichen.

2.15 Notfall-/Vertretungsschein (Muster 19a–c)

Fallbeispiel

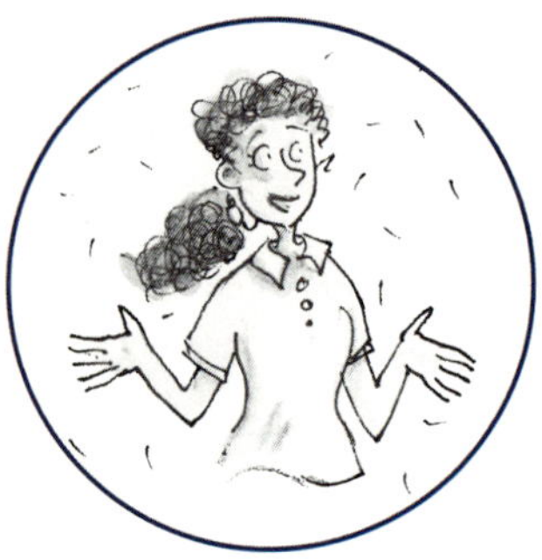

Herr Dr. Stein ist an diesem Wochenende zum organisierten Notdienst eingeteilt. Da sich bereits mehrere Medizinische Fachangestellte des Ärztlichen Bereitschaftsdienstes krankgemeldet haben, wird er von seinen Mitarbeiterinnen Luise und Hanna unterstützt. Herr Huber betritt die Praxis. Hanna kennt ihn bereits. Er hat sich bei der Gartenarbeit verletzt und war gestern schon zur Behandlung in der Notdienstsprechstunde. Heute soll ein Verbandswechsel vorgenommen werden. Hanna schickt ihn ins Wartezimmer und sucht seine Unterlagen raus. Dann trifft Frau Martina Lange in der Praxis ein. Sie klagt über starke Kopfschmerzen und Übelkeit. Hanna nimmt die eGK von Frau Lange in Empfang, fragt die Patientin nach ihrem Hausarzt und schickt sie ebenfalls ins Wartezimmer. Bevor Hanna für die Patientin eine Karteikarte anlegen kann, kommt ihre Kollegin Luise an die Anmeldung. „Nein, Hanna, eine Karteikarte musst du für diese Patientin nicht anlegen." Bevor Luise ihr erklären kann, warum für die Patientin keine Karteikarte angelegt werden muss, wird Luise zum Verbandswechsel gerufen und ist erst mal beschäftigt. Als Hanna die eGK von Frau Lange einlesen will, stellt sie fest, dass die Karte defekt ist und sich nicht einlesen lässt. Hanna ist verunsichert.

► Aufgaben

1. Erklären Sie Hanna, warum sie für Frau Lange keine Karteikarte anlegen muss und was sie stattdessen tun muss.

2. Hanna ist verunsichert. Hat sie bei Herrn Huber alles richtig gemacht? Helfen Sie Hanna, indem Sie ihr die korrekte Vorgehensweise bei dem Patienten Manfred Huber erklären.

3. Nennen Sie anhand eines Notfall-/Vertretungsscheines die drei Einsatzbereiche dieses Vordrucks.

4. Erklären Sie mithilfe Ihrer medizinischen Kenntnisse, was ein „Notfall" ist. Unterscheiden Sie zwischen einem Notfall und dem organisierten Notfalldienst.

5. Beschreiben Sie den Aufbau des Notfall-/Vertretungsscheins und geben Sie an, wer welchen Teil wofür erhält.

6. Begründen Sie, warum Sie den Patienten immer einen Notfall-/Vertretungsschein ausdrucken sollten.

7. Kleben Sie einen Notfall-/Vertretungsschein in das vorgegebene Feld ein und verbinden Sie die Erklärungsfelder mit den entsprechenden Bereichen auf dem Vordruck.

8. Füllen Sie für die Patientin Lange, Martina, geb. am 05.04.1970, wohnhaft Ringstraße 7 in 34560 Fritzlar, versichert bei der Techniker Krankenkasse, Versicherten-Nr. A5692345, den Notfall-/Vertretungsschein und alle weiteren notwendigen Vordrucke aus. Frau Lange klagt über einseitige, stark pochende Kopfschmerzen und Übelkeit. Dr. Stein hat bei der Patientin eine Migräne mit Aura (G43.1G) festgestellt. Die Patientin erhält ein Rezept über Sumatriptan 1A Pharma 50 mg N1 oder ein Substitutionspräparat. Frau Lange wird angehalten, mit der Einnahme des Medikaments noch heute (Sonntag) zu beginnen. Sie wird ab morgen für zwei Tage arbeitsunfähig geschrieben. Ihr weiterbehandelnder Arzt ist Dr. med. M. Schmitt in Fritzlar.

9. Auf dem Muster 19 a sind zwei Felder geschwärzt. Sie müssen aber Angaben zur Therapie und Arbeitsunfähigkeit bei der Patientin Lange, Martina, geb. am 05.04.1970, machen. Wie gehen Sie vor?

10. Markieren Sie mit einem Textmarker, in welchen Fällen der Notfall-/Vertretungsschein auf keinen Fall ausgestellt werden darf.

11. Der Notfall-/Vertretungsschein gilt für die Dauer des organisierten Notfalldienstes oder die Dauer der Urlaubs- bzw. Krankheitsvertretung, maximal jedoch ein Quartal. Dr. Stein ist unglücklicherweise Silvester und Neujahr zum organisierten Notfalldienst eingeteilt. Ein fremder Patient erscheint sowohl Silvester als auch Neujahr zur Behandlung im organisierten Notfalldienst. Welches Problem ergibt sich hier durch den Jahreswechsel und welche Konsequenz hat dies für Ihre Abrechnung?

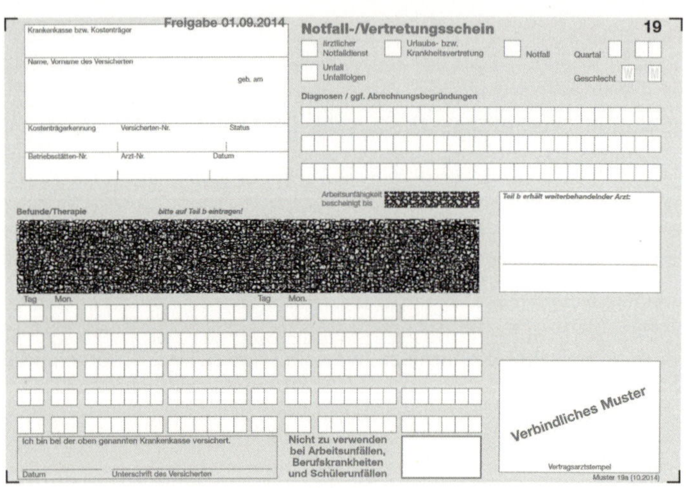
Krankenkasse bzw. Kostenträger
Freigabe 01.09.2014
Notfall-/Vertretungsschein 19
ärztlicher Notfalldienst
Urlaubs- bzw. Krankheitsvertretung
Notfall
Quartal
Unfall Unfallfolgen
Geschlecht
Name, Vorname des Versicherten
geb. am
Diagnosen / ggf. Abrechnungsbegründungen
Kostenträgerkennung
Versicherten-Nr.
Status
Betriebsstätten-Nr.
Arzt-Nr.
Datum
Arbeitsunfähigkeit bescheinigt bis [redacted]
Teil b erhält weiterbehandelnder Arzt:
Befunde/Therapie
bitte auf Teil b eintragen!
[redacted]
Tag Mon.
Tag Mon.
Ich bin bei der oben genannten Krankenkasse versichert.
Datum
Unterschrift des Versicherten
Nicht zu verwenden bei Arbeitsunfällen, Berufskrankheiten und Schülerunfällen
Verbindliches Muster
Vertragsarztstempel
Muster 19a (10.2014)

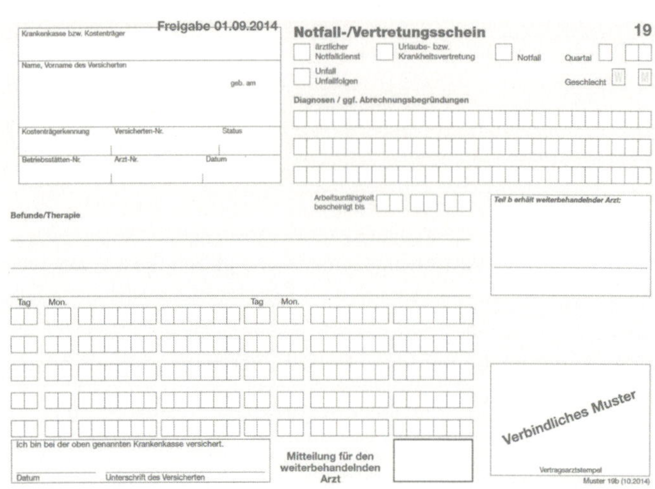
Krankenkasse bzw. Kostenträger
Freigabe 01.09.2014
Notfall-/Vertretungsschein 19
ärztlicher Notfalldienst
Urlaubs- bzw. Krankheitsvertretung
Notfall
Quartal
Unfall Unfallfolgen
Geschlecht
Name, Vorname des Versicherten
geb. am
Diagnosen / ggf. Abrechnungsbegründungen
Kostenträgerkennung
Versicherten-Nr.
Status
Betriebsstätten-Nr.
Arzt-Nr.
Datum
Arbeitsunfähigkeit bescheinigt bis
Teil b erhält weiterbehandelnder Arzt:
Befunde/Therapie
Tag Mon.
Tag Mon.
Ich bin bei der oben genannten Krankenkasse versichert.
Datum
Unterschrift des Versicherten
Mitteilung für den weiterbehandelnden Arzt
Verbindliches Muster
Vertragsarztstempel
Muster 19b (10.2014)

Fortsetzung Aufgabe 7

Entsprechend des Einsatzes des Notfall-/Vertreterscheines ist eines der Felder anzukreuzen.

Das Ausfüllen von mehr als einem der drei Felder ist immer falsch.

Das Feld ist ausschließlich bei privaten Unfällen/Unfallfolgen anzukreuzen.

Aus Datenschutzgründen sind diese Felder auf dem ersten Blatt des Notfall-/Vertretungsscheins geschwärzt.

Unterschrift im Ersatzverfahren erforderlich

2.16 Vorsorge- und Früherkennungsmaßnahmen/Lernfeld 11

2.16.1 Kinderfrüherkennungsuntersuchungen (U1–U9)

Früherkennungsuntersuchungen für Kinder

Damit Kinder gesund aufwachsen und Krankheiten früh erkannt und behandelt werden können, bieten alle gesetzlichen Krankenkassen die Früherkennungsuntersuchungen U1 bis U9 in den ersten sechs Lebensjahren eines Kindes an. Diese Untersuchungen sind ein wichtiger Teil der Gesundheitsvorsorge. Sie finden zu bestimmten Zeiten statt, an denen die Kinder entscheidende Entwicklungsfortschritte machen. Die Teilnahme an allen Früherkennungsuntersuchungen ist daher für alle Kinder wichtig. In Hessen, Bayern und Baden-Württemberg sind die Untersuchungen U1 bis U9 verpflichtend.

Fallbeispiel

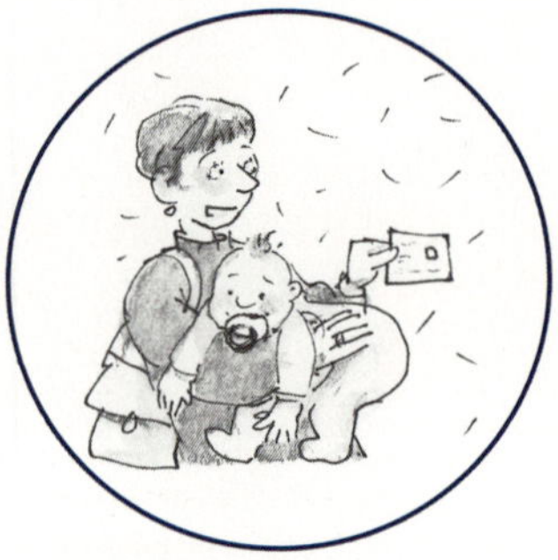

Hanna sitzt an der Anmeldung, als Frau Kanter mit ihrem vier Monate alten Sohn Justus die Praxis betritt. Sie hat heute einen Termin zur Kinderfrüherkennungsuntersuchung. Nachdem Hanna die elektronische Gesundheitskarte von Justus eingelesen hat, kommt Luise an die Anmeldung.

„Wo hast du denn die Unterlagen von Justus Kanter, Hanna?“, fragt Luise.

Hanna guckt verdutzt ...

► Aufgaben

1. Helfen Sie Hanna. Welche Unterlagen meint Luise?

2. Tragen Sie mithilfe Ihres Fachkundebuches die Kinderfrüherkennungsuntersuchungen in die Tabelle ein.

Untersuchungsstufe		Toleranzgrenze
	Neugeborenen-Erstuntersuchung	
	3. bis 10. Lebenstag	3. bis 14. Lebenstag
	4. bis 5. Lebenswoche	3. bis 8. Lebenswoche
	3. bis 4. Lebensmonat	2. bis 4,5. Lebensmonat
	6. bis 7. Lebensmonat	5. bis 8. Lebensmonat
	10. bis 12. Lebensmonat	9. bis 14. Lebensmonat
	21. bis 24. Lebensmonat	20. bis 27. Lebensmonat
	34. bis 36. Lebensmonat	33. bis 38. Lebensmonat
	46. bis 48. Lebensmonat	43. bis 50. Lebensmonat
	60. bis 64. Lebensmonat	58. bis 66. Lebensmonat

3. Welche Kinderfrüherkennungsuntersuchung wird heute bei Justus Kanter durchgeführt?

4. Wie alt darf Justus höchstens sein, damit diese Kinderfrüherkennungsuntersuchung noch durchgeführt werden darf?

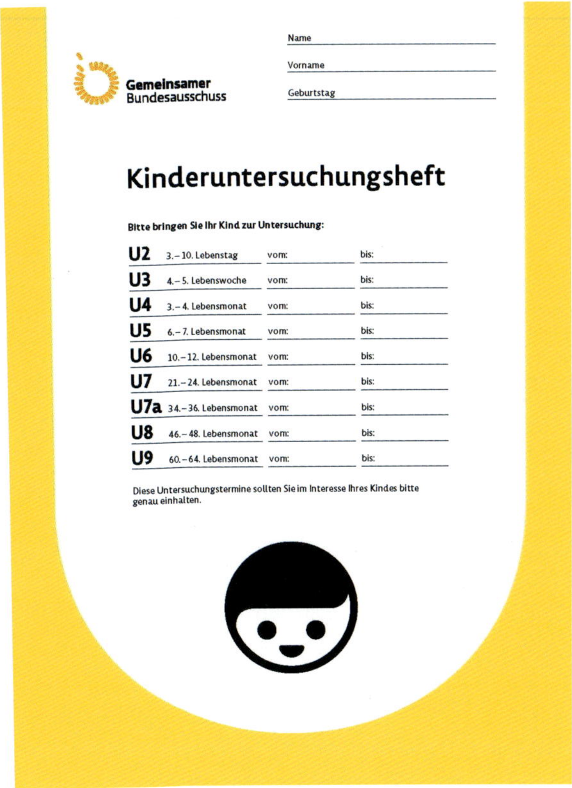
Gemeinsamer Bundesausschuss

Name
Vorname
Geburtstag

Kinderuntersuchungsheft

Bitte bringen Sie Ihr Kind zur Untersuchung:

U2	3.–10. Lebenstag	vom:	bis:
U3	4.–5. Lebenswoche	vom:	bis:
U4	3.–4. Lebensmonat	vom:	bis:
U5	6.–7. Lebensmonat	vom:	bis:
U6	10.–12. Lebensmonat	vom:	bis:
U7	21.–24. Lebensmonat	vom:	bis:
U7a	34.–36. Lebensmonat	vom:	bis:
U8	46.–48. Lebensmonat	vom:	bis:
U9	60.–64. Lebensmonat	vom:	bis:

Diese Untersuchungstermine sollten Sie im Interesse Ihres Kindes bitte genau einhalten.

3.–4. Lebensmonat **U4**

Ergebnisse

Relevante anamnestische Ergebnisse:

Orientierende Beurteilung der Entwicklung altersgemäß: ja nein

Körpermaße: Körpergewicht in g Körperlänge in cm Kopfumfang in cm

Gesamtergebnis: keine Auffälligkeiten

Auffälligkeiten zur Beobachtung: weitere Maßnahmen vereinbart:

Prüfung, Aufklärung und ggf. Veranlassung der Durchführung von:

- Neugeborenen-Hörscreening
- Screening auf Hüftgelenksdysplasie und -luxation

Impfstatus beim Verlassen der Praxis vollständig: ja nein

fehlende Impfungen:

Bemerkungen:

Terminvereinbarungen

nächster Impftermin am: U5 am:

Stempel **Unterschrift und Datum:**

27

Perzentilkurven für Körpergröße und -gewicht (Jungen 0 - 7 Jahre)

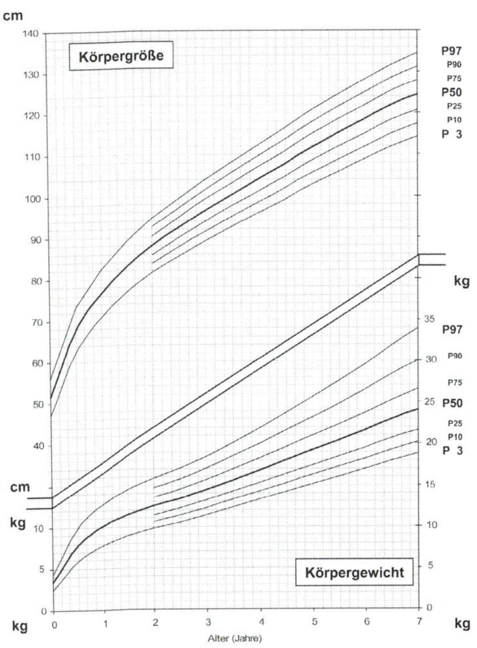

Perzentilkurven beruhen auf der Darstellung von K. Kromeyer-Hauschild, M. Wabitsch, D. Kunze, F. Geller, H. C. Geiß, V. Hesse, A. von Hippel, U. Jaeger, D. Johnsen, W. Korte, K. Menner, G. Müller, J. M. Müller, A. Niemann-Pilatus, T. Remer, F. Schaefer, H.-U. Wittchen, S. Zabransky, K. Zellner, A. Ziegler, J. Hebebrand in der Zeitschrift Kinderheilkunde, 2001, S. 807 ff.

65

Perzentilkurven für Körperlänge und -gewicht (Jungen 0 - 2 Jahre)

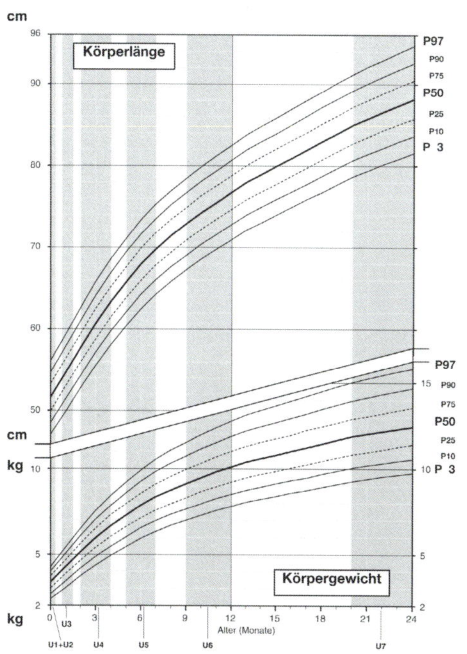

Perzentilkurven beruhen auf der Darstellung von K. Kromeyer-Hauschild, M. Wabitsch, D. Kunze, F. Geller, H. C. Geiß, V. Hesse, A. von Hippel, U. Jaeger, D. Johnsen, W. Korte, K. Menner, G. Müller, J. M. Müller, A. Niemann-Pilatus, T. Remer, F. Schaefer, H.-U. Wittchen, S. Zabransky, K. Zellner, A. Ziegler, J. Hebebrand in der Zeitschrift Kinderheilkunde, 2001, S. 807 ff.

67

5. Bevor Luise ihrer Kollegin weitere Erklärungen zu den Kinderfrüherkennungsuntersuchungen geben kann, muss der kleine Justus Kanter für die Untersuchung vorbereitet werden. Welche Maßnahmen können von der Medizinischen Fachangestellten vorbereitend durchgeführt werden? Beantworten Sie die Frage mithilfe Ihres Fachkundebuches und eines Kinder-Untersuchungsheftes.

Nachdem alles vorbereitet ist, bleibt Zeit, Hannas Fragen zu beantworten.

6. Warum werden bei Kindern so viele Früherkennungsuntersuchungen durchgeführt? Beantworten Sie diese Frage, indem Sie die Ziele der Früherkennungsuntersuchungen im folgenden Auszug aus den „Kinder-Richtlinien" unterstreichen.

„Kinder-Richtlinie"[1]

Allgemeines

Die nach diesen Richtlinien durchzuführenden ärztlichen Maßnahmen bei Kindern bis zur Vollendung des 6. Lebensjahres dienen der Früherkennung von Krankheiten, die ihre körperliche, geistige oder psycho-soziale Entwicklung in nicht geringem Maße gefährden. [...]

Die Maßnahmen sollen mögliche Gefahren für die Gesundheit der Kinder dadurch abwenden, dass aufgefundene Verdachtsfälle eingehend diagnostiziert und erforderlichenfalls rechtzeitig behandelt werden können. [...]

7. Welche Vorgaben legen die „Kinder-Richtlinien" bei der Aufzeichnung und Dokumentation der Früherkennungsuntersuchungen fest? Beantworten Sie diese Frage, indem Sie die Vorgaben im Auszug aus den „Kinder-Richtlinien" unterstreichen.

Aufzeichnungen und Dokumentation

§ 69 Kinder-Richtlinie

(1) Die Dokumentation der Befunde zu den Untersuchungen [...] erfolgt in der Patientenakte und im Untersuchungsheft für Kinder [...]. Darüber hinaus wird jeweils die Teilnahme an den Untersuchungen (U2-U9) auf einer separaten Teilnahmekarte dokumentiert [...]. Für die Präventionsempfehlung wird eine ärztliche Bescheinigung ausgestellt. [...]

8. Die Früherkennungsuntersuchungen werden über die eGK des Kindes abgerechnet. Was ist zu tun, wenn für die U1 und ggf. auch U2 noch keine eGK für das Kind vorliegt? Beantworten Sie die Frage, indem Sie das Vorgehen in dem Auszug der „Kinder-Richtlinien" unterstreichen.

1 *Richtlinie des Gemeinsamen Bundesausschusses über die Früherkennung von Krankheiten bei Kindern (Kinder-Richtlinie) in der Fassung vom 18. Juni 2015, zuletzt geändert am 12. Mai 2023, in Kraft getreten am 13. Juli 2023*

Anspruchsberechtigung

Seit dem 1. Oktober 2020 ist bei Kindern, bei denen bis zum vollendeten dritten Lebensmonat noch keine eigene elektronische Gesundheitskarte (eGK) vorliegt, das Ersatzverfahren anzuwenden. Der Bundesmantelvertrag-Ärzte (BMV-Ä) wurde im § 19 „Elektronische Gesundheitskarte“ um einen neuen Absatz 1a und der § 22 „Inanspruchnahme der Früherkennungsmaßnahmen“ um einen neuen Absatz 2 erweitert.

2.16.2 Früherkennungsuntersuchung bei Jugendlichen (J1)

Fallbeispiel

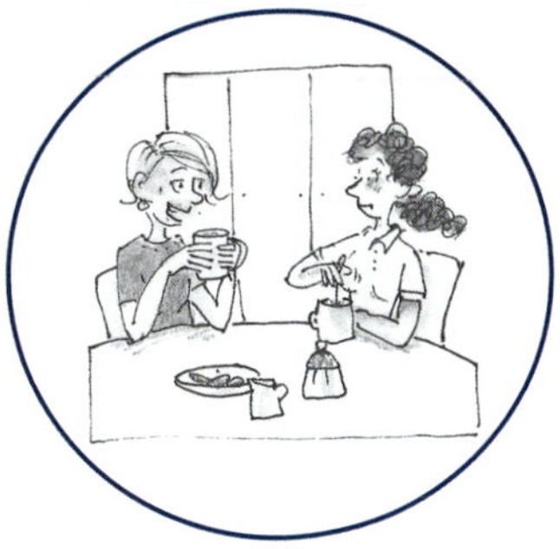

In der Mittagspause unterhalten sich Luise und Hanna über die Früherkennungsuntersuchungen.

„Bis zur Vollendung des sechsten Lebensjahres kümmert man sich ja sehr um die Gesundheit der Kinder, aber dann?“, sagt Hanna enttäuscht.
Luise erklärt Hanna, dass es noch die Jugendgesundheitsuntersuchung (J1) gibt.
„Ach ja, die hatte ich vergessen. Die musste ich doch machen, bevor ich hier meine Ausbildung beginnen konnte“, sagt Hanna.

► Aufgaben

1. Klären Sie Hanna über ihren Irrtum auf. Mit welcher Untersuchung verwechselt Hanna die Jugendgesundheitsuntersuchung (J1)?

____

2. Aktivieren Sie Ihr Vorwissen. Wer muss eine Jugendarbeitsschutzuntersuchung durchführen lassen und was passiert, wenn ein Jugendlicher diese Untersuchung nicht durchführen lässt?

____

____

3. Wer hat Anspruch auf die Jugendgesundheitsuntersuchung (J1)? Unterstreichen Sie im Text die Anspruchsberechtigten dieser Früherkennungsuntersuchung.

Anspruchsberechtigt[1]

Versicherte haben zwischen dem vollendeten 13. und vollendetem 14. Lebensjahr Anspruch auf eine Jugendgesundheitsuntersuchung. Dieser Anspruch ist durch Vorlage der Krankenversichertenkarte oder eines Behandlungsausweises nachzuweisen. Dabei ist sicherzustellen, dass nicht bereits eine Jugendgesundheitsuntersuchung vom Versicherten in Anspruch genommen wurde. Die Anspruchsberechtigung schließt einen Zeitraum von jeweils zwölf Monaten vor Vollendung des 13. Lebensjahres und nach Vollendung des 14. Lebensjahres ein (Toleranzzeit).

4. Erklären Sie in Bezug auf <u>die Abrechnung</u> den Unterschied zwischen der Jugendgesundheitsuntersuchung und der Jugendarbeitsschutzuntersuchung.

____

____

____

____

1 *Richtlinie des Gemeinsamen Bundesausschusses zur Jugendgesundheitsuntersuchung, i. d. vom 26. Juni 1998, zuletzt geändert am 21. Juli 2016, in Kraft getreten am 1. Januar 2017*

5. Warum wird die Jugendgesundheitsuntersuchung (J1) durchgeführt? Beantworten Sie diese Frage, indem Sie die Ziele der Früherkennungsuntersuchungen im folgenden Auszug aus den Richtlinien zur Jugendgesundheitsuntersuchung unterstreichen.

Zielsetzung

Ziel der vorliegenden Richtlinien zur Jugendgesundheitsuntersuchung ist die Früherkennung von Erkrankungen, die die körperliche, geistige und soziale Entwicklung in nicht geringfügigem Maße gefährden. Insbesondere wird auch beabsichtigt, durch Früherkennung psychischer und psychosozialer Risikofaktoren eine Fehlentwicklung in der Pubertät zu verhindern. Darüber hinaus sind individuell auftretende gesundheitsgefährdende Verhaltensweisen frühzeitig zu erkennen. Über die hierdurch vermittelte gesundheitliche Gefährdung ist der oder die Jugendliche frühzeitig aufzuklären. Anamnese und körperliche Untersuchung beschränken sich dabei auf diejenigen Störungen und Verhaltensauffälligkeiten, die schon in einem frühen Stadium einer Behandlung und Beratung zugeführt werden können bzw. von Bedeutung sind für die soziale Integration des Jugendlichen.

6. Welche Vorgaben legen die Richtlinien bei der Aufzeichnung und Dokumentation der Früherkennungsuntersuchungen fest? Beantworten Sie diese Frage, indem Sie die Vorgaben in dem Auszug der Richtlinien unterstreichen.

Dokumentation und Auswertung

- Anamnestische Befunde, Untersuchungsergebnisse und veranlasste Maßnahmen der Jugendgesundheitsuntersuchung werden auf einem Berichtsvordruck aufgezeichnet. Auf die Vollständigkeit der Eintragungen ist zu achten.
- Der Berichtsvordruck verbleibt in der Arztpraxis.
- Werden infolge der Untersuchung weitere Maßnahmen veranlasst, so sind die hierfür relevanten Gründe durch entsprechende Kennzeichen (Eintragen von Kennziffern) auf dem Dokumentationsbogen auszuweisen.
- Für die Präventionsempfehlung wird eine ärztliche Bescheinigung ausgestellt.

Informationstext

Neben dem Seh -und Hörtest, der Ermittlung der Körpergröße, des Körpergewichts mit der Berechnung des BMI (Body-Mass-Index – Körpergewicht/kg : Körpergröße/m^2) zum Ausschluss von Störungen des Wachstums und der körperlichen Entwicklung wird im Rahmen der körperlichen Untersuchung u. a. ein besonderes Augenmerk auf eine verfrühte oder verzögerte Pubertätsentwicklung gelegt. Um eine von der Norm abweichende Pubertätsentwicklung feststellen zu können, nutzt man die Tanner-Tabellen. Mit diesen Tabellen können Zuordnungen zur Brustentwicklung bei Mädchen (B1 bis B5) bzw. Genitalentwicklung (G1 bis G5) bei Jungen sowie zur Pubesbehaarung (Schambehaarung – PH1 bis PH6) gemacht werden. In Abhängigkeit zum Alter des Mädchens oder Jungen ergibt sich eine Zuordnung zu den o. g. Stadien.

2.16.3 Früherkennungsmaßnahmen

Fallbeispiel

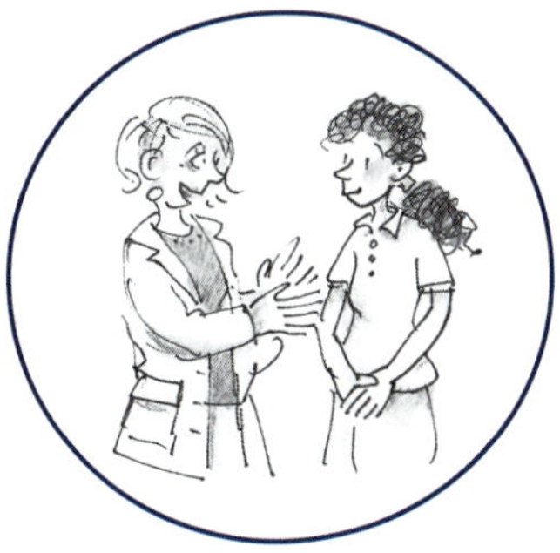

Jochen Berger erscheint in der Praxis. Er hat heute einen Termin zur Krebsfrüherkennungsuntersuchung.
Luise zählt Hanna die verschiedenen Früherkennungsuntersuchungen auf.

„Oh, das sind aber viele“, sagt Hanna.

Gesetzlich Versicherte Frauen und Männer haben einen Anspruch auf Früherkennungsuntersuchungen. Diese zielen darauf ab, Krebs und andere Krankheiten schon im Frühstadium zu erkennen. Der Umfang, der Zeitpunkt und die Maßnahmen dieser Leistungen sind in der Gesundheitsuntersuchungs-Richtlinie und in der Krebsfrüherkennungs-Richtlinie (KFE-RL) durch den Gemeinsamen Bundesausschuss (G-BA) festgelegt und geregelt.

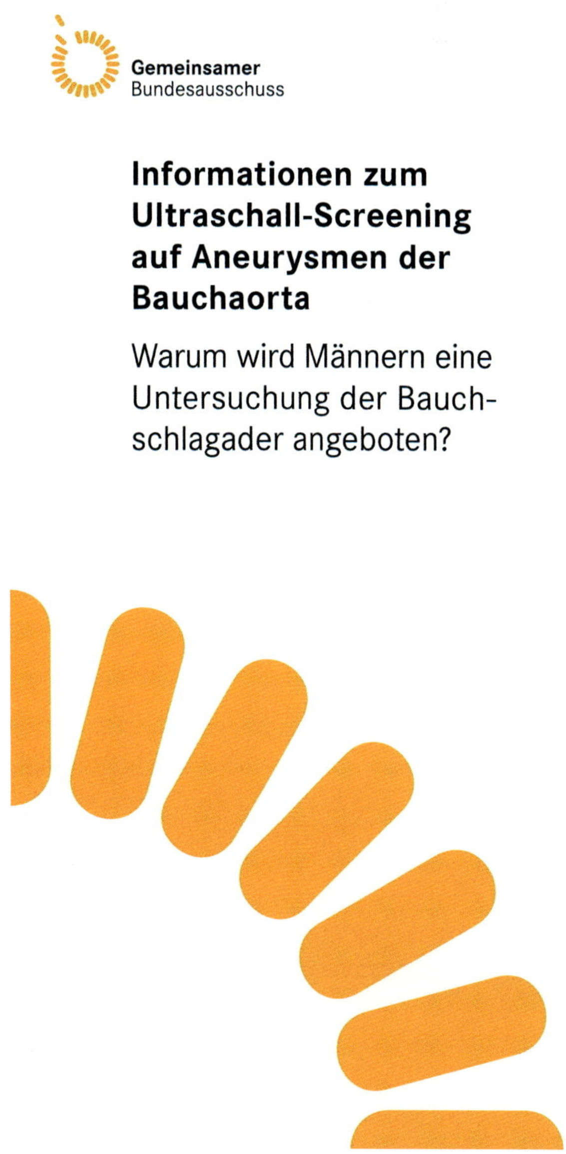

Gemeinsamer
Bundesausschuss

Informationen zum Ultraschall-Screening auf Aneurysmen der Bauchaorta

Warum wird Männern eine Untersuchung der Bauchschlagader angeboten?

Früherkennungsuntersuchung bei Männern

Krebsfrüherkennung Prostata

Ab einem Alter von 45 Jahren können sich Männer jährlich auf Krebserkrankungen der Prostata untersuchen lassen. Die Maßnahme umfasst neben einer gezielten Anamnese mit Fragen nach Familiengeschichte, Vorerkrankungen und Beschwerden auch eine Inspektion und das Abtasten der äußeren Geschlechtsorgane, eine rektale Tastuntersuchung der Prostata vom Enddarm aus sowie eine Tastuntersuchung der regionalen Lymphknoten. Die Dokumentation der Untersuchungsergebnisse erfolgt in der Patientenkartei, ein Vordruck für diese Untersuchung ist seit April 2021 nicht mehr verfügbar.

Bauchaortenaneurysma

Männer sind wesentlich häufiger von einem Bauchaortenaneurysma betroffen als Frauen. Daher haben gesetzlich krankenversicherte Männer ab 65 Jahren Anspruch auf eine einmalige Ultraschalluntersuchung zur Früherkennung von Aneurysmen der Bauchschlagader. Vor der Ultraschalluntersuchung muss ein ärztliches Aufklärungsgespräch erfolgen, gleichzeitig soll dem Patienten das Merkblatt mit Informationen zum Ultraschall-Screening (Anlage 3 Gesundheitsuntersuchungs-Richtlinie) ausgehändigt werden. Das Aufklärungsgespräch und die Untersuchung dürfen von Hausärzten, Urologen, Chirurgen, Radiologen und Internisten mit und ohne Schwerpunkt durchgeführt werden.

Früherkennungsuntersuchung bei Frauen

Chlamydien-Test für Frauen bis 25 Jahre

Chlamydien sind Bakterien, die sexuell übertragen werden können. Eine Chlamydien-Infektion kann das Risiko für Schwangerschaftskomplikationen erhöhen und zu Unfruchtbarkeit führen. Damit eine Chlamydien-Infektion rechtzeitig erkannt und behandelt werden kann, wird Frauen bis zum Ende des 25. Lebensjahrs eine jährliche Untersuchung auf Chlamydien angeboten. Dabei wird eine Urinprobe im Labor auf diese Bakterien hin untersucht.

Untersuchungen in der Schwangerschaft

Jede Schwangere hat einen gesetzlichen Anspruch auf eine regelmäßige Schwangerschaftsvorsorge durch einen Frauenarzt, eine Frauenärztin oder eine Hebamme. Dabei wird geschaut, ob sich das ungeborene Kind normal entwickelt und die Frau gesund bleibt. Der Umfang und die Intervalle der Untersuchungen sind verbindlich in den Mutterschaftsrichtlinien geregelt, die vom Gemeinsamen Bundesausschuss (GBA) festgelegt werden. So kann jede Schwangere alle vier Wochen eine Vorsorgeuntersuchung in Anspruch nehmen, in den letzten zwei Schwangerschaftsmonaten alle zwei Wochen. Zu den Standarduntersuchungen gehören körperliche Untersuchungen wie Blutdruck und Gewicht, das Abtasten des Bauches, regelmäßige Blutabnahmen sowie drei Ultraschalluntersuchungen. Außerdem werden verschiedene Tests angeboten, unter anderem auf Schwangerschaftsdiabetes, HIV und Chlamydien. Die Daten und Untersuchungsergebnisse werden in den Mutterpass eingetragen, der bei der ersten Vorsorgeuntersuchung ausgestellt wird. Es gibt ihn wahlweise in gedruckter Version oder als elektronischen Mutterpass.

Krebsfrüherkennung

Frauen zwischen 20 und 34 Jahren können einmal jährlich eine gynäkologische Früherkennungsuntersuchung durchführen lassen. Die Untersuchung beinhaltet eine Anamnese, eine Untersuchung der inneren Geschlechtsorgane sowie einen Pap-Test. Beim Pap-Test werden Zellen vom Gebärmutterhals abgestrichen und im Labor auf auffällige Veränderungen untersucht. Ab dem Alter von 30 Jahren beinhaltet die Untersuchung außerdem das Abtasten der Brust durch den Arzt oder die Ärztin und eine Anleitung zur Selbstuntersuchung der Brust.

Freigabe 10.11.2020

Krebsfrüherkennung Zervix-Karzinom 39

Krankenkasse bzw. Kostenträger

Name, Vorname des Versicherten geb. am

Kostenträgerkennung | Versicherten-Nr. | Status

Betriebsstätten-Nr. | Arzt-Nr. | Datum

Auftragsnummer des Labors

Alterskategorie
☐ 20-29 Jahre ☐ 30-34 Jahre ☐ ab 35 Jahre

Auftrag
(Bitte beachten Sie die Ausfüllhinweise für verschiedene Beauftragungsszenarien)
☐ Primär-screening ☐ Abklärungs-diagnostik
☐ Zytologie ☐ HPV-Test ☐ Ko-Testung (Zyt.+HPV)

Anamnese
Wurde bereits eine Krebsfrüherkennungsuntersuchung durchgeführt?
☐ nein ☐ ja, zuletzt M M J J

Gruppe ____

HPV-Impfung: ☐ vollständig ☐ unvollständig ☐ keine ☐ unklar

HPV-HR-Testergebnis: ☐ liegt nicht vor ☐ liegt vor ☐ positiv ☐ negativ ☐ nicht verwertbar

Gynäkologische OP, Strahlen- oder Chemotherapie des Genitales
☐ nein ☐ ja Welche? ____
Wann? ____

Jetzt:
Letzte Periode T T M M J J

	nein	ja
Gravidität	☐	☐
Ausfluss / pathologische Blutung	☐	☐
IUP	☐	☐
Einnahme von Ovulationshemmer / sonstige Hormonanwendung *(ggf. bitte in Anmerkungen erläutern)*	☐	☐

Klinischer Befund ☐ unauffällig ☐ auffällig

Erläuterungen *ggf. gyn. Befunde (Vulva, Vagina, Portio); Diagnosen; sonstige Anmerkungen*

Ausfertigung für den untersuchenden Arzt

Zytologischer Befund / Kombinationsbefund

Eingangsdatum T T M M J J

Endozervikale Zellen ☐ vorhanden ☐ nicht vorhanden

Proliferationsgrad ____

☐ Döderleinflora ☐ Mischflora ☐ Kokkenflora
☐ Trichomonaden ☐ Candida ☐ Gardnerella

Gruppe ____

HPV-HR-Testergebnis
☐ positiv, wenn ja: Liegt HPV-Typ 16 oder HPV-Typ 18 vor?
☐ ja ☐ nein ☐ nicht differenzierbar
☐ negativ
☐ nicht verwertbar

Bemerkungen

Zusammenfassende Empfehlung
☐ zytologische Kontrolle
☐ nach Entzündungsbehandlung
☐ nach Östrogenbehandlung
☐ HPV-Test
☐ Ko-Test
☐ Abklärungskolposkopie

Zeitraum
☐ in ____ Monaten
☐ sofort

Vertragsarztstempel / Unterschrift des zytologisch tätigen Arztes

Verbindliches Muster

Vertragsarztstempel / Unterschrift des Arztes

Muster 39a (1.2021)

Frauen ab dem Alter von 35 Jahren haben weiterhin Anspruch auf eine jährliche Vorsorge und zusätzlich die Möglichkeit, alle drei Jahre eine Kombinationsuntersuchung (Ko-Test) aus Pap-Test und einem HPV-Test durchführen zu lassen. Der HPV-Test sucht nach bestimmten Viren, die Gebärmutterhalskrebs verursachen können. Der Ko-Test bietet mehr Sicherheit als ein Pap-Abstrich allein, weshalb er alle drei Jahre angeboten wird.

Das ärztliche Fachpersonal veranlasst die Zytologie und den HPV-Test über Muster 39, die Dokumentationsdaten für die Untersuchungen müssen bis zum 15. Kalendertag des zweiten Monats des jeweiligen Folgequartals vollständig elektronisch an die zuständige Kassenärztliche Vereinigung (KV) übermittelt werden. Für das erste Quartal 2024 beispielsweise ist dies der 15. Mai 2024.

Um Brustkrebs möglichst frühzeitig zu entdecken, werden Frauen ab einem Alter von 50 Jahren schriftlich zum Mammographie-Screening eingeladen. Bei der Untersuchung werden beide Brüste geröntgt. Die Untersuchung kann von Frauen zwischen 50 und 69 Jahren alle zwei Jahre beansprucht werden.

Früherkennungsuntersuchungen bei Männern und Frauen

Hautkrebsvorsorge

Ab dem Alter von 35 Jahren haben gesetzlich Krankenversicherte Anspruch auf eine „Früherkennungsuntersuchung auf Hautkrebs", damit Krebserkrankungen wie,z. B. ein Malignes Melanom oder ein Basalzellkarzinom frühzeitig entdeckt werden können. Die Untersuchung beinhaltet neben einer Anamnese und Beratung die Inspektion der gesamten Haut (ggf. mit einem Auflichtmikroskop) und darf von Hausärzten, Internisten ohne Schwerpunktbezeichnung und Hautärzten alle zwei Jahre durchgeführt werden.

Die durchgeführte Untersuchung und eine eventuelle Abklärungsdiagnostik müssen elektronisch dokumentiert und am Ende des jeweiligen Quartals an die zuständige KV übermittelt werden.

Darmkrebsvorsorge ab 50 Jahren

Der Anspruch auf eine Darmkrebsfrüherkennung beginnt bei Männern und Frauen ab dem Alter von 50 Jahren. Damit auch möglichst viele Patienten und Patientinnen zur Vorsorge gehen, werden seit dem 1. Juli 2019 gesetzlich Versicherte ab 50 Jahren (alle fünf Jahre zum Geburtstag) per Post von ihrer Krankenkasse über die Früherkennungsmaßnahmen von Darmkrebs informiert und zur Untersuchung eingeladen. Die Inhalte des Programms zur Früherkennung von Darmkrebs werden vom Gemeinsamen Bundesausschuss (G-BA) in der Richtlinie über die Durchführung der organisierten Krebsfrüherkennungsprogramme (oKFE-RL) geregelt. Gemeinsam mit dem Einladungsschreiben wird eine Versicherteninformation verschickt. Die Versicherteninformation legt ausführlich die Vorteile der Teilnahme an der Darmkrebs-Früherkennung, die verschiedenen Untersuchungsmöglichkeiten und den Ablauf der Untersuchungen dar.

Mit der Koloskopie (Darmspiegelung) und der Untersuchung auf okkultes Blut stehen zwei unterschiedliche Untersuchungsmethoden zur Verfügung. Die Koloskopie ist derzeit die zuverlässigste Methode zur Darmkrebsfrüherkennung und wird in der Regel ambulant von einem Gastroenterologen durchgeführt. Männer können sie ab dem Alter von 50 Jahren, Frauen ab dem Alter von 55 Jahren zweimal in Anspruch nehmen. Zwischen den beiden Untersuchungen müssen zehn Jahre Abstand liegen. Wenn man sich für die Darmspiegelung entscheidet, ist in den zehn Jahren danach kein Stuhltest nötig. Entscheidet sich der Patient oder die Patientin gegen eine Koloskopie, kann er/sie stattdessen einen Stuhltest auf nicht sichtbares („okkultes") Blut im Stuhl durchführen lassen. Diese sogenannten quantitativen immunologischen Stuhltests (iFOBT) funktionieren mithilfe spezieller Antikörper, die ausschließlich auf menschliches Blut ansprechen: Sie binden an den roten Farbstoff Hämoglobin im Blut. Alle Patienten im Alter von 50 bis 54 Jahren haben einmal im Jahr Anspruch auf diese Untersuchung, ab 55 Jahren alle zwei Jahre – es sei denn, sie entscheiden sich für eine Koloskopie.

Vertragsärzte, die Früherkennungskoloskopien durchführen, dokumentieren die Angaben auf dem DKK-Bogen (Darmkrebs-Koloskopie-Bogen), der in der Praxissoftware hinterlegt ist. Die Dokumentationsdaten müssen quartalsweise zu den Übermittlungsfristen (siehe Abb.) bei der Datenannahmestelle (DAS) der KV eingegangen sein.

Übermittlungsfristen

Termine zur Datenübermittlung für das Verfahren Darmkarzinom im Rahmen der oKFE (Stand 10/23)

bis 28. Februar: 4. Quartal
bis 15. Mai: 1. Quartal
bis 15. August: 2. Quartal
bis 15. November: 3. Quartal

Merke: Bei Patienten der „Sonstigen Kostenträgern" (z. B. Polizeibeamte, Bundeswehrsoldaten, Mitglieder der PBeaKK, Mitglieder der Freien Arzt- und Medizinkasse, etc.) findet keine Übermittlung der Dokumentationsdaten statt.

Allgemeine Gesundheitsuntersuchung (Check-Up)

Versicherte der gesetzlichen Krankenversicherung haben ab dem 18. Lebensjahr einen Anspruch auf eine allgemeine Gesundheitsuntersuchung. Hierbei fragt der Arzt oder die Ärztin die zu behandelnde Person nach der eigenen und der familiären Krankheitsgeschichte, dem Lebensstil und dem Impfstatus. Der Blutdruck wird gemessen, Blut (Lipidprofil, Glukose) und Urin (Harnstreifentest) werden untersucht. Damit sollen frühzeitig Risikofaktoren und Erkrankungen erkannt werden – etwa Herz-Kreislauf-Erkrankungen, Diabetes oder Nierenerkrankungen. Die Gesundheitsuntersuchung kann im Alter von 18 bis 34 Jahren einmal in Anspruch genommen werden, Laboruntersuchungen sind in dieser Altersgruppe nur bei entsprechende Risikoprofil (z. B. Adipositas, Hypertonie) durchzuführen. Versicherte ab einem Alter von 35 Jahren können die Untersuchung alle drei Jahre in Anspruch nehmen und sich auf Wunsch zusätzlich einmalig auf Hepatitis B und C testen lassen. Nach Abschluss der Untersuchung bespricht der Arzt oder die Ärztin mit der zu behandelnden Person die Untersuchungsergebnisse und stellt bei Bedarf eine Präventionsempfehlung (Muster 36) aus.

Die Gesundheitsuntersuchung kann nicht von allen Fachärzten abgerechnet werden.

Nur Arztgruppen, die auf Basis Ihrer Weiterbildung einen Ganzkörperstatus erheben dürfen, sind zur Abrechnung berechtigt. Dazu zählen u. a. Fachärzte für Allgemeinmedizin, Praktische Ärzte (Ärzte ohne Gebietsbezeichnung) und Internisten.

Empfehlung zur verhaltensbezogenen Primärprävention

Hierbei handelt es sich nicht um eine ärztliche Verordnung im Sinne einer veranlassten Leistung, sondern lediglich um eine Empfehlung, mit der ein Patient die entsprechende Leistung bei seiner Krankenkasse beantragen kann.

Die Krankenkassen haben eine ärztliche Präventionsempfehlung bei ihrer Leistungsentscheidung zu berücksichtigen. Sie können entsprechend zertifizierte Leistungen zur verhaltensbezogenen Prävention bezuschussen oder selbst anbieten. (Quelle: KBV)

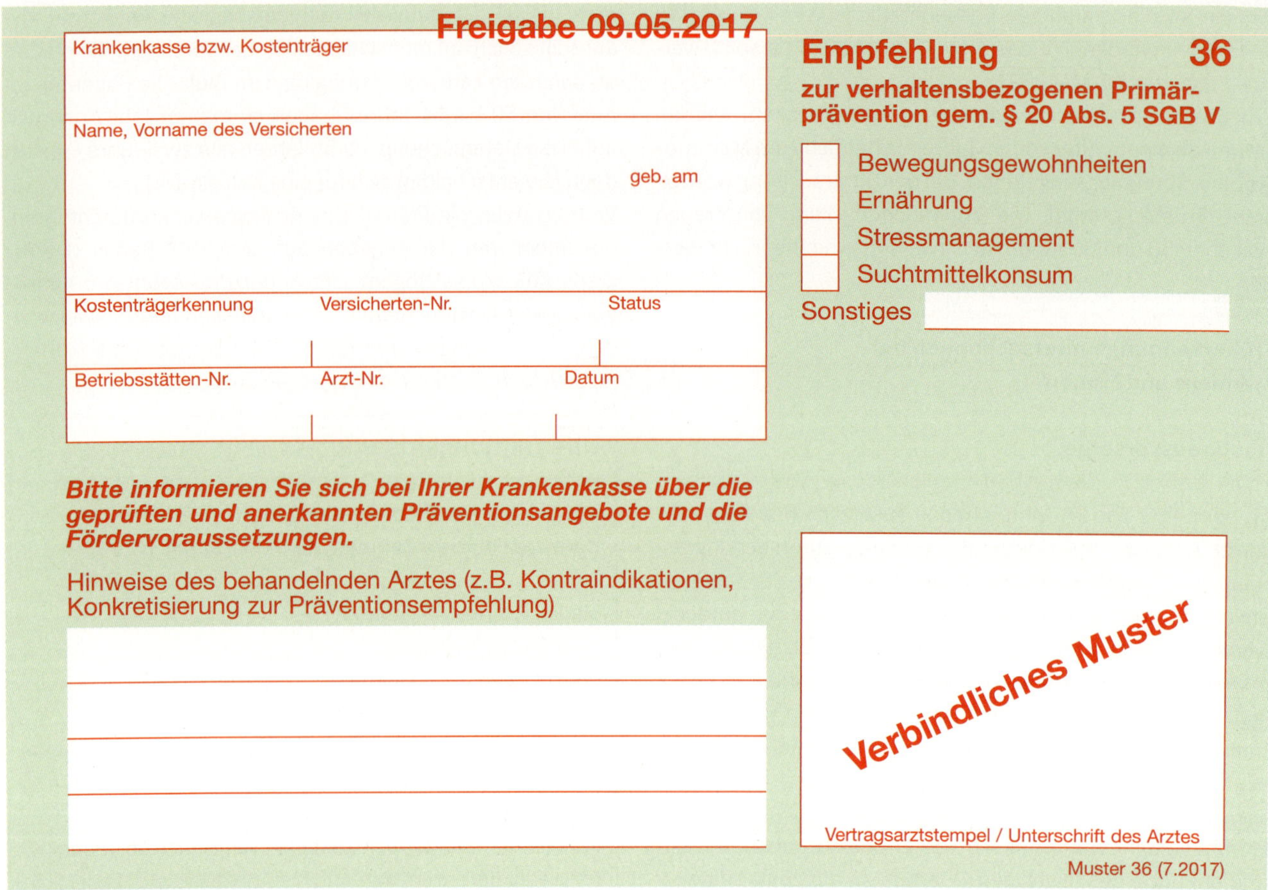
Freigabe 09.05.2017

Krankenkasse bzw. Kostenträger

Name, Vorname des Versicherten

geb. am

Kostenträgerkennung | Versicherten-Nr. | Status

Betriebsstätten-Nr. | Arzt-Nr. | Datum

Empfehlung **36**

zur verhaltensbezogenen Primärprävention gem. § 20 Abs. 5 SGB V

- [ ] Bewegungsgewohnheiten
- [ ] Ernährung
- [ ] Stressmanagement
- [ ] Suchtmittelkonsum

Sonstiges

Bitte informieren Sie sich bei Ihrer Krankenkasse über die geprüften und anerkannten Präventionsangebote und die Fördervoraussetzungen.

Hinweise des behandelnden Arztes (z.B. Kontraindikationen, Konkretisierung zur Präventionsempfehlung)

Verbindliches Muster

Vertragsarztstempel / Unterschrift des Arztes

Muster 36 (7.2017)

► Aufgaben

1. Ab welchem Alter haben Patienten einen Anspruch auf eine Krebsfrüherkennungsuntersuchung und wie oft kann diese Untersuchung durchgeführt werden? Beantworten Sie die Fragen mithilfe der folgenden Übersicht.

Alter	FRAUEN		MÄNNER	
	Untersuchung	Was wird gemacht?	Untersuchung	Was wird gemacht?
Ab 18 Jahren	Check-up: Früherkennung u. a. von Herz-Kreislauf- Erkrankungen und Diabetes	einmalig im Alter von 18 bis 35 Jahren: • Anamnese (Erhebung der medizinischen Vorgeschichte der Patientin) • körperliche Untersuchung • Beratung zum Untersuchungsergebnis	Check-up: Früherkennung u. a. von Herz-Kreislauf-Erkrankungen und Diabetes	einmalig im Alter von 18 bis 35 Jahren: • Anamnese (Erhebung der medizinischen Vorgeschichte des Patienten) • körperliche Untersuchung • Beratung zum Untersuchungsergebnis
Ab 20 Jahren	Früherkennung Gebärmutterhalskrebs und Krebs-erkrankungen des Genitales	jährlich: Anamnese (Erhebung der medizinischen Vorgeschichte der Patientin) jährlich: Untersuchung der Geschlechtsorgane • 20 bis 34 Jahre (jährlich): Gewebeabstrich und Untersuchung auf Zellveränderung (Pap- Abstrich) • ab 35 Jahren (alle drei Jahre): Pap-Abstrich kombiniert mit Test auf Humane Papillomaviren (HPV) jährlich: Beratung zum Untersuchungsergebnis		
Zusätzlich ab 30 Jahren	Früherkennung Brustkrebs	jährlich: • Abtasten der Brust und der örtlichen Lymphknoten (Achselhöhlen) • Anleitung zur Selbstuntersuchung der Bru		
Ab 35 Jahren	Check-up: Früherkennung u. a. von Herz-Kreislauf- Erkrankungen und Diabetes	alle drei Jahre: • Anamnese (Erhebung der medizinischen Vorgeschichte der Patientin) • körperliche Untersuchung • Kontrolle der Blutfettwerte und des Blutzuckers • Kontrolle des Urins • Beratung zum Untersuchungsergebnis	Check-up: Früherkennung u. a. von Herz-Kreislauf- Erkrankungen und Diabetes	alle drei Jahre: • Anamnese (Erhebung der medizinischen Vorgeschichte des Patienten) • körperliche Untersuchung • Kontrolle der Blutfettwerte und des Blutzuckers • Kontrolle des Urins • Beratung zum Untersuchungsergebnis
Ab 35 Jahren	Früherkennung Hautkrebs	alle zwei Jahre: • Anamnese (Erhebung der medizinischen Vorgeschichte der Patientin) • Untersuchung der gesamten Haut • Beratung zum Untersuchungsergebnis	Früherkennung Hautkrebs	alle zwei Jahre: • Anamnese (Erhebung der medizinischen Vorgeschichte des Patienten) • Untersuchung der gesamten Haut • Beratung zum Untersuchungsergebnis
Ab 45 Jahren			Früherkennung Krebserkrankungen der Prostata und des äußeren Genitales	jährlich: • Anamnese (Erhebung der medizinischen Vorgeschichte des Patienten) • Inspektion und Abtasten der äußeren Geschlechtsorgane • Enddarmaustastung zur Untersuchung der Prostata • Untersuchung örtlicher Lymphknoten • Beratung zum Untersuchungsergebnis
Ab 50 Jahren	Früherkennung Brustkrebs – Mammographie-Screening	alle zwei Jahre bis zum Ende des 70. Lebensjahres (Sie werden per Post zur Untersuchung eingeladen): • Gezielte Anamnese (Erhebung der medizinischen Vorgeschichte der Patientin) • Röntgen-Untersuchung (Mammographie-Screening) der Brust • Information über das Untersuchungsergebnis		
	Früherkennung Darmkrebs – Darmkrebs-Screening	• Beratung zum Darmkrebs-Früherkennungsprogramm • 50 bis 54 Jahre: jährlicher Test auf nicht sichtbares (okkultes) Blut im Stuhl	Früherkennung Darmkrebs – Darmkrebs-Screening	• Beratung zum Darmkrebs-Früherkennungsprogramm • 50 bis 54 Jahre: wahlweise jährlicher Test auf nicht sichtbares (okkultes) Blut im Stuhl oder ab 50 Jahre: zwei Darmspiegelungen im Mindestab-stand von zehn Jahren
Ab 55 Jahren	Früherkennung Darmkrebs – Darmkrebs-Screening	• wahlweise alle zwei Jahre Test auf nicht sichtbares (okkultes) Blut im Stuhl oder zwei Darmspiegelungen im Mindestabstand von zehn Jahren	Früherkennung Darmkrebs – Darmkrebs-Screening	• wahlweise alle zwei Jahre Test auf nicht sichtbares (okkultes) Blut im Stuhl oder zwei Darmspiegelungen im Mindestabstand von zehn Jahren
Ab 65 Jahren			Früherkennung Bauchaortenaneurysmen	einmalig: Patientenaufklärung zur Früherkennungsuntersuchung auf Bauchaortenaneurysmen • Ultraschalluntersuchung der Bauchschlagader

2. Ab welchem Alter und wie oft haben Männer, die in der gesetzlichen Krankenkasse versichert sind, einen Anspruch auf ein präventives Ultraschallscreening um ein Bauchaortenaneurysma auszuschließen

3. Ab welchem Alter haben Frauen Anspruch auf eine jährliche Durchführung eines Tests auf okkultes Blut im Stuhl?

4. Viele Patienten nehmen die Krebsfrüherkennungsuntersuchungen nicht in Anspruch. Auch der Patient Reinhold Lambert hat noch nie an einer Krebsfrüherkennungsuntersuchung teilgenommen, obwohl er schon seit Jahren Anspruch darauf hat. Herr Lambert lehnt diese Untersuchung mit der Begründung ab, sein Arbeitskollege habe immer regelmäßig an der „Krebsvorsorge" teilgenommen und trotzdem Darmkrebs bekommen. Wie können Sie Herrn Lambert überzeugen, an einer Krebsfrüherkennungsuntersuchung teilzunehmen? Lesen Sie dazu den Auszug aus den „Richtlinien für organisierte Krebsfrüherkennungsprogramme" und formulieren Sie Ihre Argumente in wörtlicher Rede.

„Richtlinie für organisierte Krebsfrüherkennungsprogramme"[1]
Allgemeines
Die Früherkennungsuntersuchung hat zum Ziel, Vorstufen einer Krebserkrankung oder eine mangels konkreter Symptomatik bislang unentdeckt gebliebene Krebserkrankung möglichst früh zu erkennen und soweit erforderlich einer Behandlung zuzuführen.

„Herr Lambert, ...

1 *Richtlinie des Gemeinsamen Bundesausschusses für organisierte Krebsfrüherkennungsprogramme oKFE-Richtlinie/oKFE-RL, i. d. Fassung vom 19. Juli 2018, zuletzt geändert am 12. Mai 2023, in Kraft getreten am 7. Juli 2023.*

2.16.4 Gesundheitsuntersuchung

Fallbeispiel

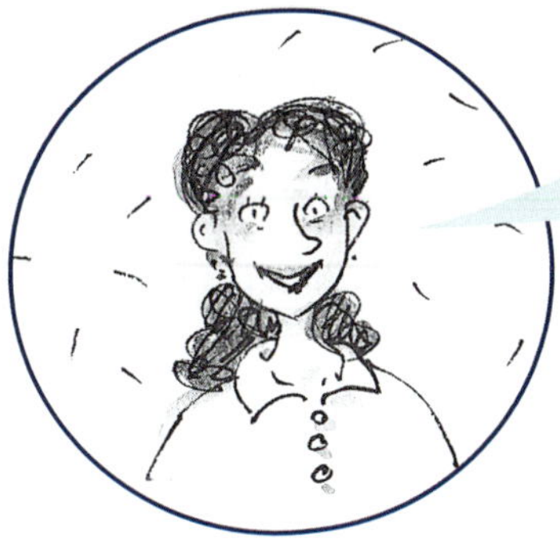

„Luise, Herr Berger hat mich gerade gefragt, warum wir die Krebsvorsorge diesmal nicht zusammen mit der Gesundheitsuntersuchung durchführen? Letztes Mal sei dies doch auch gemacht worden, sagt Herr Berger."

Bevor Luise antworten kann, wird sie zu Dr. Stein ins Behandlungszimmer gerufen.

► Aufgaben

1. **Erklären Sie Herrn Berger, warum die Gesundheitsuntersuchung diesmal nicht mit der Krebsfrüherkennungsuntersuchung zusammen durchgeführt werden kann. Formulieren Sie Ihre Antwort in wörtlicher Rede.**

____

____

____

____

2. **Welche Laboruntersuchung kann im Rahmen der Gesundheitsuntersuchung und auf Wunsch des Patienten einmalig ab einem Alter von 35 Jahren durchgeführt werden?**

„Gesundheitsuntersuchungs-Richtlinien"[1]
Allgemeines

1. Die nach dieser Richtlinie durchzuführenden ärztlichen Maßnahmen bei Versicherten, die das 18. Lebensjahr vollendet haben, dienen der Erfassung und Bewertung gesundheitlicher Risiken und Belastungen und der Früherkennung bevölkerungsmedizinisch bedeutsamer Krankheiten sowie einer darauf abgestimmten präventionsorientierten Beratung.
2. Die allgemeine Gesundheitsuntersuchung dient den im Allgemeinen Teil in § 2 genannten Zielen einschließlich einer Überprüfung des Impfstatus.
3. Die ärztlichen Maßnahmen sollen mögliche Gefahren für die Gesundheit der Anspruchsberechtigten dadurch abwenden, dass aufgefundene Verdachtsfälle eingehend diagnostiziert, erkannte Krankheiten rechtzeitig einer Behandlung zugeführt und Änderungen gesundheitsschädigender Verhaltensweisen frühzeitig bewirkt werden.
4. [...]
5. [...]
6. Die allgemeine Gesundheitsuntersuchung nach diesem Abschnitt umfasst folgende Leistungen, die in der Anlage 1konkretisiert werden:
   1. Anamnese: Erhebung der Eigen-, Familien- und Sozialanamnese, insbesondere Erfassung des Risikoprofils 2. Klinische Untersuchung: Untersuchung zur Erhebung des vollständigen Status (Ganzkörperstatus) 3. Laboratoriumsuntersuchungen:
      a) Untersuchungen aus dem Blut (einschließlich Blutentnahme)
      b) Untersuchungen aus dem Urin (Harnstreifentest)
   4. Impfstatus, Überprüfung des Impfstatus
   5. Beratung
      Nach Abschluss der in den Nummern 1 bis 4 genannten Maßnahmen hat die Ärztin oder der Arzt die versicherte Person über das Ergebnis der durchgeführten allgemeinen Gesundheitsuntersuchung zu informieren und mit ihr die möglichen Auswirkungen im Hinblick auf die weitere Lebensgestaltung zu erörtern.

1 *Richtlinie des Gemeinsamen Bundesausschusses über die Gesundheitsuntersuchungen zur Früherkennung von Krankheiten, i. d. Fassung vom 19. Dezember 2019, zuletzt geändert am 20. November 2020, in Kraft getreten am 12. Februar 2021*

7. Versicherte haben ab Vollendung des 18. Lebensjahres bis zum Ende des 35. Lebensjahres einmalig Anspruch auf eine allgemeine Gesundheitsuntersuchung. Versicherte haben ab Vollendung des 35. Lebensjahres alle drei Jahre Anspruch auf eine allgemeine Gesundheitsuntersuchung. Wird eine allgemeine Gesundheitsuntersuchung durchgeführt, ist in den auf das Untersuchungsjahr folgenden zwei Kalenderjahren keine allgemeine Gesundheitsuntersuchung durchzuführen.

3. **Welche Vorgaben legen die Richtlinien bei der Aufzeichnung und Dokumentation der Gesundheitsuntersuchungen fest? Beantworten Sie diese Frage, indem Sie die Vorgaben im folgenden Auszug aus den Richtlinien unterstreichen.**

Dokumentation und Auswertung

1. Die Ergebnisse der Anamneseerhebung, die Untersuchungsergebnisse, neue Diagnosen/Verdachtsdiagnosen, veranlasste Maßnahmen, das Ausstellen von Präventions-1empfehlungen sowie durchgeführte Beratungen sind zu dokumentieren.

Die nach dieser Richtlinie durchzuführenden ärztlichen Maßnahmen bei Versicherten, die das 18. Lebensjahr vollendet haben, dienen der Erfassung und Bewertung gesundheitlicher Risiken und Belastungen und der Früherkennung bevölkerungsmedizinisch bedeutsamer Krankheiten sowie einer darauf abgestimmten präventionsorientierten Beratung. Die ärztlichen Maßnahmen sollen mögliche Gefahren für die Gesundheit der Anspruchsberechtigten dadurch abwenden, dass aufgefundene Verdachtsfälle eingehend diagnostiziert, erkannte Krankheiten rechtzeitig einer Behandlung zugeführt und Änderungen gesundheitsschädigender Verhaltensweisen frühzeitig bewirkt werden. Die ärztlichen Maßnahmen sollen mögliche Gefahren für die Gesundheit der Anspruchsberechtigten dadurch abwenden, dass aufgefundene Verdachtsfälle eingehend diagnostiziert, erkannte Krankheiten rechtzeitig einer Behandlung zugeführt und Änderungen gesundheitsschädigender Verhaltensweisen frühzeitig bewirkt werden

4. **Welche vorbereitenden Maßnahmen können Sie im Rahmen der Gesundheitsuntersuchung durchführen?**

2.17 Aufbewahrungsfristen

Fallbeispiel

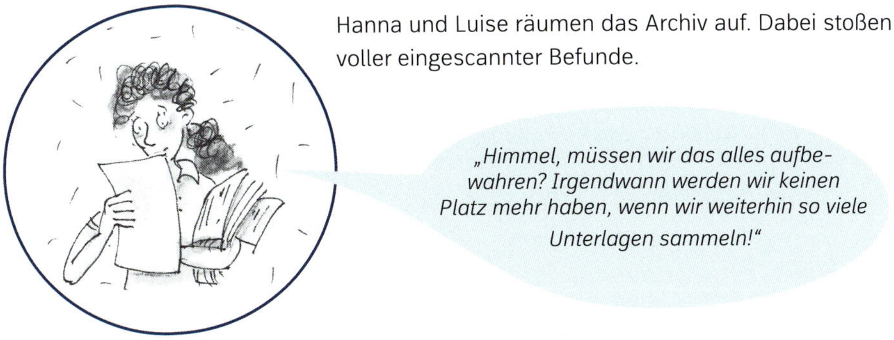

Hanna und Luise räumen das Archiv auf. Dabei stoßen sie auf viele Ordner und Kartons voller eingescannter Befunde.

Aufbewahrungsfristen

Ärztliche Aufzeichnungen und Unterlagen sind grundsätzlich für die Dauer von mindestens zehn Jahren nach Abschluss der Behandlung (z. B. Arztwechsel, Tod der behandelten Person) aufzubewahren. Erst ab diesem Zeitpunkt beginnt die Aufbewahrungsfrist zu laufen. Etwas anderes gilt dann, wenn längere oder kürzere Aufbewahrungsfristen durch bestimmte Vorschriften ((vgl. § 10 Abs. 3 BO, § 630f Abs. 3 BGB sowie für den vertragsärztlichen Bereich § 57 Abs. 2 BMV-Ä) vorgeschrieben werden. Werden die Aufzeichnungen elektronisch dokumentiert, hat der Arzt oder die Ärztin dafür Sorge zu tragen, dass diese innerhalb der vorgeschriebenen Aufbewahrungszeit verfügbar gemacht werden können.

Die wichtigsten Aufbewahrungsfristen sind in der folgenden Tabelle aufgeführt:

Unterlagen	Erläuterungen	Aufbewahrungsfrist
Arbeitsunfähigkeitsbescheinigung		1 Jahr
Arztbriefe (eigene und fremde)		10 Jahre
BTM-Verordnungen Durchschrift)		3 Jahre
D-Arzt-Verfahren		15 Jahre
DMP-Unterlagen		10 Jahre
Einwilligungserklärungen		10 Jahre
EKG-Streifen/Langzeit-EKG	Computerauswertungen	10 Jahre
Gutachten über Patienten/Patientinnen (für Krankenkasse, Versicherungen, Berufsgenossenschaften)		10 Jahre
Jugendarbeitsschutzuntersuchung	Untersuchungsbogen	10 Jahre

Unterlagen	Erläuterungen	Aufbewahrungsfrist
Jugendgesundheitsuntersuchung	Berichtsvordrucke, Dokumentation	10 Jahre
Karteikarten	einschließlich ärztlicher Aufzeichnungen und Untersuchungsbefunde, auch bei verstorbenen Patienten	10 Jahre
Laborbefunde	evtl. auch durch Eintrag in Kartei/PC	10 Jahre
Röntgendiagnostik/-aufnahmen	Die zehnjährige Aufbewahrungsfrist beginnt erst ab dem 18. Lebensjahr, so dass alle Röntgenaufnahmen von Kindern und Jugendlichen mindestens bis zur Vollendung des 28. Lebensjahres aufbewahrt werden müssen.	10 Jahre
Röntgenbehandlungen/-therapie		30 Jahre
Überweisungsscheine		1 Jahr

Nichtärztliche Unterlagen	Aufbewahrungsfrist
Bücher, Inventare, Jahresabschlüsse, Buchungsbelege	10 Jahre
Bilanzen, Buchungsunterlagen	10 Jahre
Kassenbücher und -blätter	10 Jahre
Kontoauszüge	10 Jahre
Geschäftsbriefe, sonstige Unterlagen (soweit für Besteuerung von Bedeutung)	6 Jahre
Vermögensverzeichnis	10 Jahre

► Aufgaben

Stellen Sie fest, welche Patientendaten am 02.01.2024 in der Praxis von Dr. Stein vernichtet werden dürfen. Frau Assbrandt: Arbeitsunfähigkeitsbescheinigung vom 11.-15.01.2023, Frau Unger: DMP-Unterlagen Abbruch 02.01.2019 (Behandlungsende und Arztwechsel), Herr Förtsch: Ausstellung BTM-Rezept am 30.04.2021, Frau Wieczorek: letzte Strahlentherapie 31.12.2014 (Behandlungsende), Herr Großmann: letzter Behandlungstag 19.11.20113 (Patient Dezember 2013 verstorben).

2.18 Prüfungswissen: Vordruckvereinbarungen und Vordrucke

	Punkte
Aufgabe 1: (1 Punkt) Nennen Sie die Bezugsquelle, über die – von zwei Ausnahmen abgesehen – die Praxisformulare bezogen werden.	
Aufgabe 2: (4 Punkte) Nennen Sie die beiden Praxisformulare, die nicht von der KV bezogen werden, und geben Sie für diese Formulare die Bezugsquelle an.	

Summe	
Übertrag	
Aufgabe 3: (1 Punkt) Wer trägt die Herstellungskosten für die Formulare der vertragsärztlichen Versorgung? ☐ Krankenkassen ☐ Ärztekammer ☐ Arzt ☐ Kassenärztliche Vereinigung ☐ Bundesgesundheitsministerium	
Aufgabe 4: (3 Punkte) Nennen Sie drei Scheinarten, über die Sie mit der Kassenärztlichen Vereinigung abrechnen können.	
Aufgabe 5: (1 Punkt) Für Formulare der vertragsärztlichen Versorgung gilt: ☐ Dürfen vorher nie blanko von dem Arzt oder der Ärztin unterschrieben werden. ☐ Dürfen vorher nur vom Arzt oder von der Ärztin blanko unterschrieben werden, wenn eine Medizinische Fachangestellte sie in Verwahrung nimmt. ☐ Müssen vom Arzt oder von der Ärztin unterschrieben immer vorrätig sein. ☐ Müssen z. B. für eine Urlaubsvertretung unterschrieben vorrätig sein. ☐ Nur Arzneiverordnungsblätter dürfen vom Arzt oder von der Ärztin blanko unterschrieben werden.	
Aufgabe 6: (2 Punkte) Nennen Sie zwei Formulare, die digital versendet werden können.	
Aufgabe 7: (3 Punkte) Nennen Sie drei Situationen, in denen das Ersatzverfahren Anwendung findet.	
Aufgabe 8: (1 Punkt) Nennen Sie einen Ausnahmefall, in dem eine Überweisung an einen Arzt mit derselben Arztgruppe zulässig ist.	
Aufgabe 9: (2 Punkte) Nennen Sie **eine** Information, die in den Ziffern 1000504 des Statusfeldes enthalten sind.	
Summe	

Übertrag	
Aufgabe 10: (3 Punkte) Nennen Sie jeweils ein Beispiel für eine kurative und eine präventive Überweisung.	
Aufgabe 11: (2 Punkte) Welchen Überweisungsschein verwenden Sie für die Blutuntersuchung im Rahmen einer Gesundheitsuntersuchung?	
Aufgabe 12: (2 Punkte) Nennen Sie zwei Arztgruppen, die nur auf Überweisung in Anspruch genommen werden dürfen.	
Aufgabe 13: (1 Punkt) Welchen Begriff verwendet man für einen Arzt oder eine Ärztin, der/die in einer eigenen Praxis Patienten der gesetzlichen Krankenversicherung behandeln darf? ☐ Amtsarzt ☐ Privatarzt ☐ Vertragsarzt ☐ Werksarzt	
Aufgabe 14: (1 Punkt) Welche der folgenden Leistungen gehört zur Gruppe der präventiven Leistungen? ☐ Darmoperation ☐ Diabetikerberatung ☐ Gesundheitsuntersuchung ☐ Empfängnisregelung ☐ Injektion	
Aufgabe 15: (3 Punkte) Erklären Sie, was man unter „Heilmitteln" versteht, und nennen Sie ein Beispiel.	
Aufgabe 16: (2 Punkte) Frau Sauer hat seit einigen Tagen starke Schmerzen im rechten Knie, die plötzlich aufgetreten sind. Um eine genaue Diagnose zu erhalten, wird sie von Dr. Stein zum Röntgen überwiesen. Welche Felder sind auf der Überweisung anzukreuzen? ☐ Mit-/Weiterbehandlung ☐ Auftragsleistung ☐ präventiv ☐ kurativ ☐ Konsiliaruntersuchung	
Aufgabe 17: (1 Punkte) Wie viele Arzneimittel dürfen auf einem Arzneiverordnungsblatt verordnet werden? ☐ max. ein Arzneimittel ☐ max. zwei Arzneimittel ☐ max. drei Arzneimittel ☐ max. fünf Arzneimittel ☐ unbegrenzt viele Arzneimittel	
Summe	

Übertrag	
Aufgabe 18: (4 Punkte) Nennen Sie zwei Aufgaben der Kassenärztlichen Vereinigung, die unter den Gewährleistungsauftrag fallen. ☐ ☐	
Aufgabe 19: (3 Punkte) Wie lange ist der Notfall-/Vertretungsschein gültig?	
Aufgabe 20: (4 Punkte) Sie sollen eine Blutentnahme bei Herrn Kirsch durchführen. Zur weiteren Diagnostik benötigt Dr. Stein den Tumormaker CEA. Auf welchem Formular fordern Sie den Blutwert an?	
Aufgabe 21: (4 Punkte) Nennen Sie für folgende Krankenkassen die gültige Abkürzung (a) und die Kassenart (b). 1: Hanseatische Krankenkasse (a): (b): 2: Innungskrankenkasse (a): (b): 3: Techniker Krankenkasse (a): (b): 4: Allgemeine Ortskrankenkasse (a): (b):	
Aufgabe 22: (2 Punkte) Wie belegt ein Patient oder eine Patientin der GKV seinen Anspruch auf vertragsärztliche Behandlung?	
Aufgabe 23: (2 Punkte) Welche Daten sind im Speicherchip der elektronischen Gesundheitskarte enthalten? Machen Sie zwei Angaben.	
Summe	

Übertrag	
Aufgabe 24: (2 Punkte) Wer darf Eintragungen auf der elektronischen Gesundheitskarte ändern? ☐ ☐ ☐ ☐ ☐	
Aufgabe 25: (2 Punkte) Nach Erhalt einer Heilmittelverordnung müssen Patienten innerhalb einer bestimmten Frist die Therapie begonnen haben. Geben Sie an, nach wie vielen Tagen eine verordnete Krankengymnastik spätestens erfolgen muss, wenn kein dringlicher Behandlungsbedarf erforderlich ist.	
Aufgabe 26: (1 Punkt) Um wie viele Tage darf in Ausnahmefällen eine AU-Bescheinigung (Muster 1) zurückdatiert werden? ☐ zwei Tage ☐ drei Tage ☐ eine Woche ☐ gar nicht, es gibt keine Ausnahme	
Aufgabe 27: (1 Punkt) In welchem Fall ist das Feld „sonstiger Unfall, Unfallfolgen" auf einer AU-Bescheinigung (Muster 1) anzukreuzen? ☐ Arbeitsunfall ☐ Berufskrankheit ☐ Schulunfall eines Berufsschülers ☐ Freizeitunfall	
Aufgabe 28: (2 Punkte) Frau Rauch ist bei der AOK Hessen versichert und wird heute von Dr. Stein für fünf Tage krankgeschrieben. Wie erhält der Arbeitgeber von Frau Rauch die Daten der Arbeitsunfähigkeitsbescheinigung?	
Aufgabe 29: (3 Punkte) Welche Patienten oder Patientinnen der gesetzlichen Krankenversicherung sind von der Zuzahlung befreit?	
Summe	

Übertrag	
Aufgabe 30: (4 Punkte) Wann müssen Sie das Feld „noctu“ auf dem Arzneiverordnungsblatt (Muster 16) ankreuzen, und welche Konsequenz hat es für einen Patienten oder eine Patientin, wenn Sie das Feld angekreuzt haben?	
Aufgabe 31: (4 Punkte) Was bedeutet es, wenn das Feld „aut idem“ auf dem Arzneiverordnungsblatt angekreuzt ist?	
Aufgabe 32: (1 Punkt) Innerhalb welcher Frist müssen BtM-Rezepte in der Apotheke eingelöst werden?	
Aufgabe 33: (1 Punkt) Welche Aussage zu den Arznei-, Heil- und Hilfsmitteln in der gesetzlichen Krankenkasse ist richtig? ☐ Eine Toilettensitzerhöhung zählt zu den Heilmitteln. ☐ Eine Ergotherapie zählt zu den Hilfsmitteln. ☐ Ein Inhalationsgerät zählt zu den Heilmitteln. ☐ Eine Inkontinenzeinlage zählt zu den Heilmitteln. ☐ Ein Rollator zählt zu den Hilfsmitteln.	
Aufgabe 34: (2 Punkte) Was bedeuten die Begriffe „LANR“ und „BSNR“	
Aufgabe 35: (2 Punkte) Wann muss das Feld „Behandlungsbeginn spätestens am“ auf einer Heilmittelverordnung ausgefüllt werden? ☐ ☐ ☐ ☐ ☐	
Summe	

Übertrag	
Aufgabe 36: (2 Punkte) Wie verhalten Sie sich, wenn die Ehefrau eines Patienten, der in ein Krankenhaus aufgenommen worden ist, um Ausstellung einer Arzneiverordnung bittet? Begründen Sie Ihre Entscheidung.	
Aufgabe 37: (1 Punkt) Welche Aussage zur elektronischen Gesundheitskarte (eGK) ist richtig? ☐ Kassenpatienten, die ihre eGK vorgelegt haben, müssen ärztliche Leistungen nur dann privat bezahlen, wenn es sich um vertragsärztliche Leistungen handelt. ☐ Kassenpatienten, die ihre eGK vorgelegt haben, müssen ärztliche Leistungen nur dann privat bezahlen, wenn es sich um individuelle Gesundheitsleistungen handelt. ☐ Kassenpatienten, die ihre eGK vorgelegt haben, müssen ärztliche Leistungen nur dann privat bezahlen, wenn es sich um ärztliche Leistungen im Rahmen eines Arbeitsunfalls handelt. ☐ Kassenpatienten, die ihre eGK vorgelegt haben, müssen niemals ärztliche Leistungen privat bezahlen.	
Aufgabe 38: (3 Punkte) In welchen Fällen werden vertragsärztliche Leistungen über den Notfall-/Vertretungsschein (Muster 19 a – c) abgerechnet?	
Aufgabe 39: (1 Punkt) Ein Patient gibt Ihnen die SVLFG als Krankenkasse an, er wird wegen starker Rückenschmerzen behandelt. Welche Aussage ist richtig? ☐ Eine Überweisung zu einem Orthopäden wird mit einem Privatrezept vorgenommen. ☐ Die ärztlichen Leistungen werden nach der Gebührenordnung für Ärzte (GOÄ) abgerechnet. ☐ Eine eGK kann in diesem Fall nicht vorgelegt werden. ☐ Die ärztlichen Leistungen werden auf der Grundlage des Einheitlichen Bewertungsmaßstabes (EBM) abgerechnet. ☐ Die SVLFG ist ein Sonstiger Kostenträger. ☐ Die SVLFG ist eine Ersatzkasse	
Aufgabe 40: (1 Punkt) Mit welchem Vordruck werden Betäubungsmittel als Sprechstundenbedarf bezogen? ☐ Betäubungsmittelrezept ☐ Arzneiverordnungsblatt (Muster 16) ☐ DIN-A4-Blatt mit Praxisstempel ☐ Privatrezept	
Summe	

Übertrag	
Aufgabe 41: (2 Punkte) Welche der folgenden Positionen gelten als Sprechstundenbedarf? ☐ Mullbinden ☐ Liegenpapier ☐ Combur-Test (Glukose, Eiweiß, pH-Wert) ☐ Natriumcitricum (für BKS) ☐ Flächendesinfektionsmittel ☐ Einmalhandschuhe	
Aufgabe 42: (4 Punkte) Eine neue Patientin kommt humpelnd in die Praxis. Sie gibt an, bei ihrem Umzug nach Fritzlar über eine Leiter gefallen zu sein. Sie könne im Moment, da alle Unterlagen noch in den Kartons seien, ihre eGK nicht finden, würde diese aber in den nächsten Tagen nachreichen. Dr. Stein behandelt die Patientin. Nach der Behandlung bittet die Patientin Sie, eine Überweisung zur Nuklearmedizin auszustellen, da sie einen Knoten an der Schilddrüse habe und regelmäßig zur Kontrolle müsste. müsse. Was sagen Sie der Patientin?	
Aufgabe 43: (1 Punkt) Welche Fahrten im Rahmen einer Krankenbeförderung sind genehmigungspflichtig?	
Aufgabe 44: (2 Punkte) Wie hoch ist der Betrag, den ein Patient oder eine Patientin bei einer Krankenbeförderung zuzahlen muss?	
Aufgabe 45: (1 Punkt) Nennen Sie eine Früherkennungsuntersuchung für Jugendliche, die Bestandteil der vertragsärztlichen Versorgung ist.	
Aufgabe 46: (2 Punkte) Ab welchem Alter hat ein Patient oder eine Patientin Anspruch auf eine Gesundheitsuntersuchung?	
Summe	

Übertrag	
Aufgabe 47: (2 Punkte) Henrik ist 13 Jahre alt und wurde heute am linken Bein geröntgt. Bis zu welchem Datum (ab heute) muss die Röntgenaufnahme in der Praxis aufbewahrt werden?	
Aufgabe 48: (2 Punkt) Nennen Sie zwei Einzelleistungen, die im Rahmen „Behandlungspflege“ bei einer Verordnung häuslicher Krankenpflege verordnet werden können.	
Gesamtsumme	

Programmierte Prüfungsaufgaben

	Nummer
Aufgabe 1: Was ist ein Vertragsarzt? 1. Leitender Arzt/leitende Ärztin eines Gesundheitsamtes 2. Arzt/Ärztin, der/die nur Privatpatienten behandelt 3. Leitender Arzt/leitende Ärztin beim Versorgungsamt 4. Von der KV zugelassener Arzt/zugelassene Ärztin 5. Ein Betriebsarzt	
Aufgabe 2: Welche zwei Aussagen zum ärztlichen Beruf sind richtig? 1. Für eine Zulassung als Vertragsarzt ist eine Promotion erforderlich. 2. Unter der Approbation versteht man die staatliche Zulassung als Arzt/Ärztin. 3. Mit der Zulassung als Arzt/Ärztin darf automatisch die Bezeichnung „Arzt/Ärztin für Allgemeinmedizin“ geführt werden. 4. Hebamme ist ein ärztlicher Beruf. 5. Nur nach einer Promotion darf ein Arzt/eine Ärztin den Titel „Dr. med.“ führen. 6. Die Approbation wird durch die Kassenärztliche Vereinigung erteilt.	
Aufgabe 3: Der BMV-Ä beinhaltet unter anderem ... A. die Höhe der Gesamtvergütung. B. den Inhalt und Umfang der vertragsärztlichen Leistungen. C. den Inhalt und Umfang der privatärztlichen Leistungen. D. den Inhalt und Umfang der vertragsärztlichen und privatärztlichen Leistungen. E. die Vordruckvereinbarungen. 1. A + B + E 2. A + C + E 3. A + D + E 4. A + B 5. B + E 6. nur B	
Aufgabe 4: Die Gültigkeit eines Arzneiverordnungsblattes (Muster 16) beträgt: 1. 1 Woche 2. 2 Wochen 3. 28 Tage 4. 6 Wochen 5. 3 Monate	
Aufgabe 5: Welche Aussage zur KV ist richtig? 1. Alle Ärzte/Ärztinnen sind Pflichtmitglieder. 2. In jedem Bundesland gibt es zwei KVen. 3. Alle Vertragsärzte sind Pflichtmitglieder. 4. Die KVen überwachen die Ausbildung der MFA.	
Aufgabe 6: Welche Aussagen zu den Aufgaben der Kassenärztlichen Vereinigung sind richtig? A. Die Kassenärztliche Vereinigung ist zuständig für die Abrechnung der ärztlichen Leistungen. B. Die Kassenärztliche Vereinigung ist zuständig für die Überwachung der ärztlichen Berufspflichten. C. Die Kassenärztliche Vereinigung ist zuständig für die Organisation des ärztlichen Bereitschaftsdienstes. D. Die Kassenärztliche Vereinigung ist zuständig für die Erstellung der Berufsordnung der Ärzte. E. Die Kassenärztliche Vereinigung ist zuständig für die Überwachung der Ausbildung der Medizinischen Fachangestellten. F. Die Kassenärztliche Vereinigung ist zuständig für das Zulassungs- und Ermächtigungswesen. 1. A + C + F 2. B + E 3. C 4. C + D + F 5. A + B	

Aufgabe 7:

Die Techniker Krankenkasse ist eine ...

1. Ersatzkasse.
2. Primärkasse.
3. Krankenkasse der GKV, die nur von Versicherten mit einem Bruttogehalt von 3 500,00 € gewählt werden kann.
4. Keine Aussage ist richtig.

Aufgabe 8:

Zu den vertragsärztlichen Leistungen gehören ...

A. ärztliche Heilbehandlung.
B. Gutachten für die PKV.
C. IGeL.
D. Früherkennung von Krankheiten.
E. Betreuung bei Schwangerschaft und im Mutterschutz.

1. A + D + E 2. A + B + D 3. A + B + C 4. A + C + E 5. A bis E

Aufgabe 9:

In welchem Fall muss für einen Patienten oder eine Patientin eine Überweisung (Muster 6) ausgestellt werden?

1. Alexander Faupel, AOK-Mitglied, wird aufgrund eines Arbeitsunfalls zum D-Arzt überwiesen.
2. Bei Ute Reichmann, Mitglied der Techniker Krankenkasse, muss die Bestimmung von Laborwerten von einem Facharzt für Laboratoriumsmedizin durchgeführt werden.
3. Sabine Brescher, Mitglied der Barmer, wird an den ermächtigten Krankenhausarzt, Herrn Dr. Friedel, zur Konsiliaruntersuchung überwiesen.
4. Der Privatpatient Fritz Fischer wird wegen seiner Knieverletzung zum Orthopäden überwiesen.

Aufgabe 10:

Die LANR ...

A. ist die Arztnummer, die jeder Vertragsarzt für die Dauer seiner Tätigkeit in seiner Betriebsstätte erhält.
B. ist die Arztnummer, die jeder Vertragsarzt lebenslang erhält.
C. ist die Arztnummer, mit der jeder Vertragsarzt seine Leistungen, Verordnungen und Dokumentationen (z. B. DMP) kennzeichnen muss.
D. ist die Arztnummer, mit der jeder Vertragsarzt ausschließlich seine Verordnungen kennzeichnen muss.

1. A + C 2. A + D 3. B + C 4. A + B 5. B + D

Aufgabe 11:

Für Formulare der vertragsärztlichen Versorgung gilt:

1. Dürfen nie vom Vertragsarzt unterschrieben werden.
2. Dürfen nur als Blankoformulare vom Vertragsarzt unterschrieben werden.
3. Dürfen nur vom Vertragsarzt unterschrieben werden.
4. Dürfen auch von einer MFA unterschrieben werden, z. B. wenn der Vertragsarzt im Urlaub ist.

Aufgabe 12:

Wie nennt man die Erlaubnis der KV, dass ein Arzt eine vertragsärztliche Tätigkeit ausüben kann?

1. Approbation
2. Dissertation
3. Habilitation
4. Promotion
5. Zulassung

Aufgabe 13:

Frau Vogt, versichert bei der Barmer, kann nicht zur Arbeit gehen, da ihr dreijähriger Sohn erkrankt ist. Welche Aussage zum Krankengeld bei Erkrankung eines Kindes ist richtig?

1. Krankengeld für die Betreuung eines Kindes wird bis zum 18. Lebensjahr bezahlt.
2. Es wird eine Ärztliche Bescheinigung für den Bezug von Krankengeld bei Erkrankung eines Kindes ausgestellt. Im Personalienfeld der ärztlichen Bescheinigung wird der Name der Mutter angegeben.
3. Es wird eine elektronische Arbeitsunfähigkeitsbescheinigung (eAU) auf den Namen der Mutter ausgestellt.

4. Frau Vogt darf bei ihrer Krankenkasse für die Betreuung des Kindes Krankengeld beantragen. Es wird pro Kind und Kalenderjahr für max. 9 Tage gewährt.
5. Es wird eine Ärztliche Bescheinigung für den Bezug von Krankengeld bei Erkrankung eines Kindes ausgestellt. Im Personalienfeld der ärztlichen Bescheinigung wird der Name des Kindes angegeben.

Aufgabe 14:

Bei welcher Verordnung ist in der vertragsärztlichen Versorgung der richtige Vordruck (Muster) verwendet worden?

A. Heilmittel werden auf einem Arzneiverordnungsblatt (Muster 16) verordnet.
B. Sehhilfen werden auf einem Arzneiverordnungsblatt (Muster 16) verordnet.
C. Hilfsmittel werden auf einem Überweisungsschein (Muster 6) verordnet.
D. Hilfsmittel auf einem Arzneiverordnungsblatt (Muster 16) verordnet.
E. Heilmittel werden auf einem Überweisungsschein (Muster6) verordnet.

Aufgabe 15:

Da einige Laborwerte von Frau Moß erhöht sind, bittet Sie Dr. Stein, eine Überweisung zum Rheumatologen vorzubereiten. Welches Feld kennzeichnen Sie beim Ausstellen der Überweisung?

A. kurativ
B. präventiv
C. palliativ
D. SSW
E. postoperativ

Aufgabe 16:

Die Kosten für den Vordruck der Überweisung (Muster 6) trägt ...

1. die Kassenärztliche Bundesvereinigung
2. die Ärztekammer.
3. der Vertragsarzt
4. die gesetzliche Krankenkasse
5. die private Krankenkasse
6. das Bundesministerium für Gesundheit.

Aufgabe 17:

Herr Fröhlich (AOK) hat sich im Rahmen eines Unfalls eine Verletzung zugezogen. Dr. Stein stellt eine Überweisung (Muster 6) zum Orthopäden aus. Das Feld „Unfall/Unfallfolgen" wird auf der Überweisung angekreuzt, wenn Herr Fröhlich den Unfall ...

A. auf dem Weg zur Arbeit hatte.
B. während der Arbeit im seinem Betrieb hatte.
C. auf dem Weg zu einer Familienfeier hatte.
D. beim Aufbau seiner neuen Gartenhütte hatte.
E. auf dem direkten Heimweg von der Arbeit hatte.

1. A + B 2. C + D 3. E 4. A bis D 5. A bis E

Aufgabe 18:

Bei einem 10-jährigen DAK-Patienten wird der Versichertenstatus mit einer 5 angegeben. Dies ist ...

1. mit Sicherheit ein Fehler der Krankenkasse, da ein 10-jähriger Patient niemals ein Rentner ist.
2. kein Fehler der Krankenkasse, wenn der 10-jährige Patient Halbwaise oder Waise ist.
3. Keine Aussage ist richtig, da die Zahl 5 beim Versichertenstatus für das Familienmitglied steht.

Aufgabe 19:

Die Gültigkeit einer eGK ...

1. beträgt 12 Monate
2. wird im Rahmen des Versichertenstammdatenmanagements (VSDM) geprüft
3. kann nicht geprüft werden, da nicht alle Patienten ihre eGK unterschrieben haben.
4. ist bei Patienten der Postbeamtenkrankenkasse A (PBeaKK) immer zu überprüfen.

Aufgabe 20:

Ein Patient legt Ihnen seine eGK vor. Als Status erscheint die Zahl 1040100.
Daran erkennen Sie, ...

A. dass der Patient Rentner ist.
B. dass der Patient familienversichert ist.
C. dass der Patient selbstversichert ist.
D. dass der Patient im DMP Diabetes mellitus eingetragen ist.
E. dass der Patient nach dem BSHG versichert ist.

1. A + D 2. B + D 3. C + D 4. A + E 5. B + E 6. C + E

Aufgabe 21:

Die Vorlage der eGK ...

1. ist nur im ärztlichen Bereitschaftsdienst erforderlich.
2. stellt für die Arztpraxis eine Arbeitserleichterung bei der Aufnahme der Patientendaten dar.
3. ist bei Kindern unter 15 Jahren nicht erforderlich.
4. ist nur erforderlich, wenn es sich um einen neuen Patienten handelt.

Aufgabe 22:

Sie drucken für den AOK-Patienten Michael Feld mithilfe seiner eGK eine Heilmittelverordnung (Muster 13) aus. Nachdem Sie das Formular dem Patienten ausgehändigt haben, weist er Sie darauf hin, dass seine Anschrift nicht richtig sei.
Welches Vorgehen ist in diesem Fall richtig?

1. Sie ändern die Anschrift in den Stammdaten im Praxiscomputer und händigen dem Patienten die eGK aus.
2. Sie händigen dem Patienten die eGK aus und erklären ihm, dass er die Anschrift auf der eGK von seiner Krankenkasse ändern lassen müsse. Dann bitten Sie den Patienten, mit der neuen eGK in die Praxis zu kommen, damit Sie die Änderungen in den Stammdaten Ihres Praxiscomputers vornehmen können.
3. Sie ändern die Anschrift in den Stammdaten im Praxiscomputer und händigen dem Patienten die eGK aus. Sie weisen ihn darauf hin, dass er die eGK bei seiner Krankenkasse ändern lassen müsse.
4. Kein Vorgehen ist richtig. Da die Archivierung von Patientendaten über den Namen und das Geburtsdatum des Patienten erfolgt, ist die Anschrift zu vernachlässigen und muss deshalb auch nicht korrigiert werden.

Aufgabe 23:

Welche Mindestangaben müssen Sie im Personalienfeld zwingend machen, wenn Sie im Rahmen des Ersatzverfahrens vertragsärztliche Leistungen abrechnen?

A. Name des Patienten/der Patientin
B. Vollständige Anschrift des Patienten/der Patientin
C. Geburtsdatum des Patienten/er Patientin
D. Versichertenstatus des Patienten/der Patientin
E. Gültigkeitsdatum der eGK
F. Krankenkasse des Patienten Patientin
G. Postleitzahl des Wohnortes
H. Versicherungsnummer des Patienten Patientin

1. A + C + D + F + G 2. A + B + C + F 3. A + D + E + F 4. A bis H

Aufgabe 24:

Welche Krankenhäuser werden in der Verordnung von Krankenhausbehandlung (Muster 2) eingetragen?

1. nur Städtische Krankenhäuser
2. nur Universitätskliniken
3. nur Akutkliniken
4. nächsterreichbare, geeignete Krankenhäuser

Aufgabe 25:

Wann kann ein Patient der gesetzlichen Krankenversicherung sich von den Zuzahlungen von seiner Krankenkasse befreien lassen?

1. Wenn seine Zuzahlungen nachweislich 2 % seines Jahresbruttoeinkommens überschreiten und er chronisch krank ist.
2. Wenn seine Zuzahlungen nachweislich 10 % seines Jahresbruttoeinkommens überschreiten und er chronisch krank ist.

3. Wenn er mindestens 100,00 € im Jahr zahlt. Diese Zahlungen muss er nachweisen. Chronisch krank muss er nicht sein.
4. Wenn seine Zuzahlungen nachweislich 1 % seines Jahresbruttoeinkommens überschreiten und er chronisch krank ist.
5. Keine Aussage ist richtig, da sich ein Patient der gesetzlichen Krankenversicherung nicht von der Zuzahlungspflicht befreien lassen kann.

Aufgabe 26:

Eine Arbeitsunfähigkeitsbescheinigung nach Muster e01 ...

1. muss für alle arbeitsunfähigen Patienten der Praxis ausgestellt werden.
2. muss für arbeitsunfähige Patienten der GKV ausgestellt werden.
3. muss für arbeitsunfähige Patienten der GKV ausgestellt werden, die Anspruch auf Lohnfortzahlung im Krankheitsfall haben.
4. muss für alle arbeitsunfähigen Patienten der PKV ausgestellt werden, die Anspruch auf Lohnfortzahlung im Krankheitsfall haben.

Aufgabe 27:

Herr Kern ist bei der Postbeamtenkrankenkasse A (PBeaKK) versichert und erhält heute von Dr. Stein eine Arbeitsunfähigkeitsbescheinigung. Wie lange muss der Durchschlag der AU in der Praxis aufbewahrt werden?

1. er muss mindestens ein Jahr aufbewahrt werden.
2. er muss mindestens drei Jahre aufbewahrt werden.
3. nur dann in der Praxis aufbewahrt werden, wenn es sich um einen Arbeitsunfall handelt.
4. bei Beamten muss die Praxis keine Dokumentationspflichten beachten.

Aufgabe 28:

Das Feld „AU bis“ wird auf der Überweisung nach Muster 6 ...

1. immer ausgefüllt, wenn der Patient arbeitsunfähig ist.
2. nur dann ausgefüllt, wenn der Patient im Rahmen einer Auftragsleistung überwiesen wird.
3. nur dann ausgefüllt, wenn der Patient im Rahmen einer Mitbehandlung überwiesen wird.
4. nur dann ausgefüllt, wenn der Patient im Rahmen einer Weiterbehandlung überwiesen wird.
5. nur dann ausgefüllt, wenn der Patient zur Behandlung eines Arbeitsunfalls überwiesen wird.

Aufgabe 29:

Patienten der gesetzlichen Krankenversicherung haben Anspruch auf eine Verordnung von Krankenhausbehandlung (Muster 2), ...

1. wenn sie körperliche Beschwerden haben.
2. wenn ihre familiäre Situation eine Betreuung zu Hause nicht möglich macht.
3. wenn die ambulante ärztliche Betreuung nicht ausreicht, das Behandlungsziel zu erreichen.
4. wenn die stationäre ärztliche Betreuung unwirtschaftlich ist.
5. wenn sie Pflegefälle sind.

Aufgabe 30:

Die Verordnung von Krankenhausbehandlung (Muster 2) ...

A. muss durch die Diagnose begründet werden, die als Klartextdiagnose angegeben wird.
B. muss durch die Diagnose begründet werden, die als ICD-10-Code angegeben wird.
C. wird für einen Patienten der gesetzlichen Krankenversicherung ausgestellt, dem ambulant nicht zu helfen ist.
D. wird für jeden Patienten der gesetzlichen Krankenversicherung ausgestellt, der krank ist.
E. muss in bestimmten Fällen vor der Krankenhausbehandlung von der GKV genehmigt werden.
F. unterliegt niemals der vorherigen Genehmigungspflicht durch die GKV.

1. A + C + E   2. B + D + F   3. A + D + F   4. B + C + E   5. D

Aufgabe 31:

Der TK-Patient D. Dorn wird in das nächstgelegene Krankenhaus eingewiesen. Herr Dorn ist 35 Jahre alt und nicht von den Zuzahlungen befreit. Wie hoch sind die Zuzahlungen, die Herr Dorn für seinen stationären Aufenthalt zahlen muss?

1. 10 % der Kosten pro Tag, mindestens aber 5,00 €/Tag, maximal 10,00 €/Tag
2. 10 % der Gesamtkosten

3. 5,00 € für jeden Tag und 10,00 € für die Verordnung von Krankenhausbehandlung
4. 10,00 € für jeden Tag und 5,00 € für die Verordnung von Krankenhausbehandlung
5. 10,00 € pro Tag, für maximal 28 Tage pro Kalenderjahr

Aufgabe 32:

Bei welcher Behandlung ist vor der Krankenbeförderung die Genehmigung der Krankenkasse für die Kostenübernahme einzuholen?

1. Stationäre Krankenhausbehandlung
2. Nachstationäre Krankenhausbehandlung
3. Ambulante Behandlung bei Pflegegrad 3
4. Ambulante Behandlung
5. Vorstationäre Krankenhausbehandlung

Aufgabe 33:

Notfallpatienten können mit folgenden Transportmitteln transportiert werden:

A. Notarztwagen (NAW)
B. Rettungswagen (RTW)
C. Krankentransportwagen (KTW)
D. Mietwagen
E. Taxi

1. A bis E 2. A + B 3. A bis C 4. B + C 5. A

Aufgabe 34:

Welcher Vordruck in der vertragsärztlichen Versorgung besteht aus mehreren Teilen?

1. Überweisungsschein (Muster 6)
2. Verordnung von Krankenbeförderung (Muster 4)
3. Überweisungsschein für Laboratoriumsuntersuchung als Auftragsleistung (Muster 10)
4. Verordnung von Krankenhausbehandlung (Muster 2)
5. Abrechnungsschein (Muster 5)

Aufgabe 35:

Die Abkürzung aG findet sich auf der Verordnung einer Krankenbeförderung (Muster 4) und bedeutet:

1. außergewöhnliche Gesundheit
2. außergewöhnliche Gutherzigkeit
3. außergewöhnliche Genügsamkeit
4. außergewöhnliche Geisteshaltung
5. außergewöhnliche Gehbehinderung

Aufgabe 36:

Die Zuzahlung für die Verordnung einer Krankenbeförderung (Muster 4) für nicht von den Zuzahlungen befreite Patienten/Patientinnen liegt bei ...

1. 15 % der Fahrtkosten
2. grundsätzlich 25,00 €
3. 10 % der Fahrtkosten, mindestens 5,00 €, maximal 10,00 €
4. 10,00 € pro Fahrt und 5,00 € für die Verordnung
5. 5,00 € pro Fahrt und 10,00 € für die Verordnung

Aufgabe 37:

Die langjährige Patientin Frau Mildenberger (IKK), hat heute einen Termin bei Dr. Stein. Beim Einlesen der eGK stellen Sie fest, dass ihr Kartenlesegerät defekt ist. Wie gehen Sie weiter vor?

1. Sie verwenden einen Notfallschein (Muster19) und lassen Frau Mildenberger den Notfallschein (Muster 19) unterschreiben.
2. Sie wenden das sog. „Ersatzverfahren" an und lassen Frau Mildenberger den Abrechnungschein (Muster 5) unterschreiben.
3. Sie schicken Frau Mildenberger nach Hause, da eine Behandlung ohne gültige eGK verboten ist.
4. Sie stellen Frau Mildenberger eine Privatliquidation über die Behandlungskosten aus.

Aufgabe 38:

Der neue AOK-Patient Frank Bermann kommt am 02.01. d. J. in die Praxis von Dr. Stein. Aufgrund seiner ständigen Kopfschmerzen hat er sich für diesen Tag einen Termin geben lassen. Seine eGK hat er vergessen. In welchen Fällen verhält sich die MFA von Dr. Stein korrekt?

A. Herr Bermann wird gebeten, eine Kaution von 50,00 € für die Behandlung zu hinterlegen, die erstattet wird, wenn er die eGK nachreicht.
B. Herr Bermann wird von der MFA angenommen und gebeten, die eGK bis zum 10.01. d. J. nachzureichen.
C. Die MFA lässt sich von Herrn Bermann den Abrechnungsschein (Muster 5) unterschreiben. Eine Vorlage der eGK sei jetzt nicht mehr notwendig, da er mit seiner Unterschrift auf dem Abrechnungsschein seine Mitgliedschaft bei der AOK bestätigt habe, erklärt die MFA Herrn Bermann.
D. Die MFA lässt sich von Herrn Bermann den Abrechnungsschein (Muster 5) unterschreiben.
E. Die MFA verzichtet auf die Unterschrift auf dem Abrechnungsschein, da Herr Bermann die eGK bis zum 10.01. d. J. nachreichen will.

1. A 2. A + D 3. B + C 4. B + D 5. B + E

Aufgabe 39:

Welche Aussage zum Konsiliarauftrag der Überweisung nach Muster 6 ist richtig?

1. Das Feld „Konsiliarauftrag“ wird nur angekreuzt, wenn der Patient/die Patientin zu einer bestimmten Untersuchung überwiesen wird.
2. Das Feld „Konsiliarauftrag“ wird nur angekreuzt, wenn der Patient/die Patientin zur diagnostischen Abklärung eines unklaren Krankheitsbildes überwiesen wird.
3. Das Feld „Konsiliarauftrag“ wird nur angekreuzt, wenn der Patient/die Patientin zur Therapie an einen Facharzt überwiesen wird.
4. Das Feld „Konsiliarauftrag“ wird grundsätzlich nur bei Arbeitsunfällen angekreuzt.

Aufgabe 40

Eine Überweisung nach Muster 6 an einen Vertragsarzt derselben Arztgruppe ...

1. darf grundsätzlich nicht ausgestellt werden.
2. darf ausgestellt werden, wenn z. B. eine abgebrochene Behandlung fortgesetzt wird.
3. darf immer ausgestellt werden.
4. darf ausgestellt werden, wenn die Felder „Konsiliarauftrag“ und „präventiv“ angekreuzt werden.
5. darf nur quartalsübergreifend ausgestellt werden.

Aufgabe 41:

Die Laborüberweisung (Muster 10A) muss verwendet werden, wenn ...

1. Laborleistungen durch das Fremdlabor erbracht werden.
2. Laborleistungen durch die Laborgemeinschaft erbracht werden.
3. Laborleistungen in der eigenen Praxis erbracht werden.
4. Laborleistungen des Speziallabors durch ein Fremdlabor erbracht werden, nicht bei Laborleistungen des Basislabors.
5. Laborleistungen erbracht werden, unabhängig davon, wer diese Laborleistungen erbringt.

Aufgabe 42:

Was darf auf einem Arzneiverordnungsblatt (Muster 16) nicht verordnet werden?

1. Sprechstundenbedarf
2. Impfstoffe
3. Verbandstoffe
4. Hilfsmittel
5. Heilmittel

Aufgabe 43:

Die Verordnung häuslicher Krankenpflege (Muster 12) erfolgt dann, wenn ...

A. die kranke zu behandelnde Person sich nicht selbst versorgen kann.
B. die kranke zu behandelnde Person durch keine in seinem Haushalt lebende Person versorgt werden kann.
C. durch die VO die stationäre Behandlung sichergestellt werden kann.

D. durch die VO die ambulante Behandlung sichergestellt werden kann.
E. die zu behandelnde Person zusätzlich Leistungen der gesetzlichen Pflegeversicherung ab Pflegegrad 2 erhält.
1. A + B + C + E 2. A + B + D + E 3. A + B + C 4. A + B + D 5. A + E

Aufgabe 44:

Zur hauswirtschaftlichen Versorgung im Zusammenhang mit der Verordnung häuslicher Krankenpflege (Muster 12) gehören ...
A. Hilfe, Kontrolle und Training der Ausscheidung.
B. Bettwäsche wechseln.
C. Hilfe beim Essen, z. B. Essen anreichen.
D. Geschirr spülen.
E. Körperpflege.
1. A bis E 2. A + C + D + E 3. B + D + E 4. A + E 5. B + C + D

Aufgabe 45:

Welche ärztlichen Leistungen werden nach dem EBM abgerechnet.
A. Jugendarbeitsschutzuntersuchungen
B. Vorsorgeleistungen zu Lasten der KVB
C. (IGeL)
D. Ambulante Operationen zu Lasten der DAK-Gesundheit
E. Kurative Leistungen zu Lasten der Postbeamtenkrankenkasse B
1. A 2. B 3. C 4. D

Aufgabe 46:

Frau Alexandra Vogt, versichert bei der AOK Hessen, benötigt eine Bescheinigung, da sie wegen einer Erkrankung ihres 4-jährigen Sohnes Janis zu Hause bleiben muss.
Welche Aussage ist richtig?
1. Sie füllen eine Arbeitsunfähigkeitsbescheinigung für Frau Vogt aus.
2. Sie bestätigen den Arztbesuch von Janis auf einem grünen Rezept.
3. Sie stellen eine Verordnung „Ärztliche Bescheinigung für den Bezug von Krankengeld bei Erkrankung eines Kindes“ (Muster 21) aus.
4. Sie schicken das ausgefüllte Formular an den Arbeitgeber von Frau Vogt
5. Sie schicken das ausgefüllte Formular an den Kindergarten von Janis.

Gesamtsumme	/46

Literaturverzeichnis

Wilfried Berssen u. a.: Fachkunde, Medizinische Fachangestellte, Bildungsverlag EINS, Köln 2022

Deutsches Institut für Medizinische Dokumentation und Information (DIMDI), im Auftrag des Bundesministeriums für Gesundheit in Kooperation mit der Kassenärztlichen Bundesvereinigung (KBV) (Hrsg.): ICD-10-GM 2022. Internationale statistische Klassifikation der Krankheiten und verwandter Gesundheitsprobleme, 10. Revision – German Modification. Version 2022 – Stand 5. Oktober 2022. Deutscher Ärzte-Verlag, Köln

Dr. Christoph Eichhorn, Eric Haus, Steffen Gross: Arzneimittellehre, Haus & Gross, Dezember 1999, 5. bearbeitete und erweiterte Auflage

Einheitlicher Bewertungsmaßstab (EBM) mit den Vertragsgebührenordnungen Bewertungsmaßstab für ärztliche Leistungen (BMÄ) und Ersatzkassen-Gebührenordnung (E-GO), Dienstauflage der Kassenärztlichen Bundesvereinigung, Deutscher Ärzte-Verlag, Juli 2022, Köln

Effer, Esser, Löbbecke: Die Arzthelferin. Abrechnungswesen im System der vertragsärztlichen Versorgung. Lehrbuch, Übungsbuch, Handbuch, Pluspunkt Verlag, 2013

Kassenärztliche Bundesvereinigung (Hrsg.): Verträge der Kassenärztlichen Bundesvereinigung mit Sozialversicherungs- und anderen Kostenträgern sowie Richtlinien des Bundesausschusses der Ärzte und Krankenkassen, Deutscher Ärzte-Verlag GmbH, Oktober 2015, Köln

Kolb, Kroha, Spengler: Wirtschafts- und Sozialkunde für die Medizinische, Zahnmedizinische und Tiermedizinische Fachangestellte, Bildungsverlag EINS, Köln 2012, 7. Auflage

Niedersächsisches Kultusministerium (Hrsg.): Rahmenlehrplan für den Ausbildungsberuf Medizinischer Fachangestellter/Medizinische Fachangestellte (Beschluss KWK 2005)

Neuhaus, Horst: Sprache, Praxis und Patient, Für den Deutschunterricht in den Ausbildungsberufen des Gesundheitsbereiches, Bildungsverlag EINS, Köln 2020, 7. Auflage

Richtlinie des Gemeinsamen Bundesausschusses über die Verordnung von Heilmitteln in der vertragsärztlichen Versorgung (Heilmittel-Richtlinie/HeilM-RL) in der Fassung vom 17.02.2022, veröffentlicht im Bundesanzeiger BAnz AT 07.04.2022 B2), in Kraft getreten am 01.07.2022

Vereinbarung zum Inhalt und zur Anwendung der elektronischen Gesundheitskarte, Stand 01.10.2020 (Quelle: URL online: www.kbv.de/media/sp/04a_elektr._Gesundheitskarte. pdf, Zugriff am 08.02.2016)

Bildquellenverzeichnis

AOK Bundesverband GbR, Berlin: 36.1.
ATeC Shoes Orthopädie Service GmbH, Erfurt: atec-shoes.de 64.8.
Bundesinstitut für Arzneimittel und Medizinprodukte (BfArM), Bonn: 81.1.
Deutscher Ärzteverlag GmbH, Köln: 23.1, 23.2.
gematik GmbH, Berlin: 36.2.
Gemeinsamer Bundesausschuss (G-BA), Berlin: 105.1, 105.2, 105.3, 105.4, 109.2.
Kassenärztliche Bundesvereinigung, Berlin: 24.1, 45.1, 47.1, 48.1, 52.1, 54.1, 56.1, 63.1, 63.2, 65.1, 66.1, 67.1, 68.1, 69.1, 72.1, 72.2, 76.1, 76.2, 86.4, 86.5, 91.1, 96.1, 97.1, 102.1, 102.2, 110.1, 112.1.
Kurtz, Cornelia, Boppard: 4.1, 4.2, 4.3, 11.1, 11.2, 17.1, 17.2, 19.1, 26.1, 30.1, 30.2, 34.1, 35.2, 40.1, 40.2, 40.3, 42.1, 46.1, 50.1, 57.1, 62.1, 62.2, 72.3, 78.1, 78.2, 82.1, 82.2, 85.1, 86.1, 86.2, 86.3, 87.1, 100.1, 104.1, 107.1, 109.1, 115.1, 117.1, 140.1, 140.2.
KVWL, Dortmund: 35.1.
PARI GmbH, Starnberg: 64.7.
stock.adobe.com, Dublin: Bognat, Alexandr 64.2; DedMityay 64.4; Herrndorff, Marco 71.1; Inna 64.1; kameel 64.6; Reitz-Hofmann, Birgit 64.5; Ulf 64.3; Winter, Maren Titel, Titel; YK Titel.
YPS - York Publishing Solutions Pvt. Ltd.: 58.1, 59.1.

Sachwortverzeichnis